组织编撰

广东省中医药学会妇科肿瘤专业委员会
广东省中医院刘敏如学术经验传承工作室
广东省中医院大学城医院妇科
广东省中医院俞云切脉针灸工作室

# 中医特色疗法在妇科肿瘤的运用

主　编　肖　静　贺海霞　胡向丹

副主编　孙艳梅　董　燕

编　委　（按姓氏笔画排序）

王亚楠　王婷婷　文　希　冯淑仪
朱秀君　朱静妍　刘佳敏　刘婉钰
阮晓枫　孙艳梅　李纯衍　杨　慧
肖　静　吴思雨　张艳萍　陈　静
陈小凤　林艳丽　林浣妹　林楚婷
罗瑞雯　周丽丽　周洪华　胡向丹
胡玲娟　姚慧仪　贺海霞　唐　虹
黄丽珊　董　燕　温丹婷　温明华
蔡林儿



人民卫生出版社

·北　京·

图书在版编目（CIP）数据

中医特色疗法在妇科肿瘤的运用 / 肖静，贺海霞，胡向丹主编. — 北京：人民卫生出版社，2021.12（2024. 12重印）.
ISBN 978-7-117-32485-4

Ⅰ. ①中… Ⅱ. ①肖… ②贺… ③胡… Ⅲ. ①妇科学－肿瘤学－中医治疗法 Ⅳ. ①R273

中国版本图书馆 CIP 数据核字（2021）第 242101 号



中医特色疗法在妇科肿瘤的运用
Zhongyi Tese Liaofa zai Fuke Zhongliu de Yunyong

主　　编：肖　静　贺海霞　胡向丹
出版发行：人民卫生出版社（中继线 010-59780011）
地　　址：北京市朝阳区潘家园南里 19 号
邮　　编：100021
E - mail：pmph @ pmph.com
购书热线：010-59787592　010-59787584　010-65264830
印　　刷：北京顶佳世纪印刷有限公司
经　　销：新华书店
开　　本：787 × 1092　1/16　　印张：12
字　　数：300 千字
版　　次：2021 年 12 月第 1 版
印　　次：2024 年 12 月第 2 次印刷
标准书号：ISBN 978-7-117-32485-4
定　　价：75.00 元

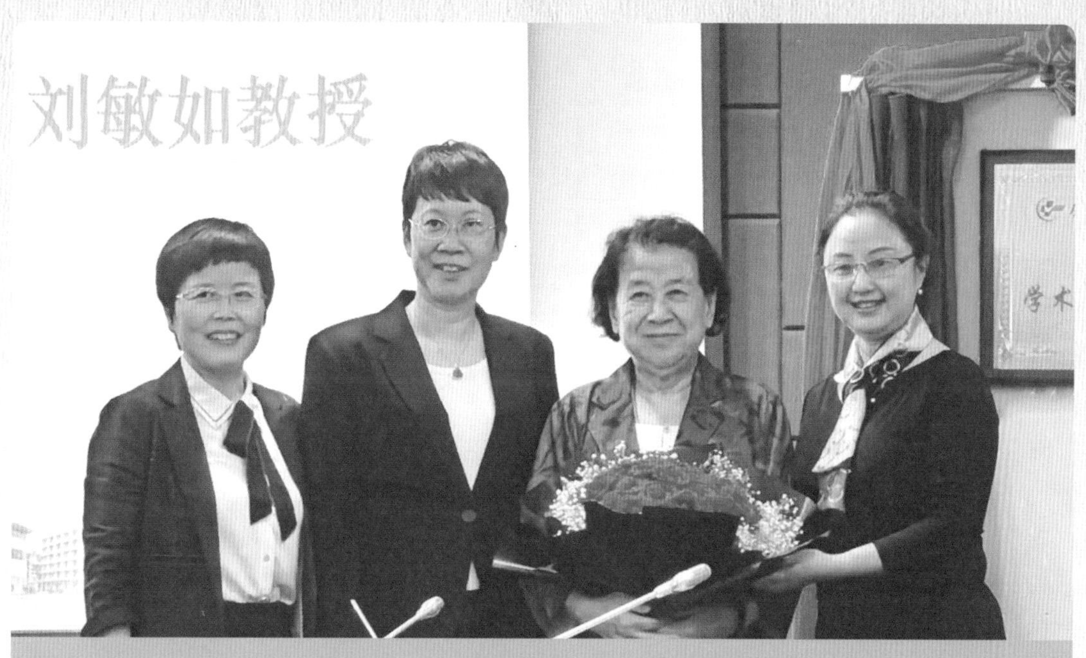


国医大师刘敏如教授　　由左至右：向东方、梁雪芳、刘敏如、肖静

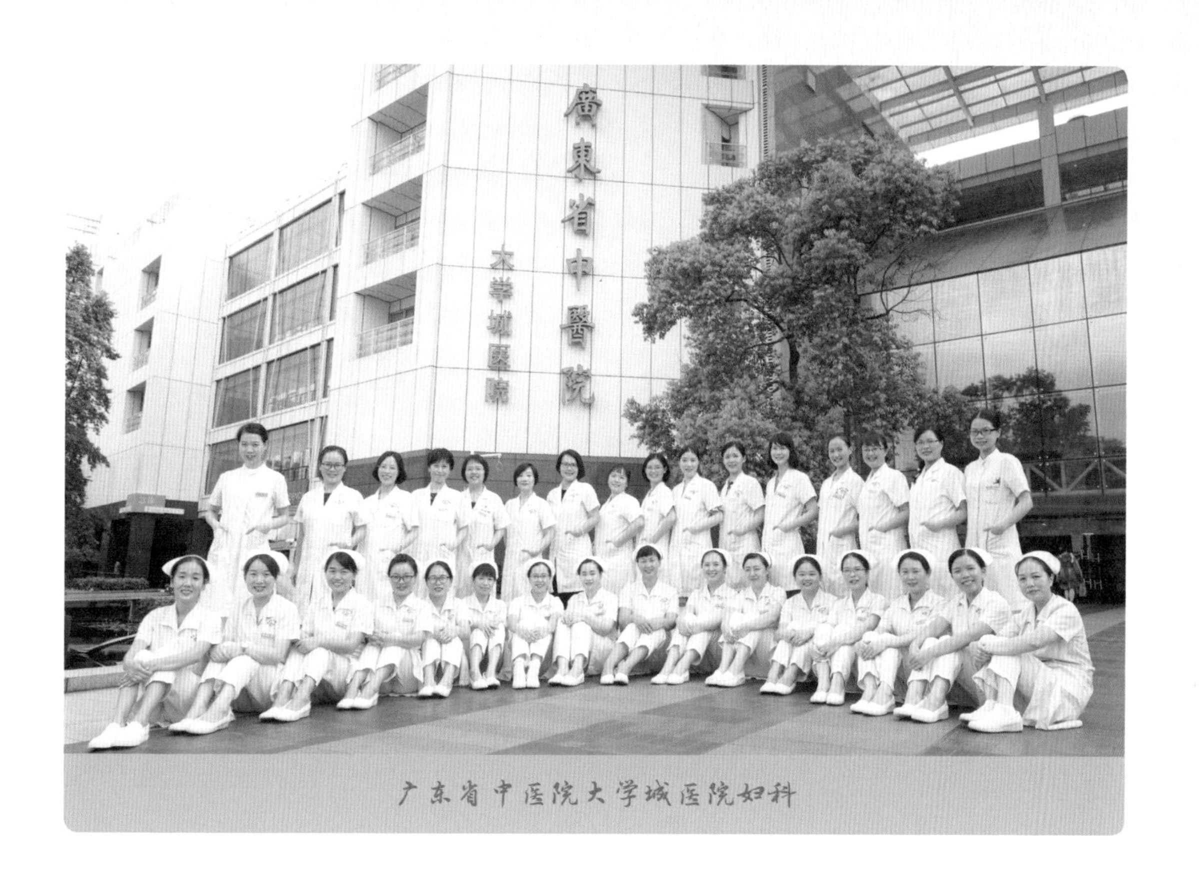


广东省中医院大学城医院妇科

# 主编简介

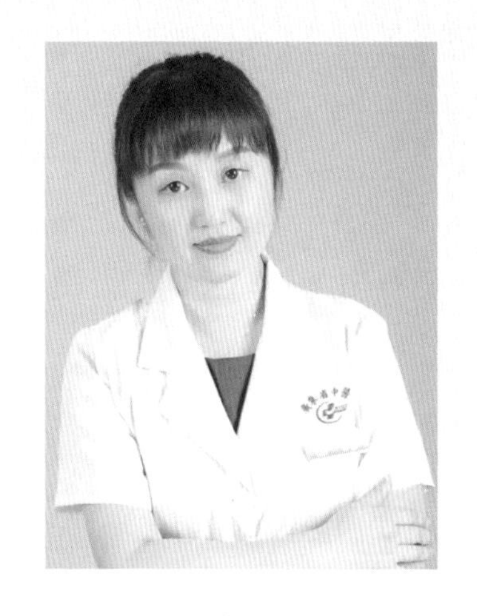

**肖静**，女，1973 年 12 月出生于四川省攀枝花市。1992 年考入广州中医学院（现广州中医药大学）七年制，1999 年毕业获中医妇科学硕士学位，师从魏祝娣。2008 年获博士学位，师从黄健玲。硕士毕业后一直就职于广东省中医院妇科。2013 年被评为主任中医师，2018 年被评为博士研究生导师。2010 年开始担任广东省中医院大学城医院妇科主任，近年来被评为广东省杰出青年医学人才、广东省优秀中医临床人才、岭南名医等。

中医方面，师从国医大师刘敏如、第五批全国老中医药专家学术经验继承工作指导老师王小云、切脉针灸专家俞云、陕西省名中医王三虎等。西医方面，师从贝勒医学院（休斯敦）关小明学习妇科单孔机器人手术；师从美国佛罗里达医院著名妇科肿瘤专家 Dr. Holloway 学习达芬奇手术及妇科肿瘤的临床处理；师从中山大学附属肿瘤医院梁立治学习疑难妇科肿瘤手术操作；师从北京协和医院吴鸣学习妇科肿瘤规范化处理；师从广东省人民医院钱德英学习宫颈病变的早期筛查及处理。主持国家自然科学基金面上项目等各级科研课题多项，为国家自然科学基金评审专家。先后培养硕士、博士研究生近 30 名。

现任广东省中医药学会妇科肿瘤专业委员会主任委员，广东省针灸学会切脉针灸专业委员会副主任委员，中华中医药学会妇科分会第六届常务委员，中国民族医药学会妇科分会常务理事，广东省保健协会母婴安康分会第一届副主任委员等。

多年来，在精准运用现代疗法（包括手术、放化疗、靶向治疗）治疗妇科肿瘤之外，大力开拓中医特色疗法处理妇科肿瘤围手术期、围放化疗期并发症，运用针药结合方法对卵巢癌患者进行维持治疗及控制生化复发性卵巢癌，积累了丰富的临床经验；带领的科室已经成为妇科疾病中医特色疗法培训基地，在国内妇科肿瘤中西医结合领域具有相当影响力。

# 主编简介

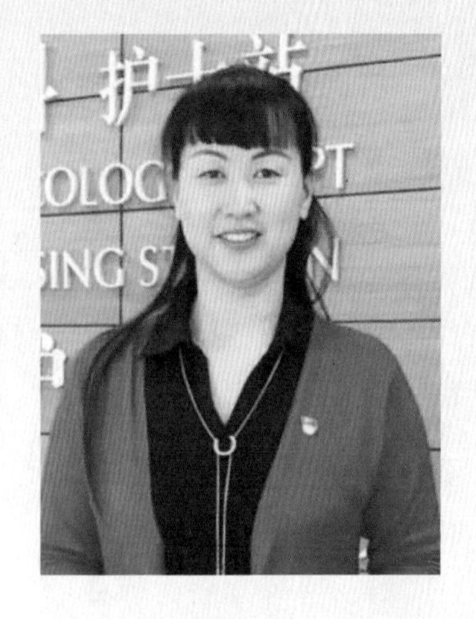


**贺海霞**，毕业于广州中医药大学，硕士学位，副主任护师。香港都会大学名誉临床导师，广东省中医院平衡火罐技术导师。现为广东省中医院大学城医院妇科住院部护士长。2018 年全国中医护理骨干人才。曾荣获禤国维中医药基金“中医特色疗法优秀人才奖”，首届岭南中医外治法大赛一等奖及人气奖。2019 年广东省百佳护理工作者——护理创新发明者。师从李启明学习少林内功功法；师从刘伟承学习火龙罐技法。

主持厅局级课题 2 项，校级创新课题 1 项，医院专项课题 1 项；参与 10 余项科研课题。参编著作 2 部。

现为广东省医药企业管理协会医药成果转化应用分会理事、广东省中西医结合学会妇产科护理专业委员会委员、广东省中医药学会妇科肿瘤专业委员会委员。

擅长：妇科肿瘤患者围手术期、围化疗期的护理及特色疗法干预；常用技法有火龙罐、平衡火罐、火龙灸等。

# 主编简介

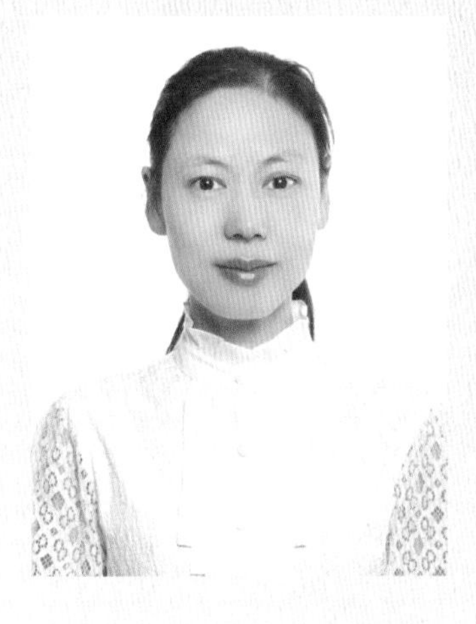

**胡向丹**，毕业于广州中医药大学，博士学位。现为广东省中医院主任医师，硕士研究生导师。广东省中医院拔尖人才，入选 2020 年度《岭南名医录》。

主持国家自然科学基金 1 项，省部级课题 2 项，厅局级课题 3 项，参与 10 余项国家、部省、厅局级科研课题，为国家自然科学基金评审专家。主编科普著作 1 部，参编著作、教材 4 部。

现为中国民族医药学会妇科分会理事、广东省中西医结合学会妇科肿瘤专业委员会常务委员、广东省针灸学会切脉针灸专业委员会常务委员、广东省中医药学会盆底医学专业委员会常务委员。

擅长：妇科良、恶性肿瘤的手术、中西医结合治疗，以及多囊卵巢综合征、子宫肌瘤、子宫内膜异位症、月经失调、不孕症、习惯性流产等疾病的中西医诊治。

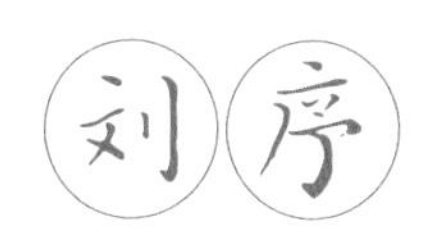

我认真悉读了肖静、胡向丹中医学博士和贺海霞护师、硕士主编的《中医特色疗法在妇科肿瘤的运用》一书初稿，并与作者数次交流，深有所思，颇有所感。

攻克肿瘤仍然是当今研究的难题，非单一手段所能奏效。从不同侧面研究肿瘤的发生，控制发展以及相关的互补治疗，亦是对待肿瘤不可缺少的方法。采用中医特色疗法治疗疾病，目前多有应用，但针对妇科肿瘤，临床未见成书，本书属首著。

本书肖静等主编和她的编者们是妇科第一线的中青年医者，她们具有扎实的专科基础和熟练的专业技能。多年来，她们从实践中观察到妇科肿瘤采用手术、化疗、放疗等法治疗后，出现轻、重、缓、急的不同症状，影响患者的身心健康和疾病的预后，当视为肿瘤防治中的一个重要环节，必须跟进处理。因此，她们从“中医特色疗法运用于妇科肿瘤”这一角度，在临床实践中，整理出妇科肿瘤的临床验案、围手术期并发症治疗实录、围放化疗期并发症治疗实录，并详细地介绍了中医特色疗法的主要内容：具有中医特色的适宜技术，基本属于外治法。

本书总结了中医特色疗法防治妇科肿瘤并发症、后遗症的疗效，以说明中医特色疗法对妇科肿瘤的临床实用意义。

我认为本书在编写内容上是一部普及的临床纪实著述，但确具有其深层的寓意，全书浅出之间体现了编者对妇科肿瘤认识的多边思维和探索。

编者实录妇科肿瘤主治后、围临床宏观、微观出现的多种症象，不由启迪了我的思考，也许正是某一个轻微的、容易忽视的临床现象，正是妇科肿瘤发展、复发等过程的一个警示，不可忽视；简便的适宜技术能解决某个持久不愈的症状，应该视其为参与了妇科肿瘤的防治过程。也可以说，体现了中西医互补互助，提高了妇科肿瘤的临床治疗水平。

本书内容实际、格式不拘，简练、易学、易用，却寓意深刻，欣然为之捉笔书序。

89 岁医翁　国医大师　刘敏如

书于成都中医药大学

2021 年 7 月 21 日

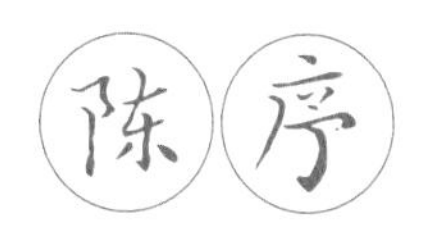

“中医特色疗法”也称“中医传统疗法”“中医保健技能”，或称“中医民间疗法”，是祖国传统医学的重要组成部分，其内容丰富、范围广泛、历史悠久。中医特色疗法是中医学中的特殊疗法，既有深厚渊源的历史根基，又有当下广大民众容易接受的医学治疗方法，所以，也有人称之为“中医适宜技术”。

中医特色疗法具有“简、便、效、廉”的特点，而“简、便、效、廉”也是中医的精髓所在。中医特色疗法包括针法类（常用体针、头针、耳针、足针、梅花针、火针、电针、穴位注射、小针刀等，包括体针疗法、放血疗法、头针疗法、耳针疗法、足针疗法、腕踝针疗法、梅花针疗法、火针疗法、电针疗法、穴位疗法、针刀疗法等应用方法）、灸法类、按摩疗法、外治疗法（包括刮痧疗法、灌肠疗法、火罐疗法、竹灌疗法、盐熨疗法、熏洗疗法、药浴疗法、火熨疗法、芳香疗法、外敷疗法、膏药疗法、中药蜡疗、敷脐疗法等）等等。中医特色疗法的理论依据主要是中医脏腑学说、经络学说、中医体质辨识理论等。

如何把中医特色疗法更好地应用到专科临床实践，是新时代中医事业发展的重要内容。我院妇科肖静、贺海霞、胡向丹三位专家在妇科肿瘤的临床诊治方面造诣颇深，学验俱丰。她们牢记医学本义，以病人为中心，以疗效优先为目标，实事求是，针对妇科肿瘤，在使用手术、放疗、化疗等针对性治疗措施的同时，开拓创新，以健康为目标，在围手术期和围化放疗期针对相关“病”症，应用中医特色疗法，促进快速康复，取得了优异的成效，把临床疗效提高到新的高度，深受患者欢迎。在此基础上，她们总结相关经验，及时写成《中医特色疗法在妇科肿瘤的运用》。

《中医特色疗法在妇科肿瘤的运用》共分两章。第一章为妇科肿瘤常见并发症的临床验案，包括围手术期并发症治疗实录和围放化疗期并发症治疗实录两节，以既往真实诊疗的病案为基础，介绍应用中医特色疗法的效果与经验，供学习借鉴。其中，围手术期并发症包括围手术期焦虑、围手术期失眠、术后口干、术后恶心呕吐、输液部位瘀肿、宫腔镜术后腰痛、术后肠梗阻、术后盆腔痛、术后尿潴留、术后疲劳综合征、术口愈合不良、下肢淋巴水肿等“病”症；围放化疗期并发症包括化疗药物过敏、化疗呕吐、化疗后纳差、围化疗期便秘、放化疗后骨髓抑制、化疗后周围神经损伤、化疗后面部色素沉着、围化疗期疲劳、放射性直肠炎、化疗后脱发等“病”症。第二章为中医特色疗法介绍，重点介绍音乐情志疗法、耳穴压豆、余甘子喷雾、中药灌肠、足三里电针、中药四子散热奄包、会阴针刺、中药外敷、刺络拔罐、穴位注射、火龙灸、苦参凝胶塞肛、开天门、穴位贴敷、中药湿敷法、子午流注低频开穴治疗、火龙罐、腹针疗法、穴位埋线、切脉针灸、刺络放血、四缝刺络、耳部刮痧、十宣放血等的适应证和操作规范，供学习参考。

对于中医特色疗法的作用，一直都有很多质疑的声音，其中最为关键的问题是，中医特色疗法能够治什么病？有效吗？其实要回答这个问题，关键是对“病”的概念要有正确的认识，对中医和西医要有正确的认识。中医和西医是两个完全不同的医学体系，核心理念不同、逻辑思维不同，对“病”的认识和概念也不同。几千年前，中医发源伊始，就已经基本确定“以症（症状、证候）为病”，如咳嗽、水肿、头痛等。即便《伤寒论》提出的太阳病、少阳病、阳明病等，也是“以症为病”，如“太阳之为病，脉浮，头项强痛而恶寒”到“少阳之为病，口苦、咽干、目眩也”。中医治“病”采取的是对症下药和辨证论治的方法，亦即“以症（证）为治”。中医判断疗效的主要标准也是“以症为效”；当然，这既是根源于中医“以症为病”的原因，也是限于历史条件使然。本书论及的“病”症，很多并非为西医所明确诊断的“病”，但又确确实实是临床经常遇到的“病”，而且是老百姓公认的“病”。守正中医，也要不忘初心。本书所列举的临床验案，以消除或减轻“病”症为目的，就是守正传承中医的最好例证。

发展中医，就要不断创新。唯有创新，才能焕发中医活力。本书所列举的临床验案，也是创新中医的最好例证。古代名中医华佗曾经剖腹割肠、刮骨疗毒，可惜手术技术未能流传下来，给人以中医不能手术、甚至做手术就不是中医的概念。但是，中医治病救人、能治病、治好病的理念不能改变。新时代之下，手术、放疗、化疗等先进技术层出不穷，随之而来的是不断涌现的新的“病”症，而且是千百年来未曾见过的“病”症，如围手术期并发症和围放化疗期并发症。中医唯有勇敢面对，大胆创新，才能适应新时代百姓对健康的更高需求，才能有新的进步。十分可喜的是，本书所收录的一个个活生生的临床案例，一个个应用中医特色疗法有效解决的“病”症，与手术、放疗、化疗协同治疗，用翔实的事实证明了中医特色疗法的疗效，而且可以创新性地应对各种新的“病”症。这是新时代医学发展对美好生活的最好应答。笔者乐见此类实事求是地为病患带来福音、不务虚名的佳作，故欣然为序。

本书可以为妇科肿瘤的临床诊疗提供学习借鉴，同时对其他专科如何应用中医特色疗法也有参考价值，并且可以为社会百姓了解现代中医的发展提供窗口。

广东省中医院副院长 陈志强

2021 年 6 月 9 日

# 前言

广东省中医院大妇科成立于20世纪30年代初，是卫生部临床重点专科，国家中医药管理局重点专科，广东省中医名科；开放床位156张，年收治住院病人7 000余人次，年门诊量达37万人次，年手术5 500余台；经过近百年的积累，在生殖内分泌、子宫内膜异位症、围绝经期综合征、妇科炎症、妇科肿瘤、围手术期等中西医结合方向扎根临床，不断努力，无论临床、科研、教学、科普，都做出了令人瞩目的成绩。

广东省中医院大学城医院妇科正式成立于2010年8月24日，是大妇科的重要分支，为中西医结合妇科肿瘤专科，是医院十大品牌科室之一。专科以妇科良恶性肿瘤为主攻方向，以“承岐黄之术，创精品妇科”为目标，临床治疗中西融汇，赢得了国内外同行和患者的广泛赞誉。

从2016年开始，国家接连出台相应政策和规划，大力推动中医药事业的发展。

2016年10月中共中央、国务院印发《“健康中国2030”规划纲要》，指出“到2030年，中医药在治未病中的主导作用、在重大疾病治疗中的协同作用、在疾病康复中的核心作用得到充分发挥”。2016年12月25日通过的《中华人民共和国中医药法》、2019年10月20日出台的《中共中央 国务院关于促进中医药传承创新发展的意见》中，强调中医药要在癌症等重大疑难疾病方面加大研究力度。《中医药发展战略规划纲要（2016—2030年）》中更是细化了促进中西医结合的任务：“加强中西医结合创新研究平台建设，强化中西医临床协作，开展重大疑难疾病中西医联合攻关，形成独具特色的中西医结合诊疗方案，提高重大疑难疾病、急危重症的临床疗效。”

不难看出，国家的中医药政策更是倾向于一些目前医学上的疑难重大疾病，而癌症即是其中之一。如何发挥中医药在重大疾病中的协同作用呢？广东省中医院在妇科肿瘤领域进行了勇敢的探索。

广东省中医院大学城医院妇科专科的西医水平紧跟世界前沿，更注重中医特色的建设，利用医院十几年杏林寻宝的平台，会集国医大师、名中医及民间中医的智慧，努力打造妇科肿瘤中医特色疗法集散地。

本书总结了中医特色疗法在妇科肿瘤领域临床实践的宝贵经验，很好地展示了如何发挥中医药“在重大疾病治疗中的协同作用”。

中西医结合应该如何结合，是时代给予我们的命题。《中医特色疗法在妇科肿瘤的运用》是大学城医院妇科十年如一日根据患者的需求不断探索和实践的结晶，是全专科医患共同见证的成果！这是中西医结合临床实践在妇科肿瘤方面的初步探索，仅仅是星星之火，若能抛砖引玉，渐成燎原之势，才真正善莫大焉！

医生其实是一个最复杂，但又最单纯的职业，一切为了疗效！一切从患者的需求出发！为响应国家“中西医并重”的方针，各路精英无论古今、不分南北、无问西东，摒弃偏见、共献智慧。希望不久的将来，我们都能规范准确地运用中西医各种方法治疗疾病，中国再没有中医、西医之分，我们应该有一个共同的骄傲的名字：中国医生！

肖静

2021年6月1日

目录

# 第一章 妇科肿瘤常见并发症的临床验案

# 第二章 中医特色疗法介绍

# 第一章

# 妇科肿瘤常见并发症的临床验案

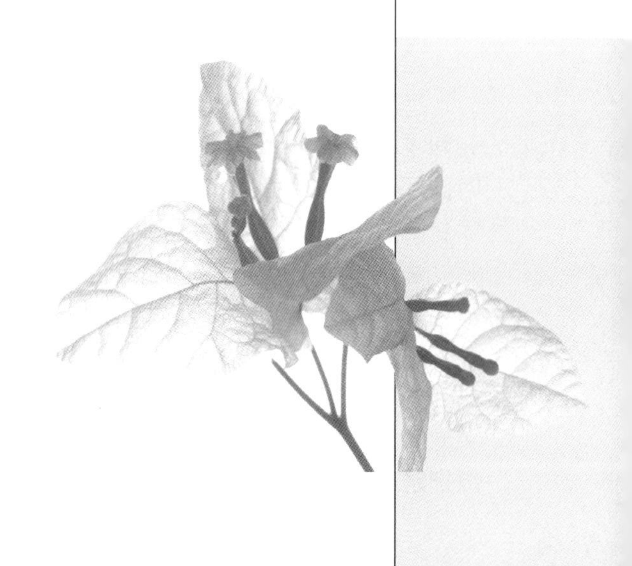

# 第一节 围手术期并发症治疗实录

## 一、围手术期焦虑——术前不安术后烦，音乐疏导情志安

### 【治疗实录】

2018 年 9 月，妇科住院部来了一位患者梁女士，她因为在当地医院体检发现腹内长了一个肿物，大小约 5cm × 6cm，考虑卵巢恶性肿瘤可能性大，于是当地医院介绍她来住院。

梁女士平时性格外向，工作能力强，家里大事小事都由她说了算，她的先生性格温和。经过系统检查，很快确定了手术时间。手术前一天，医生例行进行术前谈话、签字。虽然入院后医生已对病情做了充分解释，但梁女士却对手术可能的并发症和术后可能要进行的后续治疗表示很不理解，情绪激动，迟迟不愿动笔签字，还放声大哭起来。后来，在她丈夫的劝说下完成了手术签字。她丈夫透露，梁女士已经失眠了好几个晚上，半夜辗转反侧，白天脾气也很差。

当晚，主管医生为梁女士进行了一次音乐治疗（图 1-1），使她的情绪趋于平静，予中药沐足后可入睡。

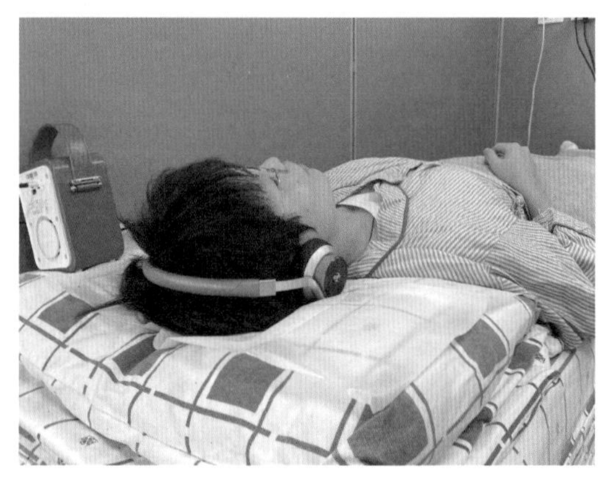

图 1-1　音乐治疗

梁女士的手术和术后恢复都很顺利，不幸的是，她的病情需要进行术后补充化疗。这个结果对她打击很大，让她又变回了手术前那种焦虑状态，于是她拒绝在化疗同意书上签字，要求出院回家。这一次，主管医生为梁女士进行了第 2 次音乐治疗，并配合情志治疗，帮她顺利渡过了心理难关，接受了化疗。

### 【诊疗经过】

梁女士，49 岁，惠州人，公务员。

患者 2003 年因左卵巢巧克力囊肿在当地医院行左卵巢切除术，2012 年行腹腔镜下右侧卵巢巧克力囊肿剔除术。2018 年 9 月 10 日因体检发现盆腔肿物，行 CT 检查提示右侧附件区囊实性占位，考虑卵巢癌；病变与乙状结肠、右侧输尿管中段、子宫分界不清，未除受侵犯。因腹腔镜下膀胱腹膜反折及骶韧带表面均见病灶，遂行子宫次广泛根治性切除 + 右侧附件切除 + 左侧输卵管切除 + 盆腔淋巴结清扫 + 腹主动脉淋巴结切除 + 骶前淋巴结清扫 + 胃大弯下大网膜切除术。术后病理提示（右侧输卵管、卵巢）卵巢高级别浆液性癌，输卵管浆膜可见癌侵犯，未见脉管侵犯。免疫组化示癌胚抗原（CEA）（−），WT-1（−），P16（−），雌激素受体（ER）（−），孕激素受体（PR）（10%+），P53（80%+），Vim（部分 +），Ki67（67%+）；盆腔见 3 枚癌结节，大网膜可见癌侵犯。考虑为卵巢高级别浆液性癌Ⅲ c 期。

术后于2018年9月至2019年1月完成6程TC方案（紫杉醇+卡铂）化疗，定期门诊复诊随访。

第一次治疗：患者术前失眠，对手术治疗有抵触心理，主管医生根据中医五行辨证给予音乐治疗以舒缓情绪。

中医治病强调调整阴阳，以平为期。五行音乐利用五音与五脏的关系配乐，通过相生、相克来使机体获得平衡，也可使患者达到情感的宣泄，以此纠正不良情绪。患者体型高瘦，面色青，结合临床表现，符合肝郁气滞之证，治疗选用五行音乐中的角调（石峰作曲，中华医学电子音像出版社出版，中央音乐学院民乐团演奏，《中国传统五行音乐》），治疗时间为20分钟。

第二次治疗：患者术后再次出现焦虑情绪，坐卧不安，因不能返回工作岗位、嫌丈夫照顾不周、担忧化疗副反应等原因，拒绝接受化疗，甚至流露出放弃治疗、厌世的想法。主管医生向梁女士的丈夫了解了一些她的家庭、性格、工作背景情况，根据中医情志相胜法进行情志治疗，使患者以较好的心态接受了化疗。

情志治疗需分时分步进行。第一步，医生通过交谈，引导患者在完全信任的情况下表述心结；第二步，通过语言或观看悲剧影片，诱导患者一哭得舒；第三步，通过观看喜剧影片，诱导患者开怀大笑，平衡不良情绪。

在后续的化疗中，梁女士均接受了音乐情志治疗，同时予中药辨证内服，减轻化疗副反应，使化疗顺利进行。

## 【专家评述】

焦虑是一种在特定环境下产生的内心紧张不安，预感到似乎将要发生某种不利情况而又难以对付的不愉快情绪，常由疾病、住院、麻醉、手术或其他未知原因引起。焦虑分为两类：一是状态焦虑，即一种为时不太长久的病理状态；二是特性焦虑，是从小逐渐发展形成的人格的一个特性。临床表现为一系列行为异常，包括精神性焦虑（是焦虑症的核心，以担忧、紧张、不安全感、焦躁不安、害怕为主）、躯体性焦虑（多为自主神经的紊乱，包括呼吸困难、心血管症状、神经系统症状、消化系统症状）、精神运动不安（如舌、唇、指肌震颤，坐立不安、肢体发抖、肌肉紧张性疼痛等）及警觉性焦虑。现代医学认为，焦虑的发生与环境、遗传、人格、生活事件、生理、生化及中枢神经系统的病变等有关。

围手术期焦虑是指在围手术期产生的焦虑反应，是一种状态焦虑，是围手术期患者常见的应激反应。根据报道，择期手术的患者中，焦虑的发生率约为23.33%～88.64%。围手术期焦虑的影响因素包括疾病种类及严重程度、患者的应对方式、人格特征、社会支持度等。患者的焦虑程度与职业、文化程度、家庭是否和谐及疾病的严重程度等明显相关。妇科肿瘤患者在得知诊断结果和需要手术或化疗、放疗等治疗后，心理状态比较复杂，心理反应主要是恐惧、焦虑、担忧，虽经治疗却难以彻底治愈，术后有可能不能生育、第二性征的改变、内分泌的失调、性生活的影响等，使自尊受损而产生焦虑抑郁情绪。手术前也因考虑医护人员的技术、治疗效果、子女的照顾及治疗费用等，产生较多负性情绪。

中医文献中并无焦虑症病名的记载。根据《中国精神障碍分类与诊断标准（第3版）》（CCMD-3）中焦虑症的诊断标准及常见的临床症状，焦虑症可归属于中医情志病范畴，涵盖郁证、不得卧、不寐、不得眠、目不瞑、惊恐、惊悸、心悸、怔忡、脏躁、奔豚气、百合病、梅核气、卑惵病、灯笼病等。

有不少中医古籍对这类疾病的病因有记载。如《素问·举痛论》云："虑无所定，故气乱矣。"《素问·调经论》云："血有余则怒，不足则恐。"《素问·示从容论》云："时惊，不嗜卧……今子所言皆失，八风菀熟，五脏消烁，传邪相受。夫浮而弦者，是肾不足也。"《素问玄机原病式》云："所谓恐则喜惊者，恐则伤肾而水衰，心火自甚，故喜惊也。"《医林改错》云："平素和平，有病急躁，是血瘀。……夜不安者，将卧则起，坐未稳又欲睡，一夜无宁刻，重者满床乱滚，此血府血瘀。"《金匮要略》又云："奔豚病，从少腹起，上冲咽喉，发作欲死，复还止，皆从惊恐得之。""百合病者，百脉一宗，悉致其病也。"《诸病源候论》云："夫奔豚气者，肾之积气，起于惊恐忧思所生。……神志伤动，气积于肾，而气下上游走，如豚之奔，故曰奔豚。"《景岳全书》云："心脾血气本虚，而或为怔忡，或为惊恐。"上述均说明忧思和惊恐是本病发病的重要情志因素，而肾气不足、心火过旺、心肺阴虚及瘀血内停等均为本病的病机。

在治疗上，现代医学主要使用药物干预，但因抗焦虑药物治疗不良反应大，患者常因依从性差而导致治疗中断，从而影响了临床疗效。因此，寻找有效的、安全的新型疗法，包括中医药、音乐疗法等，是治疗焦虑症治疗中不容忽视的方法。

古籍记载散见于不寐、郁证等条目中。李中梓提出："不寐之故，大约有五：一曰气虚，六君子汤加酸枣仁、黄芪；一曰阴虚，血少心烦，酸枣仁一两，生地黄五钱，米二合，煮粥食之；一曰痰滞，温胆汤加南星、酸枣仁、雄黄末；一曰水停，轻者六君子汤加菖蒲、远志、苍术，重者控涎丹；一曰胃不和，橘红、甘草、石斛、茯苓、半夏、神曲、山楂之类。大端虽五，虚实寒热，互有不齐，神而明之，存乎其人耳。"可见，根据病机不同，不寐的治疗也不同。《金匮要略》记载："妇人咽中如有炙脔，半夏厚朴汤主之。……妇人脏躁，喜悲伤欲哭，象如神灵所作，数欠伸，甘麦大枣汤主之。"可见妇人是情志病的高发人群，治法各异，既有甘润缓急，养心安神，亦有行气解郁，化痰散结。《景岳全书·杂证谟·郁证》亦载："凡五气之郁，则诸病皆有，此因病而郁也。"张景岳在药疗的基础上亦提出情志疗法的重要性。本例患者的治疗采用了心身同治的方法，一方面借助语言、音乐进行情志疏导，另一方面采用中西医技术，综合手术、中药内服、外用等手段，帮助患者渡过难关。

## 【相关知识】

### （一）焦虑自评量表（SAS）

焦虑自评量表（self-rating anxiety scale，SAS）用于评定焦虑症状的轻重程度及其在治疗中的变化（表 1-1），适用于具有焦虑症状的成年人。

表 1-1　焦虑自评量表

| 序号 | 题目 | 没有或很少时间有（1 分） | 有时有（2 分） | 大部分时间有（3 分） | 绝大部分或全部时间都有（4 分） | 评分 |
|---|---|---|---|---|---|---|
| 1 | 我觉得比平常容易紧张和着急（焦虑） | | | | | |
| 2 | 我无缘无故地感到害怕（害怕） | | | | | |

续表

| 序号 | 题目 | 没有或很少时间有（1分） | 有时有（2分） | 大部分时间有（3分） | 绝大部分或全部时间都有（4分） | 评分 |
|---|---|---|---|---|---|---|
| 3 | 我容易心里烦乱或觉得惊恐（惊恐） | | | | | |
| 4 | 我觉得我可能将要发疯（发疯感） | | | | | |
| 5 | 我觉得一切都很好，也不会发生什么不幸（不幸预感） | | | | | |
| 6 | 我手脚发抖打颤（手足颤抖） | | | | | |
| 7 | 我因为头痛、颈痛和背痛而苦恼（躯体疼痛） | | | | | |
| 8 | 我感觉容易衰弱和疲乏（乏力） | | | | | |
| 9 | 我觉得心平气和，并且容易安静坐着（静坐不能） | | | | | |
| 10 | 我觉得心跳很快（心慌） | | | | | |
| 11 | 我因为一阵阵头晕而苦恼（头昏） | | | | | |
| 12 | 我有晕倒发作或觉得要晕倒似的（晕厥感） | | | | | |
| 13 | 我呼气吸气都感到很容易（呼吸困难） | | | | | |
| 14 | 我手脚麻木和刺痛（手足刺痛） | | | | | |
| 15 | 我因为胃痛和消化不良而苦恼（胃痛或消化不良） | | | | | |
| 16 | 我常常要小便（尿意频数） | | | | | |
| 17 | 我的手常常是干燥温暖的（多汗） | | | | | |
| 18 | 我脸红发热（面部潮红） | | | | | |
| 19 | 我容易入睡并且一夜睡得很好（睡眠障碍） | | | | | |
| 20 | 我做噩梦 | | | | | |
| 总分统计 | | | | | | |

请注意：

1. 请根据您1周来的实际感觉在适当的数字上画上“√”表示，请不要漏评任何1个项目，也不要在相同的1个项目上重复地评定。

2. 量表中有部分反向（即从焦虑反向状态）评分的题，请注意保障在填分、算分、评分时的理解。

3. 本表可用于反映测试者焦虑的主观感受，对心理咨询门诊及精神科门诊或住院精神病人均可使用，但由于焦虑是神经症的共同症状，故SAS在各类神经症鉴别中作用不大。

4. 关于焦虑症状的临床分级，除参考量表分值外，主要还应根据临床症状，特别是要害症状（要害症状包括：与处境不相称的痛苦情绪体验、精神运动性不安、自主神经功能障碍）的程度来划分，量表总分值仅能作为一项参考指标而非绝对标准。

### （二）状态焦虑量表（state anxiety inventory，SAI）

均采用 1～4 级评定：1. 几乎没有；2. 有些；3. 中等程度或是经常有；4. 非常明显或几乎总是如此。

请将答案写在题号后（　）内。

您的姓名（　）性别（　）出生日期（　）职业（　）文化程度（　）

请阅读每一个陈述，然后选择适当的选项来表示你现在最恰当的感觉，也就是你此时此刻最恰当的感觉。没有对或者错的回答，不要对任何一个陈述花太多时间去考虑，但所给的回答应该是你现在最恰当的感觉。

1. 我感到心情平静。（　）
2. 我感到安全。（　）
3. 我是紧张的。（　）
4. 我感到紧张束缚。（　）
5. 我感到安逸。（　）
6. 我感到烦乱。（　）
7. 我现在正烦恼，感到这种烦恼超过了可能的不幸。（　）
8. 我感到满意。（　）
9. 我感到害怕。（　）
10. 我感到舒适。（　）
11. 我有自信心。（　）
12. 我觉得神经过敏。（　）
13. 我极度紧张不安。（　）
14. 我优柔寡断。（　）
15. 我是轻松的。（　）
16. 我感到心满意足。（　）
17. 我是烦恼的。（　）
18. 我感到慌乱。（　）
19. 我感到镇定。（　）
20. 我感到愉快。（　）

### （三）汉密尔顿焦虑量表（HAMA）

汉密尔顿焦虑量表（Hamilton anxiety scale，HAMA）由 Hamilton 于 1959 年编制。最早是精神科临床中常用的量表之一，包括 14 个项目。CCMD-3 将其列为焦虑症的重要诊断工具，临床上常将其用于焦虑症的诊断及程度划分的依据。

适用范围：主要用于评定神经症及其他病人的焦虑症状的严重程度，但不大适宜于估计各种精神病时的焦虑状态。同时，与汉密尔顿抑郁量表（HAMD）相比较，有些重复项目，如抑郁心境、躯体性焦虑、胃肠道症状及失眠等，故对于焦虑症与抑郁症也不能很好地进行鉴别。

**1. 项目和评定标准**　HAMA 所有项目采用 0～4 分的 5 级评分法，各级的标准为：（0）无症状；（1）轻；（2）中等；（3）重；（4）极重。

HAMA 没有工作用评分标准，14 个条目所评定的症状如下：

1）焦虑心境：担心、担忧，感到有最坏的事情将要发生，容易激惹。

2）紧张：紧张感、易疲劳、不能放松，情绪反应，易哭、颤抖、感到不安。

3）害怕：害怕黑暗、陌生人、一人独处、动物、乘车或旅行及人多的场合。

4）失眠：难以入睡、易醒、睡得不深、多梦、梦魇、夜惊、醒后感疲倦。

5）认知功能：或称记忆、注意障碍。注意力不能集中，记忆力差。

6）抑郁心境：丧失兴趣、对以往爱好缺乏快感、抑郁、早醒、昼重夜轻。

7）肌肉系统症状：肌肉酸痛、活动不灵活、肌肉抽动。肢体抽动、牙齿打颤、声音发抖。

8）感觉系统症状：视物模糊、发冷发热、软弱无力感、浑身刺痛。

9）心血管系统症状：心动过速、心悸、胸痛、血管跳动感、昏倒感、心搏脱漏。

10）呼吸系统症状：胸闷、窒息感、叹息、呼吸困难。

11）胃肠道症状：吞咽困难、嗳气、消化不良（进食后腹痛、胃部烧灼感，腹胀、恶心、胃部饱感）、肠动感、肠鸣、腹泻、体重减轻、便秘。

12）生殖泌尿系统症状：尿意频数、尿急、停经、性冷淡、过早射精、勃起不能、阳痿。

13）自主神经系统症状：口干、潮红、苍白、易出汗、易起“鸡皮疙瘩”、紧张性头痛、毛发竖起。

14）会谈时行为表现：①一般表现：紧张、不能松弛、忐忑不安、咬手指、紧紧握拳、摸弄手帕、面肌抽动、不停顿足、手发抖、皱眉、表情僵硬、肌张力高、叹息样呼吸、面色苍白；②生理表现：吞咽、打嗝、安静时心率快、呼吸快（20 次 /min 以上）、腱反射亢进、震颤、瞳孔放大、眼睑跳动、易出汗、眼球突出。

**2. 测验的记分**　HAMA 的得分为总分和因子分。总分即所有项目评分的算术和，为 0～56 分。HAMA 有两个因子，每个因子所包含的所有项目得分总和即因子分。躯体性焦虑因子由肌肉系统症状、感觉系统症状、心血管系统症状、呼吸系统症状、胃肠道症状、生殖泌尿系统症状和自主神经系统症状等 7 项组成。精神性焦虑因子由焦虑心境、紧张、害怕、失眠、认知功能、抑郁心境及会谈时行为表现等 7 项组成。

**3. 结果的解释**　HAMA 总分能较好地反映焦虑症状的严重程度。总分可以用来评价焦虑和抑郁障碍患者焦虑症状的严重程度和对各种药物、心理干预效果的评估。按照我国量表协作组提供的资料，总分超过 29 分，可能为严重焦虑；超过 21 分，肯定有明显焦虑；超过 14 分，肯定有焦虑；超过 7 分，可能有焦虑；如小于 7 分，便没有焦虑症状。一般来说，HAMA 总分高于 14 分，提示被评估者具有临床意义的焦虑症状。通过对 HAMA 躯体性和精神性两大类因子的分析，不仅可以具体反映病人的精神病理学，也可反映靶症状群的治疗结果。

### （四）焦虑视觉模拟评分

在一根长 10cm 的直线上，0 代表完全无焦虑，100 代表最剧烈的焦虑，由患者根据其自觉焦虑程度在直线上做标记，记录长度。评分为 0～100 分，评分越高表明焦虑程度越高。

（温明华）

## 二、围手术期失眠一——围术期失眠受折磨，开天门按摩解煎熬

### 【治疗实录】

2019 年 6 月 19 日一大早，腹腔镜全子宫切除术后第 2 天的廖女士，向正在查房的主管医生抱怨：术后一直没睡个好觉，昨晚更是几乎没睡。主管医生查体一切正常，手术切口轻微疼痛，手术切口恢复良好，抽血示各项生化指标正常。分析原因，该患者术前生活作息不规律，经常熬夜加班，工作压力大，耗气伤神，再加上此次手术，损耗血气，心神无所供养，以致失眠。于是，主管医生安慰患者后下达医嘱，予穴位按摩开天门治疗。管床护士林姑娘接到医嘱，予穴位按摩头部——开天门，每天 2 次；午睡前开天门，患者可入睡半小时；治疗当天晚上，患者可连续睡眠 4 小时，醒来一次如厕后仍可再次入睡。

连续治疗 3 天后，患者夜间睡眠时间增加为连续 6 小时（操作见图 1-2）。

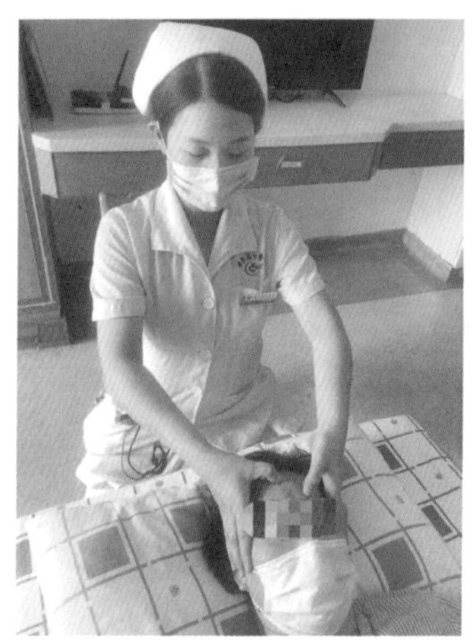
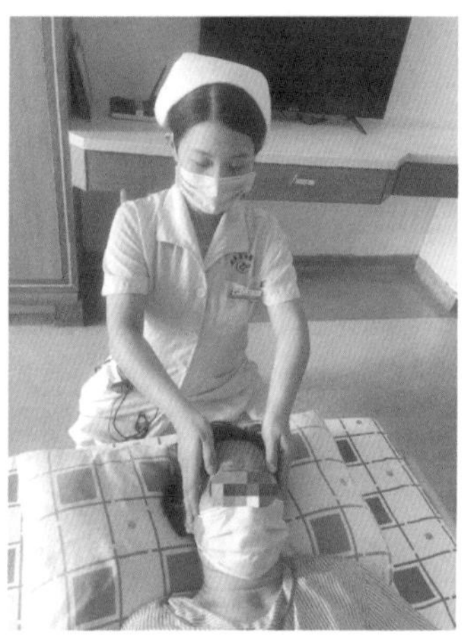

图 1-2　开天门治疗围手术期失眠

### 【诊疗经过】

廖女士，42 岁，因“不规则阴道流血半年，发现盆腔包块 1 个月”入院。入院查妇科 B 超示子宫肌瘤（78mm × 60mm）。入院后完善相关检查，于 6 月 17 日行气管插管全麻下腹腔镜下全子宫切除术，术后无腹胀腹痛，各项生化指标正常。

第一阶段：患者于 17 日 15：00 术毕安返病房，术后予腹带、沙袋加压包扎预防术后出血，21：00 护士协助患者术后翻身，撤除患者腹部的腹带和沙袋。患者晚上 23：00 入睡，每隔 1 小时醒 1 次，不能连续睡眠。考虑可能为：①患者有心电监测，定期测量血压及监测线路干扰患者不能安睡；②患者留置导尿管引流尿液，导尿管异物感导致不适，影响睡眠；③患者术后切口疼痛，影响睡眠。

处理方法：按照围手术期护理常规，18 日早上 9：00 拆除监测、拔除导尿管。患者可下床自解小便，手术切口疼痛评分 1 分。

第二阶段：18 日晚上，患者 22：00 入睡，第二天 6：00 起床，中间一共醒来 3 次，睡眠质量差，醒后难以入睡。患者手术切口疼痛评分 0 分。

处理方法：开天门 30 分钟，中午和晚上各 1 次。

第三阶段：19 日晚上，患者 22：00 入睡，第二天 6：30 起床，中间起床 2 次，睡眠质量较前改善，醒后 15 分钟左右入睡。

处理方法：继续开天门 30 分钟。

第四阶段：20 日晚上 22：00 入睡，第二天 6：30 起床，夜间起床 1 次，可连续睡眠超过 5 小时，醒后即可入睡。治疗效果不错，清晨自觉神清气爽。

处理方法：继续开天门 30 分钟。

连续 3 天后，患者可连续睡眠，整晚不用起床。睡眠质量佳，术后恢复良好（图 1-3）。

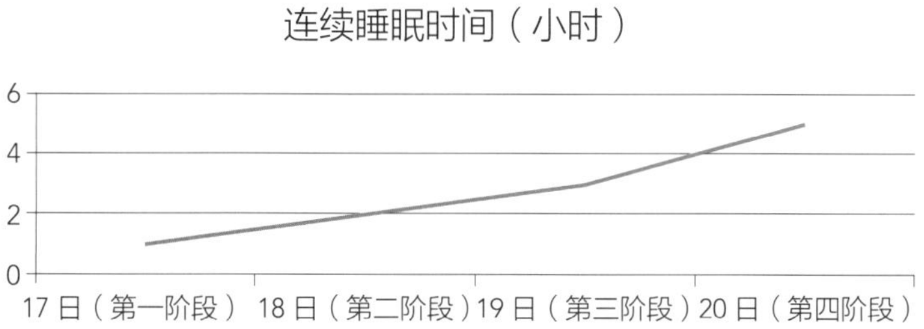

连续睡眠时间（小时）

6
4
2
0
17 日（第一阶段） 18 日（第二阶段） 19 日（第三阶段） 20 日（第四阶段）

图 1-3 睡眠改善时间

## 【专家评述】

失眠的发病率高。世界卫生组织（WHO）调查显示，全球失眠的发病率约为 27%，而中国的失眠发病率高达 38.2%。围手术期主要因为手术而产生的精神高度紧张、恐惧不安、焦虑心理，导致不能入眠，以致影响患者的治疗效果和恢复。高发人群中，孕妇和围绝经期妇女由于激素水平的变化导致失眠，发病率约为 75%；老年人中，65 岁以上的人群多由于身体的衰老、自身疾病、社会心理压力等因素导致失眠，发病率约为 57%。伴随着人们生活压力的不断提高，失眠逐渐成为社会常见疾病。失眠主要表现有睡眠浅、不易入睡、早醒、多梦、易醒且醒后不易入睡、醒后乏力等，会对患者的生活质量造成严重影响。近些年来，伴随着生活不规律、生活压力大、烟酒、熬夜、心理等多方面因素影响，年轻的失眠患者人数增加，而且失眠症状的程度也在加重。

失眠在中医称“不寐”，是以经常不能获得正常睡眠为特征的一类病症。《黄帝内经》中称“不得卧”“目不瞑”。饮食不节、情志失常、劳倦、思虑过度、病后、年迈体虚等均可以导致不寐。不寐大大降低了患者的生活质量，轻者入寐困难或寐而易醒，醒后不寐，连续 3 周以上；重者彻夜难眠，患者常伴有头痛、头昏、心悸、健忘、神疲乏力、心神不宁、多梦等症状。肿瘤相关性失眠是仅次于肿瘤及其治疗相关心理或躯体症状的第二大常见肿瘤合并症，也是临床常见的继发性睡眠障碍之一。中医认为，脑为神明之府，诸阳之会，通过手法按摩头部穴位，使头部经脉气血得以流畅，阴阳得以平衡，即神有所主，心神得安。现代医学也证实，通过对头面部神经末梢、皮下血管的刺激，通过反射弧的作用，调整大脑的兴奋性，改善大脑的血液循环，解除了肌肉的紧张状态，从而使睡眠得以正常进行。

开天门主要通过刺激末梢神经，疏通经络，进而刺激血液循环，改善人体新陈代谢，最终达到缓解头晕、头痛、神经衰弱或自主神经功能失调，改善失眠症状的目的。中医学上有显示，在无病情况下，进行开天门，同样可以改善人体体质，具有保健、预防疾病的功效。同时，开天门是依靠不同的补泻手法直接运用在患者身上，按摩者对手法的熟练度、对操作的准确拿捏度都会直接影响治疗效果。手法操作要点为“持续柔和、均匀有力、逐渐渗透”。按摩者必须牢记中医基础理论和解剖学知识，掌握人体头部穴位分布与经络走势，以及它们各自的作用，同时加强手法训练，积累经验，提高按摩手法的技巧，不断加强其舒适性、灵活性、连贯性，力求手法规范、融会贯通、刚柔并济。另外，操作时要辨证施治，不同的人对刺激的感观与耐受不同，要随时询问患者的感觉，并适当调节轻重缓急，让患者处于身心最放松的舒适状态；反之，若按摩不当，会使患者觉得不舒服，机体产生不良应激反应如肌肉紧张等，不利于有效治疗。

（林楚婷，贺海霞）

## 三、围手术期失眠二——小小耳豆解无眠，睡到雄鸡唱晓天

### 【治疗实录】

晨间床边交接班，50 床黄女士诉：因同室病友鼾声彻夜未眠。询问得知，其既往有失眠多年病史，入睡困难，曾需安眠药助眠。此次住院期间没有吃药，晚上听故事助眠，约凌晨一两点入睡。入睡后易醒，醒后入厕小便，量不多。再追问其缘故，既往因工作原因，夜间 10 点左右才运动，运动后饮大量水，于是形成夜间晚睡、睡后易醒等问题。在征得患者同意下，行耳穴压豆，睡眠改善（用物准备及操作见图 1-4）。

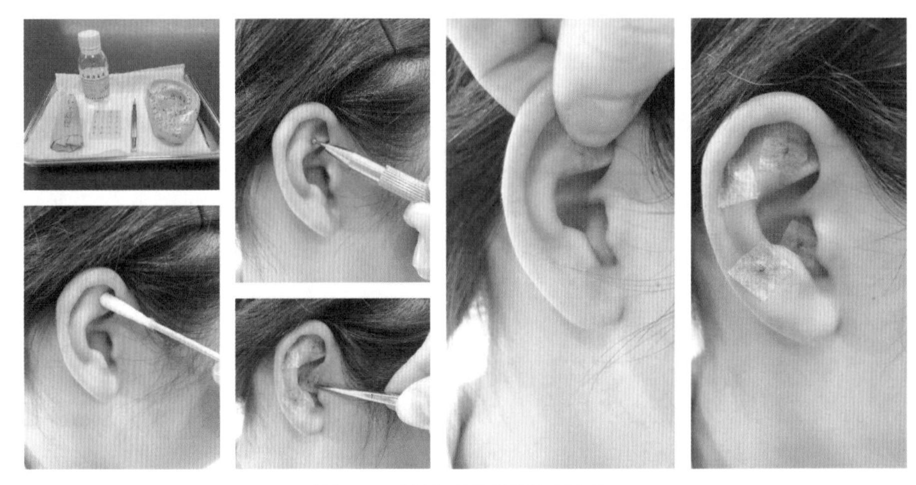

图 1-4　耳穴压豆用物及操作

### 【诊疗经过】

患者取舒适体位，放松身心。先按摩患者耳部，调动气血，后予耳穴压豆，选取失眠对应的相应部位，如脑、枕、皮质下、耳后的睡眠深沉区、多梦区、心、肝、脾、神经衰弱区（垂前）、小肠（与心相表里）、耳前神门（镇静安眠）。考虑患者诉夜尿，指导患者调整运动时间，加贴肾、膀胱区，并予强刺激按压；患者诉难以忍受，额头冒汗。随后每次早中晚由管床护士按压；其他时间嘱患者可自行按压刺激多次；避免睡前刺激。

当天晚上 10 点半左右，患者可入睡，睡至凌晨 4 点左右起床小便 1 次，入厕后仍可再次入睡，至早上 6 点左右醒来。醒后自我感觉好，精神佳。继续予耳穴压豆部强刺激。

## 【专家评述】

失眠是一种睡眠障碍，轻者入睡困难或睡后易醒，醒后不能再次入睡，严重者可整夜不能入睡，伴有头痛、头晕等症状。失眠会带来一系列危害，引发神经内分泌或精神等方面的疾患，使生活质量降低、衰老速度加快，严重影响人们的正常生活和身心健康。

西医治疗失眠的方法，主要是药物干预，且占主导地位。目前，常用苯二氮䓬类和非苯二氮䓬类催眠药物。

失眠，中医称之为“不寐”。中医学认为，天地万物之气与人体之气相通，自然界的阴阳变化也有着昼夜的变化规律，即“天人合一”理论。天人合一论是中医学的精髓，从理论上阐述了自然界与人体睡眠节律之间的关系。正常的睡眠需要人体阴阳气血的协调，脏腑功能的正常运转。中医治疗失眠以“整体观念、辨证论治”作为指导思想，将人作为一个整体，宏观地去看待，认为邪扰心神和心神失养是导致失眠的病理机制。因此，通常将失眠分为“肝郁化火”“痰热内扰”“阴虚火旺”“心脾两虚”“心胆气虚”“心肾不交”等不同的辨证分型，采用不同的治疗法则和方药，充分体现了中医学个体化治疗的特点。除了中药内服外，还有针灸、推拿等中医外治方法。

中医学认为，耳为宗脉之所聚，人体十二经脉皆汇聚于耳。《景岳全书·杂证谟·不寐》曰：“寐本乎阴，神其主也，神安则寐，神不安则不寐。”耳穴取穴首选神门以镇静安神。皮质下可调节大脑皮质的兴奋和抑制功能，益气安神，亦为治疗失眠的主穴。根据中医理论，“心藏神，心气虚，则神不安而不寐；肝藏魂，肝血虚，则魂不安而不寐；脾藏意主思，思则气结而不寐；肾藏志，肾阴亏损不能上济于心则不寐”，故又取心、肝、脾、肾 4 穴，来配合补益心脾，交通心肾。

本案例以神门、枕、垂前、睡眠深沉区、皮质下为主穴，心、脾为配穴，进行耳穴压豆。处方中，神门镇静安神，为安神主要穴位；枕与神门为一组对穴，用于加强镇静安神作用；垂前为利眠主要穴位，睡眠深沉区与垂前对贴，加强睡眠深度；皮质下是调节大脑皮质功能的主要穴位，用于治疗神经衰弱、自主神经紊乱等；脾是人体气血运化之处，健脾能使人体有良好的精神状态；心主管人体的血脉流通，血脉通畅，人的气血才好。主穴、配穴合用，达到益气健脾、养心安神的功效。

因此，通过刺激相应部位的耳穴，产生一定的压力，刺激神经衰弱区和睡眠深沉区，使相应的穴位“得气”，从而兴奋相应的神经感受器和感觉神经末梢，这些感受器和神经末梢接收并向上传递冲动，进而调节大脑皮质的功能，使之恢复正常的生理性睡眠节律，达到治病的目的。

## 【相关知识】

失眠通常指患者对睡眠时间和 / 或质量不满足并影响日间社会功能的一种主观体验。失眠表现为入睡困难（入睡时间超过 30 分钟）、睡眠维持障碍（整夜觉醒次数≥ 2 次）、早醒睡眠质量下降和总睡眠时间减少（通常少于 6 小时），同时伴有日间功能障碍。失眠根据病程分为急性失眠（病程＜ 1 个月）、亚急性失眠（病程≥ 1 个月，＜ 6 个月）和慢性失眠（病程≥ 6 个月）。失眠按病因可划分为原发性和继发性两类。原发性失眠通常缺少明确病因，或在排除可能引起失眠的病因后仍遗留失眠症状，主要包括心理生理性失眠、特发性失眠和主观性失眠 3 种类型。原发性失眠的诊断缺乏特异性指标，主要是一种排除性诊断。当可能引起失眠的病因被排除或治愈以后，仍遗留失眠症状时，即可考虑为原发性失眠。继发性失眠包括由于躯体疾病、精神障碍、药物滥用等引起的失眠，以及与睡眠呼吸紊乱、睡眠运动障碍等相关的失眠。失眠常与其他疾病同时发生，有时很难确定这些疾病与失眠之间的因果关系，故近年来提出共病性失眠的概念，用以描述那些同时伴随其他疾病的失眠。

失眠的干预措施主要包括药物治疗和非药物治疗。对于急性失眠患者，宜早期应用药物治疗。对于亚急性或慢性失眠患者，无论是原发还是继发，在应用药物治疗的同时，应当辅助心理行为治疗，即使那些已经长期服用镇静催眠药物的失眠患者亦是如此。针对失眠的有效心理行为治疗方法主要是认知行为治疗（CBT-I）。目前，国内能够从事心理行为治疗的专业资源相对匮乏，具有这方面专业资质认证的人员不多，单纯采用CBT-I也会面临依从性问题，所以药物干预仍然占据失眠治疗的主导地位。除心理行为治疗之外，还有其他非药物治疗方法，如饮食疗法、芳香疗法、按摩、顺势疗法、光照疗法等。

传统中医学治疗失眠的历史悠久，但由于特殊的个体化医学模式，难以用现代循证医学模式进行评估。应强调睡眠健康教育的重要性，即在建立良好睡眠卫生习惯的基础上，开展心理行为治疗、药物治疗和传统医学治疗。

（张艳萍，贺海霞）

## 四、术后口干——术后口干盼润泉，余甘子喷雾生津甜

### 【治疗实录】

2019年5月中旬的一天，由于当天腹部大手术患者较多，致使部分患者术前禁食禁水的时间不得不延长。当天手术的6床刘女士，诊断为卵巢癌，由于术前已完成2个方案化疗，患者自诉化疗期间容易发生口干，因此术前禁食禁水的时间延长，增加了患者口干口渴症状。通过温水漱口后患者口干口渴症状有少许缓解。经过手术，患者安返病房，由于气管插管全麻术后患者仍需禁食禁水6小时，因而患者术后出现严重口干口渴症状，口唇有少许皲裂，口干欲饮水。护士指导患者家属用湿毛巾湿润刘女士口唇，症状并未明显改善。评估患者症状后，配制余甘子喷雾剂进行口腔喷雾，同时指导家属掌握喷雾操作方法。在护士及病患家属共同努力下，患者口干口渴症状得到明显改善，测口腔唾液流率及口唇湿润度逐渐好转，患者术后6小时经口进食全流质饮食，术后恢复较好并顺利出院。

### 【诊疗经过】

刘女士，50岁，长期定居广州，2019年3月因“腹胀伴纳差1周”入住我科，盆腔肿物经阴道穿刺活检结果示左侧阴道直肠隔肿物，低分化腺癌。全身PET-CT报告：①双侧附件区结节、肿块（较大者位于左侧），代谢明显增高，考虑恶性肿瘤（卵巢癌）；右侧附件区病灶侵犯邻近乙状结肠；左侧附件区病灶向左侧盆壁、子宫直肠陷凹蔓延，并与子宫后壁、直肠前壁粘连；请结合活检病理。②余盆腔多个结节、肿块且代谢明显增高；肝包膜下多个小结节且代谢增高；大网膜、小网膜、肠系膜区脂肪密度增高、模糊且代谢轻度增高；上述改变，考虑腹膜弥漫种植转移，伴大量腹水。③双侧髂总 / 外血管旁、（约平 $L_1 \sim L_4$ 椎体水平）腹膜后、右侧前 / 后心膈角区、右侧心包缘多个轻度增大淋

巴结，代谢轻度增高，需注意多发淋巴结转移可能；建议密切随访。④子宫增大，呈分叶状，代谢无增高，考虑子宫肌瘤，请结合妇科超声检查。⑤余全身未见明确异常高代谢病灶。结合临床表现，确诊为卵巢低分化腺癌（Ⅳb 期）。经过新辅助化疗后，于 2019 年 5 月 15 日行卵巢癌肿瘤细胞减灭术，手术达 R0。术后病理提示（左侧卵巢）高级别浆液性癌，肿瘤体积（$3.0 \times 2.2 \times 2.0$）$cm^3$。免疫组化：CK（+）、P16（+）、Ki67（25%）。另，淋巴结 1 枚见癌转移；腹腔冲洗液可见少量癌细胞。

术后患者出现明显口干症状，护士小文指导患者家属用湿毛巾湿润患者口唇，症状未见明显改善。护士长查房见状，评估患者症状后，指导护士小文配制余甘子喷雾剂进行口腔喷雾，同时指导患者家属喷雾操作步骤。经过 1 小时的间断喷雾，刘女士口干口渴症状逐渐得到缓解，4 小时内口干症状完全缓解，口唇湿润度由皲裂逐渐转为湿润，口腔唾液分泌明显增加（喷雾前后见图 1-5 ~ 图 1-9）。

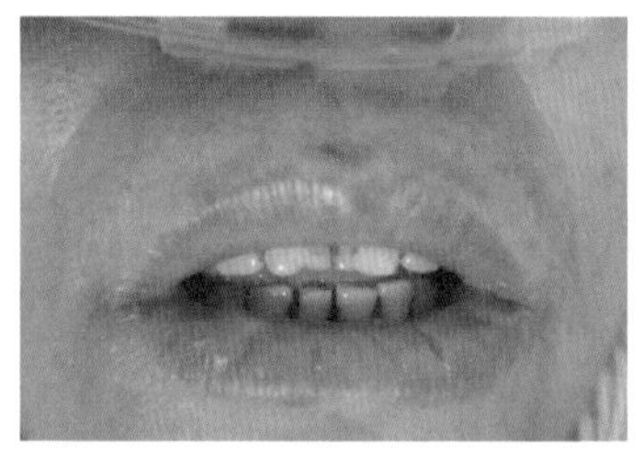

图 1-5　喷雾前口唇皲裂

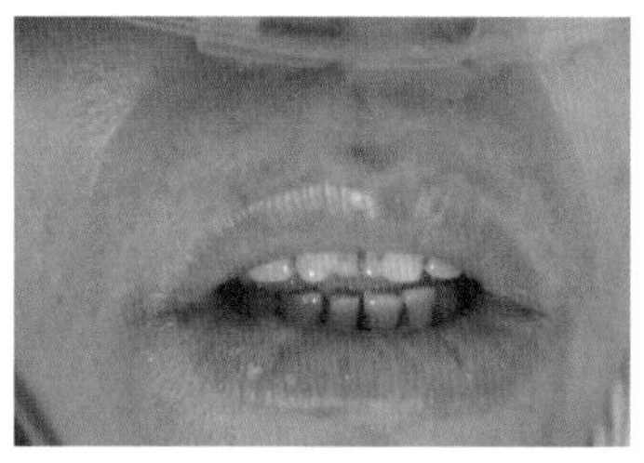

图 1-6　余甘子喷雾 1 小时口唇湿润度

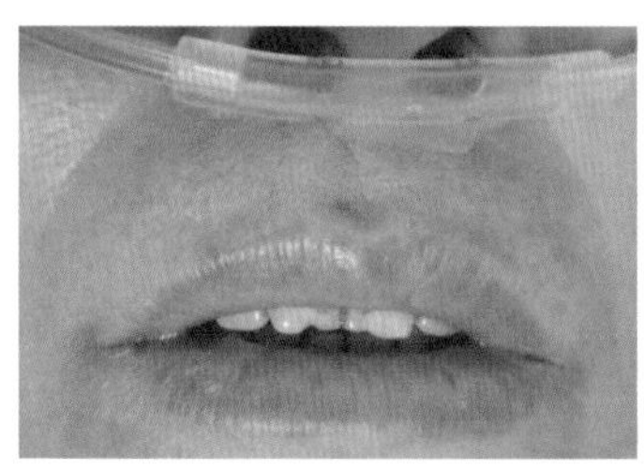

图 1-7　余甘子喷雾 3 小时口唇湿润度

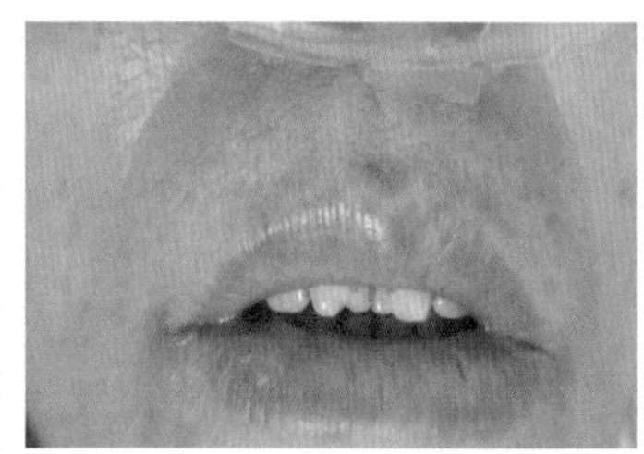

图 1-8　余甘子喷雾 6 小时口唇湿润度

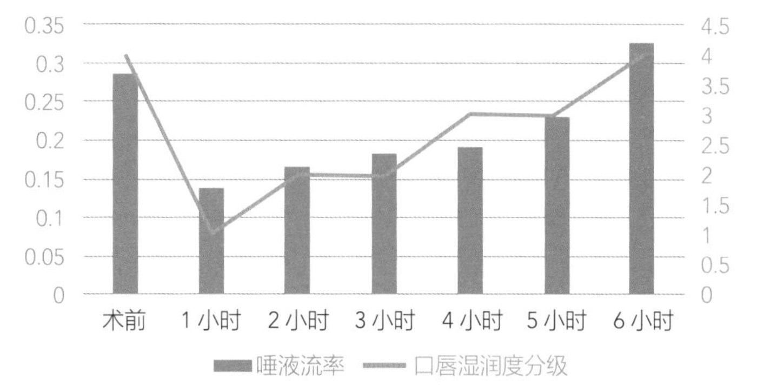


图 1-9　余甘子喷雾治疗后患者唾液流率及口腔湿润度变化图

## 【专家评述】

口干是妇科围手术期及围化疗期常见并发症，由于围手术期肠道准备要求、麻醉药物作用、手术创伤致机体高代谢，以及化疗期化疗药物等因素，致人体唾液分泌量与消耗量失衡，从而使患者表现出口腔黏膜湿润度降低、口干口渴等不适症状。口腔干燥可导致口腔菌群失调，增加口腔黏膜发生病变、溃疡及感染的风险，致使患者舒适度降低并发生恶性循环。随着早期快速康复理念的提出，如何促进术后患者早期快速康复，提高患者舒适度越来越受到医护人员的重视。目前，缓解术后口干的方法有适当缩短术前术后禁食禁水的时间，但由于手术前后禁食禁水与麻醉安全性相关，各医院有不同的经验和标准，因而术前禁食禁水及术后禁食禁水的时间也各不相同。另外，棉签或纱布湿润口腔、含漱法湿润口腔、喷雾法及雾化湿润口腔、人工唾液或咀嚼口香糖等方法，虽然有一定疗效，但也存在一定不足而未被广泛运用。

中医学中,《素问》所载“漏风之状，或多汗……口干善渴，不能劳事”，说的是漏风的症状是多汗、口中干燥，不耐劳动。中医学认为，人体内一切正常水液，包括组织间液、淋巴、关节液、唾液等，总称津液。它来源于饮食，经脾胃运化之后产生水谷精微的液体部分，注入经脉，输布全身，营养机体。在正常情况下，人体需要适量的津液。津液有多余，则经过气化排出体外；津液不足，则出现口干、舌燥、皮肤枯燥干涩，甚至四肢挛急、抽搐等，如大汗或利尿过多、手术大出血等均可发生这些症状。《黄帝内经》云：“饮入于胃，游溢精气，上输于脾。脾气散精，上归于肺，通调水道，下输膀胱。”因此，体内水液的调节，依赖于肺、脾、肾等脏腑输布共同完成，当受到外邪或手术等损伤正气时，可致津液不足。张仲景认为，口干是气失布化，津液输布失常；或是阳热亢盛，阴液不足。该患者经过化疗、手术等治疗，致使机体气血亏虚，脾胃受阻，津液化生输布失司，因而唾液分泌减少而致口干口渴，治则应以益气生津利咽为主。

中医治疗本病比较常用的方法有中药含服或中药喷雾剂、耳穴压豆疗法及针灸疗法。

喷雾剂因具有起效快、舒适度好、无痛等特点而易被患者接受。余甘子属药食同源之品，性微寒，归肺、胃经，具有利咽生津、益气润肺化痰之功效。《本草纲目》记载余甘子“实……补益强气……久服轻身，延年长生”。现代药理学研究表明，余甘子具有抗氧化、抑菌、抗炎、抗癌、抗肿瘤等多种生物活性，因其富含丰富的维生素 C，可有效刺激唾液腺分泌唾液，因而通过余甘子喷雾剂喷雾即可促进禁食禁水患者分泌唾液，同时可消炎抑菌，达到缓解口干口渴，祛除口腔异味的作用。我科从 2017 年起，采用余甘子喷雾剂缓解围手术期口干，疗效得到患者肯定。因其安全、价廉、方便、无痛、无副作用，深受广大患者喜爱。

## 【相关知识】

### （一）口唇黏膜湿润度分级

唇舌口腔黏膜滋润情况评分标准见表 1-2。

表 1-2　唇舌口腔黏膜滋润情况评分标准

| 评分 | 表现 |
| --- | --- |
| 1 级 | 口唇脱皮皲裂，口腔干燥发白 |
| 2 级 | 口唇和口腔均干燥 |
| 3 级 | 口唇干燥，口腔湿润 |
| 4 级 | 口唇和口腔均湿润 |

### （二）口干的诊断标准

口干的诊断，目前没有比较统一的标准。大部分研究者认为，口腔唾液腺以低于 0.15 ~ 0.2ml/min 的速率自然分泌唾液则可诊断为口干。

### （三）口干的评估方法

常用的唾液检测的客观评估法为流量流速法。

流量流速法：唾液主要来自腮腺和下颌腺，主要用于评价口腔内环境。采集时间一般为清晨或距离最后一次进食至少 2 小时后。采集前嘱患者先用清水漱口，静息 5 ~ 10 分钟，弃去最初分泌唾液，将继续分泌的唾液收集于洁净小杯内计算容积。

（文希，贺海霞）

## 五、术后恶心呕吐——术后呕吐扰心神，一贴二按显神效

### 【治疗实录】

劳婆婆，87 岁，因“子宫内膜恶性肿瘤复发”收入院。2020 年 3 月 18 日，患者行盆腔肿瘤细胞减灭术，术程顺利，术后转重症监护病房（ICU）监护治疗，病情稳定后，19 日转回我科进一步专科治疗。当天晚上 21：45，夜班护士小黄查房时发现患者有恶心呕吐、咳嗽气喘症状，痰鸣音明显，血氧饱和度在吸氧状态下为 96%。劳婆婆自诉恶心感明显，呕吐 6 次，为少量痰涎，很难受，家属也很紧张。小黄脑中马上搜索止呕的方法，指导家属给婆婆按压双内关、足三里穴以降逆止呕，让其放松心情。22：45 监护仪报警，显示劳婆婆血氧饱和度 88%，心率 125 次 /min，小黄立即至床边查看患者，此时劳婆婆正在呕吐，喘得厉害，痰鸣音轰轰响，于是小黄马上把低流量氧气调至中流量，摇高床头，给劳婆婆拍背排痰。劳婆婆可咳出少量白色痰液，报告医生后予昂丹司琼注射液静脉推注，沐舒坦注射液与 0.9% 氯化钠注射液进行雾化，治疗后咳喘情况明显改善，但是恶心呕吐让劳婆婆难以入眠。劳婆婆说：“小黄，我因为呕吐难受，一直不能入睡，已经两天没睡了，真的好难受！”考虑到劳婆婆年龄大，基础病多，不适合服用安眠药，究其无法入睡的原因是恶心呕吐导致，更不宜给予安眠药，于是小黄向劳婆婆说明情况，并试从根本上解决影响睡眠的问题。小黄马上回治疗室，磨起姜汁，并将新鲜的姜汁与吴茱萸粉混合在一起，调成丸子大小，置于天灸贴上，给劳婆婆穴位贴敷治疗。贴敷穴位为双内关、双足三里、中脘。询问后得知劳婆婆不排斥生姜味道，于是小黄把新鲜生姜切片，让劳婆婆含在嘴里。凌晨 1：45，小黄查房时看到劳婆婆已经入睡了，呼吸十分平稳，心率

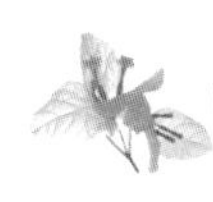

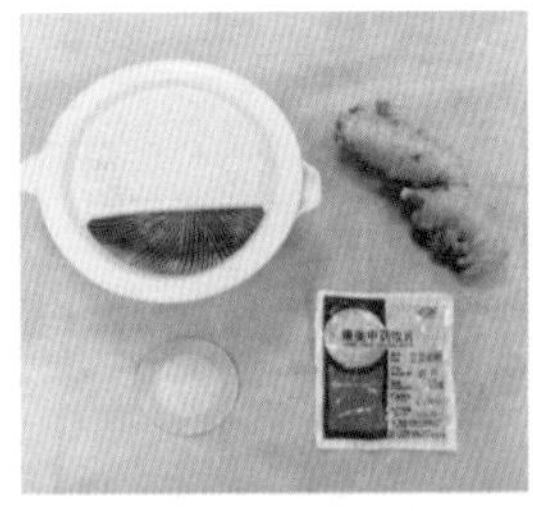

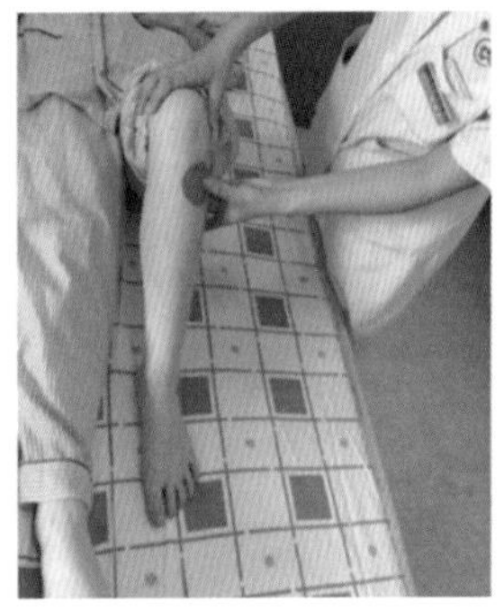

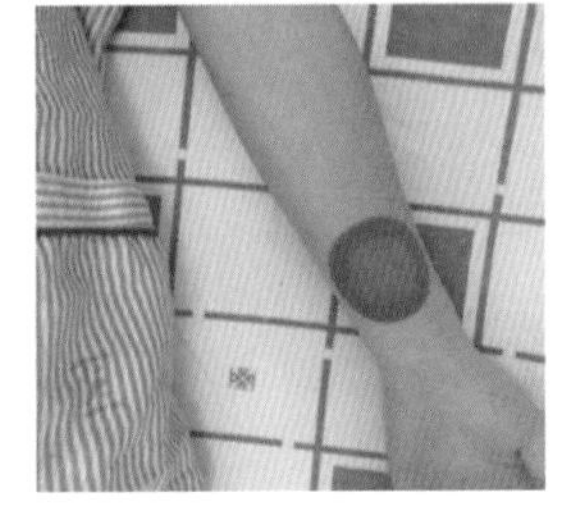

材料：吴茱萸粉、姜汁、天灸贴
选穴：中脘、双内关、双足三里

图 1-10　穴位贴敷

70～80 次 /min，血氧饱和度在 98% 以上。家属看到小黄，点点头，竖起大拇指（穴位贴敷见图 1-10）。

早上 8：15，晨间查房时，劳婆婆坐在床上，自己慢慢地喝粥水。看到小黄，劳婆婆展开笑颜，说："小黄，谢谢你，昨晚辛苦你了，我终于睡着了，现在精神多了。"家属说："小姑娘，你真棒，看到你这些中医护理方法，不能不感叹中医的疗效。跟你学了两招，以后有呕吐不适都可以试试用了。"第二天，劳婆婆继续行吴茱萸＋姜汁穴位贴敷治疗，恶心呕吐症状全无。

## 【诊疗经过】

患者 87 岁，2010 年 1 月因绝经后出血于我院大德路总院妇科住院行分段诊刮术，术后病理提示子宫内膜样腺癌。遂于 2010 年 1 月 28 日行腹式全子宫＋双附件切除术，术后病理示中分化子宫内膜样腺癌，浸润深度＜ 1/2 肌壁（浸润深度为 0.4cm，肌壁厚度为 1.5cm）；子宫切缘未见癌。诊断为子宫内膜癌Ⅰ b 期。因患者年龄大，家属要求术后随访。术后半年，曾复查妇科 B 超，自诉未见异常，后未复查随诊。2020 年 2 月，患者开始出现大便不畅、难解，每日解多次粪水，大便偏烂，无成形大便，时有腹胀，纳差，嗳气，无呕吐，无发热，无异常阴道排液及出血。患者遂于 3 月 5 日至我院肛肠科就诊，自诉直肠指检未见异常，予腹部 CT 平扫，提示：①盆腔内乙状结肠旁软组织肿块（范围约 6.1cm×7.1cm×6.2cm），周围少量渗出，建议增强检查。②左侧肾上腺内侧支及结合部增粗并结节状隆起，考虑肾上腺增生［较大者直径约 1.4cm（原 1.1cm）］，大致同前。③子宫未见显示，双肾囊肿。④回盲部下方升结肠内脂肪密度影，考虑脂肪瘤；十二指肠降部改变，考虑憩室。⑤扫及胆囊多发结石；肝脏多发囊肿。⑥主动脉硬化。门诊医师未排除肿瘤复发，建议入院系统诊疗。患者为求进一步治疗，门诊拟"盆腔肿物性质待查"收入我科。患者否认自发病以来低热史，自诉消瘦，体重减轻不详。

入院后完善相关检查，妇科检查（三合诊）示外阴正常，阴道通畅，阴道残端愈合好，盆腔偏左侧扪及实性包块约 6cm×7cm，轻压痛，活动差，固定不动。直肠黏膜光滑，指套退出无血染。结合经阴道穿刺活检病理及相关影像学检查结果，子宫内膜恶性肿瘤复发诊断明确，有进一步手术指征，患者及家属亦有手术意愿，予邀多学科会诊，排除手术绝对禁忌证后，于 2020 年 3 月 18 日送手术室在气管插管全麻下行腹腔镜下盆腔肿瘤细胞减灭术＋直肠部分切除＋盆腔粘连松解＋腹膜病损切除＋肠粘连松解＋输尿管支架置入术。术中所见：前腹壁脐下约 3cm 处腹膜结节大小约 0.5cm×0.6cm，盆腔乙状结肠及直肠与盆壁致密粘连，直肠右后方可见肿物大小约 7cm×8cm，与直肠致密粘连，部分直肠及小肠与阴道残端致密粘连，子宫及双侧附件缺如。术程顺利，术后转 ICU 监护治疗，其间输注红细胞 2U 纠正贫血，病情稳定后于 2020 年 3 月 19 日转回我科进一步专科治疗。转入后，予注射用亚胺培南西司他丁钠（泰能）静脉滴注抗感染、白蛋白静脉滴注及胃肠外营养支持、艾司奥美拉唑护胃、呋塞米利尿等治疗，并输注400ml新鲜冰冻血浆补充凝血因子，后予依诺肝素抗凝，配合中医传统疗法促进恢复。术后病理回报：（盆腔肿物）符合低分化癌，结合临床及免疫组化考虑为子宫内膜样腺癌转移。癌细胞侵犯肠壁，从浆膜面侵犯至肠壁深肌层。（近端切缘）肠黏膜组织未见肿瘤；（远端切缘）肠黏膜组织未见肿瘤。明确子宫内膜样腺癌转移，细胞侵犯肠壁，从浆膜面侵犯至肠壁深肌层。有进一步化疗指征。与患者及家属详细沟通病情及预后之后，患者要求先行出院，择期化疗。

患者术后出现了严重的恶心呕吐症状，心率加快，呼吸不畅，呕吐厉害增加腹压，引起手术切口疼痛，影响睡眠。

《术后恶心呕吐防治专家共识（2014）》指出，术后恶心呕吐可用视觉模拟评分法（VAS）评估：以10cm直尺作为标尺，一端0分表示无恶心呕吐，另一端为10分表示难以忍受的最严重的恶心呕吐，评分为1～4分为轻度，5～6分为中度，7～10分为重度。

根据以上评价标准，劳婆婆恶心呕吐程度为重度，常规护胃止呕药治疗难以奏效。劳婆婆年纪大，基础病多，用药禁忌相对较多。运用中医外治法，为患者解决术后不适，简便易操作，副作用小，患者乐于接受。

## 【专家评述】

术后恶心呕吐（postoperative nausea and vomiting，PONV）是患者手术后最常见症状，受手术类型、手术持续时间、麻醉药物和方法及术前焦虑等多种因素的影响。绝大多数患者在术后24小时内发生PONV，呕吐前会出现明显恶心。近年来，许多学者都围绕术后恶心呕吐的产生原因和机制展开研究，也采取了相应的预防办法，如术中精准使用麻醉药物、术后规范使用止吐药；但目前腹腔镜手术术后恶心的发生率仍然很高，大概为80%。术后恶心呕吐容易引发患者身体不适，无法顺利进行服药和饮食，如果情况严重，会导致患者手术切口开裂，形成切口疝，也可导致患者出现误吸性肺炎，机体中的pH和水电解质会失衡，进而延长术后康复时间。

腹腔镜手术、剖宫产手术、胆囊切除术以及耳鼻喉手术等，发生术后恶心呕吐的概率要比其他类型的手术高。而且，术后恶心呕吐的发生率与手术和麻醉时间之间存在正相关的关系，手术时间每增加30分钟，发生PONV的风险增加60%，这可能与具有催吐影响的麻醉药物在体内蓄积有关。

目前，临床上西医常规的止呕药物包括5-羟色胺受体阻滞剂、类固醇类药物、胃肠动力药、镇静剂、抗组胺药等等，但此类药物均有价格昂贵、毒副反应较多等缺点。中药外用止呕具有价格便宜、操作方便、患者容易接受等优势。中医认为，腹部手术会耗伤人体气血、破坏胃肠的气血运行，导致脏腑气滞血瘀，且六腑以通为用，故术后会出现恶心、呕吐、纳差、腹痛、腹胀等胃腑、肠腑气血壅塞逆乱的症状。穴位中药贴敷疗法是中医学外治法之一，是在中医学理论，尤其在经络学说指导下，用中药对穴位进行慢刺激，通过经络作用于全身，疏通经络，调和气血，扶正祛邪，平衡阴阳，在治疗此类胃肠功能障碍方面有独特疗效。穴位刺激，尤其对内关穴的刺激，在防治PONV的中医外治手段中已受到广泛关注。临床研究表明，单纯针刺内关穴、梅花针叩刺额前和双耳背、中脘拔罐等治疗，可有效降低PONV的发生率。但临床上，因护士受限于针刺疗法，故我们常选用穴位贴敷疗法，可起到针药结合的效果。

吴茱萸加姜汁穴位贴敷，具有温中散寒、降逆止呕的功效。现代药理研究表明，吴茱萸的主要成分为生物碱，能温中散寒、理气止吐，对胃肠有双向调节作用，可促进胃肠蠕动。生姜，素有“治呕圣药”美称，味辛、苦，入肺、胃、脾经，主治呕吐、胀满、泄泻、感冒风寒等。研究表明，生姜的有效成分姜辣酮及姜辣烯酮混合物能抑制硫酸铜所致催吐作用。

根据“透皮”吸收的理论，许多医家通过“体表穴位 - 经络通道络属脏腑”的传递，达到治疗目的。我们根据中医学理论选取足阳明胃经下合穴足三里，配合内关、中脘进行穴位贴敷。足三里可调中焦，理脾胃，和胃降逆止吐，增强机体免疫功能，对术后禁食时间长导致的胃黏膜损伤具有保护作用；内关可理气降逆，和胃止呕；中脘主治胃部胀满、反胃吞酸、消化不良等症。三穴相配，相互协同，可使疗效增强。该方法突破了传统的口服、静脉给药途径，避免了药物由消化道进入而加重呕吐症状，具有起效快、药效较长、禁忌证少等治疗上的优势。

此案例中，运用吴茱萸粉 + 姜汁为术后患者行穴位贴敷治疗，起到很好的治疗术后恶心呕吐的效果。灵活运用中医外治法，为患者解决不适，体现了中医外治法的优势。

（黄丽珊，贺海霞）

## 六、输液部位瘀肿——六味红花玉液酒，消肿止痛乐无忧

### 【治疗实录】

2020 年 7 月 3 日 15：15，护理组长小张查房时发现 36 床林婆婆正在熟睡，5% 葡萄糖注射液 500ml+ 氯化钾注射液 15ml 正在缓慢滴注，进一步查看输液管道是否通畅，打开被子，发现林婆婆正在补液的左手已经肿起了一个大包，干瘪瘦小的手变得圆润，菲薄的皮肤下感觉有波动感，穿刺口周围泛起了瘀斑，于是小张马上暂停补液，轻轻拍醒林婆婆，询问林婆婆感觉。林婆婆说：“每天都输液，从早上打到晚上，都五六天了，刚刚刘护士过来看的时候还好好的，哎哟，我就眯了一下，转眼就一个大包了，怎么消掉啊？！我的手很难打针的，肿成这样子，估计这只手不能用了。”小张把留置针拔掉，帮助林婆婆轻轻地压迫止血，安慰着说：“林婆婆，不用紧张，也不用担心，老年人血管弹性差，质地较脆，而且补液量多，补液时间长，很容易发生外渗情况的，等下我给您敷一下药水，保证很快见到效果。”

15：45，小张给林婆婆敷上科室自制的六味红花玉液酒，当天晚上，肿胀完全消退，连续敷 2 天，7 月 5 日上午查看患者，瘀斑也全消退了。林婆婆说：“真是奇妙的药水啊！小张，我有个事情想请教一下，这个药水消肿止痛效果这么好，除了能敷手，还能作其他用吗？”“它的用途很广的，比如治疗静脉炎，肌内注射导致的红肿、硬结等。”“打针的硬结都能消？那能让我孙媳妇试试吗？她两年前怀宝宝的时候要保胎，每天都打针，最近说两边屁股都痛，睡觉只要压到都会痛，去看医生，医生说是打针导致的脂肪液化坏死，开了一些药膏给她涂，效果没有那么明显，正愁着怎么办呢！”“可以啊，让她试试！”林婆婆的孙媳妇连续 1 周用六味红花玉液酒外敷双臀部硬结处，手触摸到的硬结变小了，疼痛感明显减轻了，B 超复查显示脂肪液化面积也有减小的趋势，不得不啧啧称奇！（操作及效果见图 1-11、图 1-12）

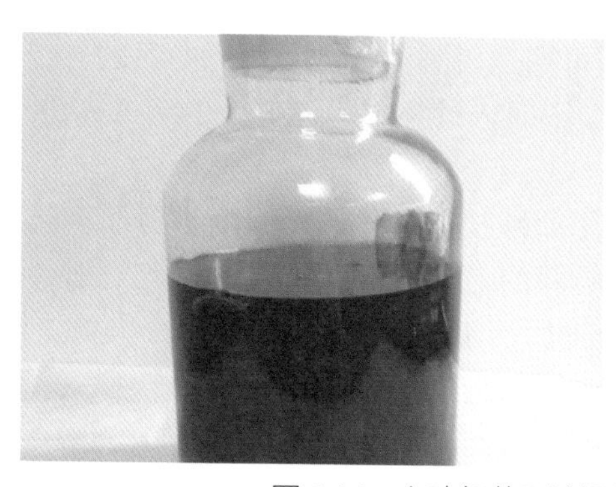
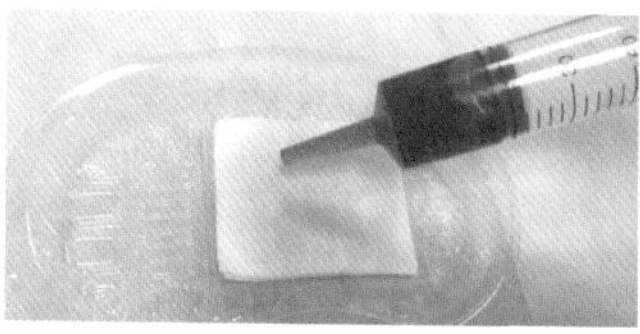
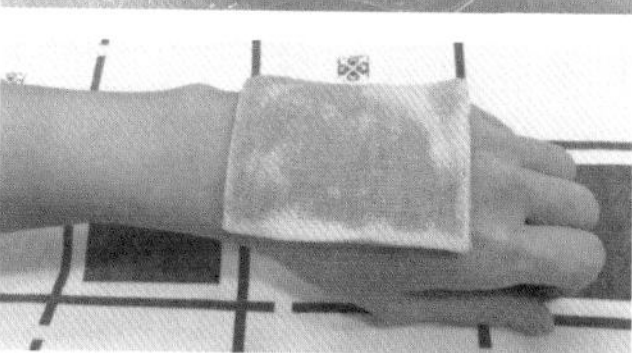
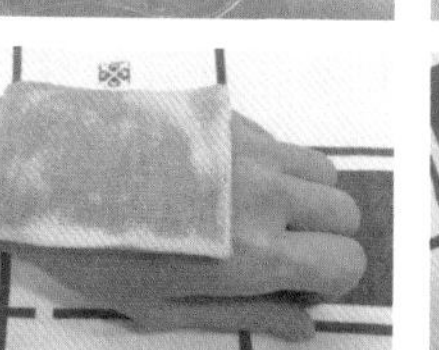

图 1-11　六味红花玉液酒外敷操作步骤

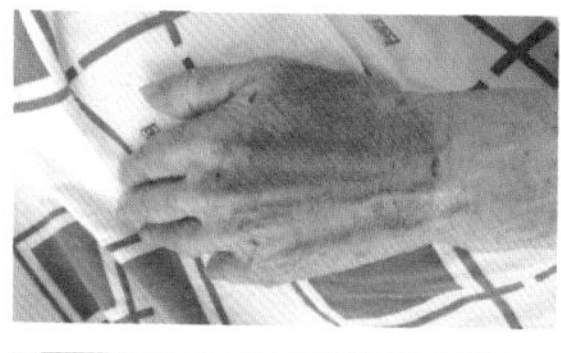
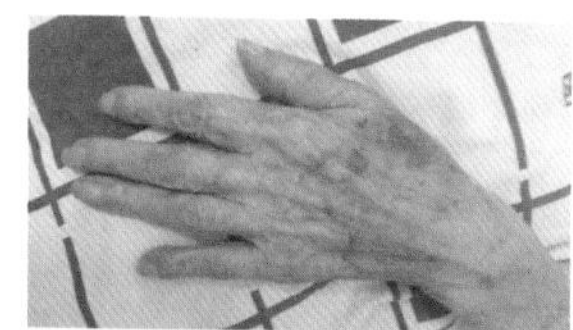

图 1-12　六味红花玉液酒外敷 30 分钟（上）和 3 天（下）消瘀肿效果

## 【诊疗经过】

林婆婆，女，75 岁，因“自觉阴道有物脱出 1 年半，加重 5 个月”入院。入院时神清，精神可，阴道有物脱出，休息后可回纳，久行、久站、咳嗽及下蹲时加重，无尿失禁，无发热，无头晕胸闷，无腹痛腰酸，无阴道流血，听力下降，纳一般，眠欠佳，易醒，大便 2～3 日一行、质偏硬，小便调。舌淡暗，苔薄白，脉沉。妇科检查示外阴呈老年性改变，阴道通畅，用力憋气后可见阴道前壁重度膨出，部分子宫体及宫颈脱出阴道口，阴道后壁中度膨出，黏膜菲薄，宫颈磨损，宫体萎缩，双附件区未见明显异常。入院后完善相关检查，治疗上予停用阿司匹林，更换为依诺肝素钠抗凝、阿托伐他汀调脂；予阴道宫颈上药改善阴道环境，并请神经科、麻醉科会诊评估基础疾病及手术风险。排除手术禁忌证后，于 7 月 2 日行经阴道子宫全切除术 + 阴道前后壁修补术 + 会阴陈旧性产科裂伤修补术。术程顺利，术后予静脉滴注头孢他啶 + 奥硝唑预防感染，补液营养支持，雾化改善咽喉不适，肢体气压治疗预防下肢血栓形成，配合中医特色疗法促进术后恢复，而中药汤剂也辨证给予。

患者术后补液约 2 000ml，由于年纪大，血管条件一般，留置针往往一天都留不了，手肿常常困扰患者及护士。7 月 3 日 15：15，患者静脉输液时出现输液部位肿胀，予六味红花玉液酒外敷 30 分钟，当天晚上肿胀全消退，但手上瘀斑明显，继续予六味红花玉液酒外敷 2 天，手上瘀斑全消退。

林婆婆的孙媳妇双侧臀部硬结肿痛是长时间注射黄体酮注射液，药液吸收不良所致，如果处理不当可能需要进行手术，后果严重。常规的外敷土豆片、硫酸镁湿敷效果不明显，在肿胀硬结部位连续用六味红花玉液酒湿敷 1 周后，肿胀及硬结情况均有好转，B 超对比显示脂肪液化部位有减小趋势，使用效果非常好。

## 【专家评述】

中医理论认为，静脉穿刺或肌内注射伤及局部脉络，使血行不通，瘀血阻滞，不通则痛，瘀血内蕴，蕴久化热，则局部表现为红、肿、热、痛。治疗当以化瘀血、清热邪、散郁结为主。本方中用到红花、丹参、黄连、黄柏、白芍、地榆 6 味中药，具有活血化瘀、清热止痛、散结消肿之功效；使用 75% 乙醇溶液通过皮肤吸收，使局部组织血管扩张，血流加快，改善血液循环，且具有吸热、吸水、凉肤和局部消毒、杀菌、隔离、保护创面、预防感染之功效；用乙醇（又称酒精）作溶剂，可达药借酒力、酒带药行的目的。经观察发现，输液部位瘀斑用六味红花玉液酒外敷，12 小时内疼痛显著减轻，24 小时内肿胀消退，48 小时红、肿、热、痛、瘀斑可完全消退。

一般传统方法采用 50% 硫酸镁溶液湿敷，是利用硫酸镁高渗作用，阻断神经肌肉传导，使周围血管平滑肌松弛，血管扩张，促进外渗局部的血液循环，从而减轻红、肿、热、痛等炎症反应，以达镇痛目的。但硫酸镁水分蒸发后析出结晶，使纱布干燥、变硬、脱离接触面，不利于药物吸收，且在临床使用中效果较六味红花玉液酒差。

采用自制六味红花玉液酒外敷，方法简单，效果显著，患者易于接受，值得临床推广。

（黄丽珊，贺海霞）

## 七、宫腔镜术后腰痛——子午流注开穴法，术后腰痛轻松拿

### 【治疗实录】

2019 年 6 月 15 日下午，当日做完宫腔镜手术的王女士，向正在查房的主管医生述说：术后回来一直腰酸腰痛，在床上变换体位都不能缓解症状。主管医生查体一切正常，究其原因，该患者术前生活作息不规律，经常熬夜加班，工作压力大，耗气伤神，肾气受损；再加上此次手术，体位取截石位，以致术后腰酸腰痛明显。于是，主管医生安慰患者后，下达医嘱，予子午流注低频开穴治疗。管床护士小李接到医嘱，予子午流注低频开穴治疗，治疗后症状明显缓解。患者直夸中医外治法效果好！

### 【诊疗经过】

王某，女，37 岁，2020 年 6 月 14 日因“异常子宫出血”收入院，第 2 天行宫腔镜 + 诊刮术，病理提示子宫内膜息肉。术后诉腰酸腰痛，予改变体位及中药热奄包外敷治疗后，症状缓解不明显。让患者平躺，放松身心，取舒适体位，予子午流注低频开穴治疗：取肾俞、大肠俞为治疗宫腔镜术后肾虚血瘀型腰痛的主穴，辅以委中。治疗后症状消失，顺利出院。临床观察显示，采用子午流注低频开穴治疗能有效缓解宫腔镜术后腰酸腰痛症状（图 1-13）。

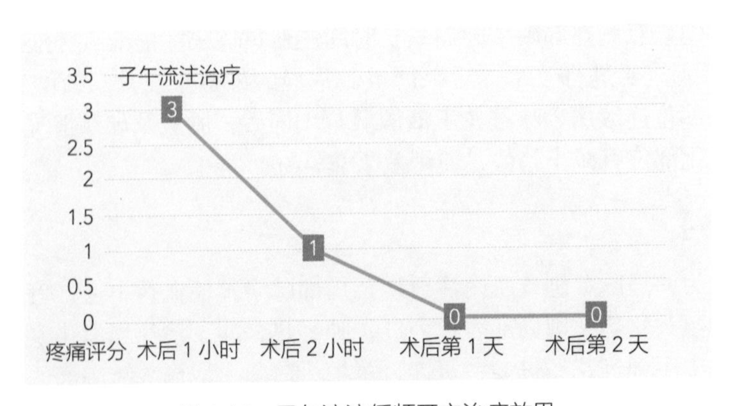


图 1-13　子午流注低频开穴治疗效果

## 【专家评述】

中医学认为，腰为肾之府，肾为先天之本，肾病反映于腰，腰痛故作；肾是人体生命的先天根本，关系着人类的生存繁衍，在女性月经、生殖和身体盛衰方面起重要作用。中医理论认为，“肾藏精，主生殖”；肾中精气充足，是肾气 - 天癸 - 冲任 - 胞宫生殖轴的基础。反之，当肾气亏虚，天癸至而未盛，则冲任亏虚，所联系经络气血不足，可导致月经失调或气血运行不畅，而致宫腔包块等一系列妇科病。因此，保护好肾对女性有着至关重要的作用。妇科宫腔镜术后伤及胞宫胞脉，耗伤肾之元气精血，精不化血，血虚子宫失于涵养，冲任血海不满，藏泻失司；加之术后离经之血不能速去，瘀血停留，冲任受阻，新血不生，气血受阻，经络不通，不通则痛，从而使术后多出现腰酸、腰痛、乏力等肾虚血瘀症状，且临床上宫腔镜术后多以肾虚血瘀型腰痛为多见。故治疗上，常以补肾益气、活血化瘀为法，以活血调经汤、桃红四物汤、加味生化汤等方为用，并配合针灸、艾灸等中医药外治法治疗，有较好的临床疗效。

子午流注低频开穴治疗在常规针刺的基础上选用子午流注开穴，且配合低频电脉冲治疗，加强镇痛效果。有研究表明，电针具有较好的镇痛效果，其镇痛机制主要受中枢性以及内源性阿片肽系统调制；也有研究表明，外周镇痛机制（包括局部炎症因子、内源性阿片肽系统，以及皮肤内源性大麻素系统）能更好地解释针刺镇痛取得的“气至病所”的功效。肾俞、大肠俞均归属足太阳膀胱经，具有主治腰痛的功效。至于治疗时间的选择，《黄帝内经》中强调时间因素对人体经络穴位的影响，认为人体经脉的气血流注随着时间的不同而有着盛衰开闭的变化，在临床上通过辨证并按时取穴，可以提高穴位的主治功能，从而收到较好的疗效。子午流注低频开穴治疗正是采用此方法，避免了人工推算的烦琐，智能地指导临床工作者按时开穴，从而最大限度地发挥穴位的功效。刺激频率以病人舒适度为宜。

## 【相关知识】

### （一）子午流注学说

子午流注是中医圣贤发现的一种规律，即每日的 12 个时辰是对应人体 12 条经脉的。由于时辰在变，因而不同的经脉在不同的时辰也有兴有衰。中医学主张天人合一，认为人是大自然的组成部分，人的生活习惯应该符合自然规律。把人的脏腑在 12 个时辰中的兴衰联系起来看，环环相扣，十分有序：

1. 子时（23 点至 1 点）胆经旺，胆汁推陈出新。
2. 丑时（1 点至 3 点）肝经旺，肝血推陈出新。
3. 寅时（3 点至 5 点）肺经旺，将肝贮藏的新鲜血液输送百脉，迎接新的一天到来。
4. 卯时（5 点至 7 点）大肠经旺，有利于排泄。
5. 辰时（7 点至 9 点）胃经旺，有利于消化。
6. 巳时（9 点至 11 点）脾经旺，有利于吸收营养、生血。
7. 午时（11 点至 13 点）心经旺，有利于周身血液循环，心火生胃土有利于消化。
8. 未时（13 点至 15 点）小肠经旺，有利于吸收营养。
9. 申时（15 点至 17 点）膀胱经旺，有利于泻掉小肠下注的水液及周身的“火气”。
10. 酉时（17 点至 19 点）肾经旺，有利于贮藏一日的脏腑之精华。

11. 戌时（19 点至 21 点）心包经旺，再一次增强心的力量，心火生胃土有利于消化。

12. 亥时（21 点至 23 点）三焦通百脉，人进入睡眠，百脉休养生息。

从亥时开始（21 点）到寅时结束（5 点），是人体休养生息、推陈出新的时间，此时要有充足的休息，才会有良好的身体状态。以上是子午流注的基本概况。

### （二）子午流注低频开穴治疗

子午流注低频开穴治疗属于针灸疗法的一种。它基于中医子午流注理论，依据经络气血流注的盛衰时间而优选十二经中疗效最佳的腧穴，与低频电脉冲刺激治疗相结合，智能地显示针灸相关穴位资料、疾病治疗的辨证处方，方便临床医护人员在仪器上查找到特定时间的开穴并推算开穴时间，同时使用者将通过触摸屏幕，按照穴位处方的提示，辅助开穴信息，进而采用低频电脉冲治疗，可达到辨证、选穴、开穴、治疗一气呵成。因能模拟针刺手法，具备多种刺激波形，可以进行相当于针刺提、拉、捻、转等补泻手法，而且“留针”过程中，可对穴位进行间断性或持续性刺激，加强治疗作用。

（李纯衍，贺海霞）

## 八、术后肠梗阻——肠梗阻属最难平，切脉针灸效真灵

### 【治疗实录】

“切脉针灸真神奇！”从特需门诊传来一阵清脆爽朗的赞许之声。原来这是肖主任门诊的老患者——庞女士发出来的感叹。究竟是怎样的原因让庞女士那么赞叹呢？事情还得从 2018 年 11 月说起，当时，庞女士因下肢静脉血栓被收入血管外科住院，例行检查时在左侧附件区发现一个混合性肿物。对于突如其来的身体问题，庞女士非常不能接受，愤怒、恐惧、疑惑、焦虑……全院相关科室共同努力，针对庞女士的情况，制订了全方位的个体化身心同治治疗策略。2018 年 11 月 14 日顺利地进行了下腔静脉滤网的置入及卵巢癌全面分期手术。手术非常顺利，但术后第 8 天又发生了卵巢癌术后容易出现的肠梗阻。经过常规中西医结合综合处理后，症状并未减轻，还有加重趋势。恰逢俞云医师到科内带教查房，做了一次切脉针灸后，庞女士顿觉全身舒畅，腹痛改善。之后，经过近 10 天的切脉针灸、电针、中药灌肠、中药外敷等中医特色疗法治疗后，庞女士的肠梗阻已好转，睡眠、胃口明显好转。肠梗阻改善后，庞女士主动要求继续切脉针灸治疗。在中医特色疗法的保驾护航下，庞女士顺利完成了术后的化疗疗程。病情完全缓解后，她要求每周切脉针灸 + 中药维持治疗，目前已经维持治疗 2 年，规范随访，一般状况良好。

### 【诊疗经过】

庞女士，40 岁，居住于东莞，一位非常有责任心的中学老师。

2018 年 11 月 14 日因“下肢静脉血栓、左侧附件区囊实性占位”送介入室行下腔静脉滤器植入术，再送手术室行子宫全切除术 + 双侧输卵管卵巢切除术 + 盆腔淋巴结清扫术 + 阑尾切除术 + 大网膜切除术 + 盆腔粘连松解术 + 肠粘连松解术。术后病理结果示（左侧附件）卵巢中分化子宫内膜样癌，局灶伴鳞状分化，脉管内可见癌栓；余无异常。根据术中及术后病理结果，可明确诊断为左卵巢子宫内膜样癌（中分化、Ⅰ$c_1$期）。术后 2018

年 11 月 17 日、19 日分别行第 1 次、第 2 次腹腔热灌注治疗，2018 年 11 月 21 日至 22 日行第一次 TP 方案治疗（具体：顺铂 100mg 腹腔热灌注 + 紫杉醇 240mg 静脉滴注）。2018 年 11 月 22 日，患者夜间出现阵发性上腹部痛，伴恶心呕吐、腹胀，值班医生予中药外敷对症处理后，症状稍好转；11 月 23 日，腹平片提示小肠不完全梗阻（图 1-14），予禁食禁饮、静脉全营养、抗生素预防感染、灌肠治疗，11 月 24 日症状加重，予停留胃管，继续以上治疗后，症状仍逐渐加重；11 月 28 日，复查腹平片提示低位不完全性小肠梗阻，左上腹积气较前稍增多（图 1-15）。

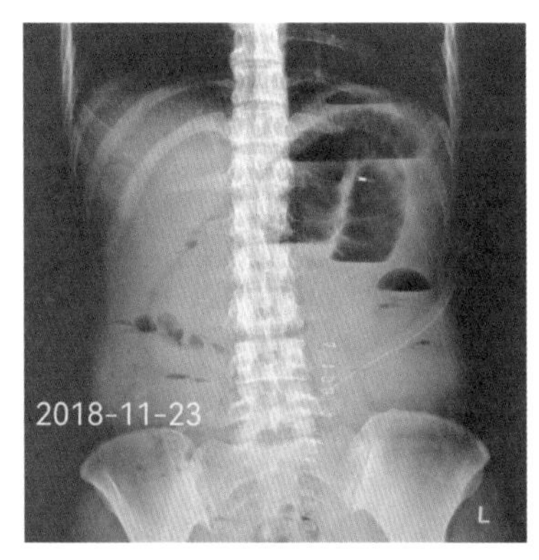


图 1-14　小肠不完全梗阻

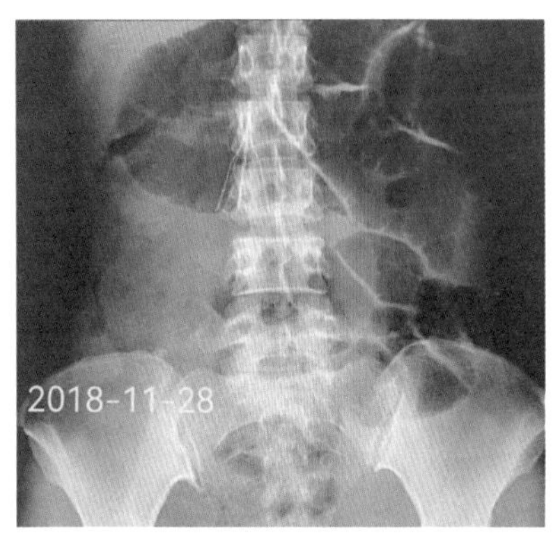


图 1-15　低位不完全小肠梗阻，左上腹积气较前增多

2018 年 11 月 29 日，俞云教授查房后，指导治疗如下（图 1-16）。

针灸处方：

金针：阴陵泉三针，三阴交，太溪（右 / 左）—然谷（双）—百会三针（百会、天门、上印堂）—人迎（双）—（中脘二）胃五穴—腹四针—气旁（左）—足三里四针（右）—内关（右）—合谷、虎口（右）—公孙（双）—脐小四针—内关（左）—耳穴（胃，右）—大拇指背二、三关节两针（双）

中药处方（能进食后服）：

| | | |
|---|---|---|
| 肉苁蓉 50g | 紫草 30g | 白术 60g |
| 枳壳 10g | 谷芽 30g | 麦芽 30g |
| 大腹皮 30g | 厚朴 15g | 徐长卿 30g |
| 荷叶 30g | 鸡屎藤 40g | 黄芪 30g |
| 陈皮 15g | 白芥子 15g | 藕节 15g |
| 丝瓜络 15g | | |

食疗（腹痛若减少可开始少量频服）：皂角刺（10g）+ 糯米（50g）熬成糯米粥，少量多次慢饮，6 次 /d。

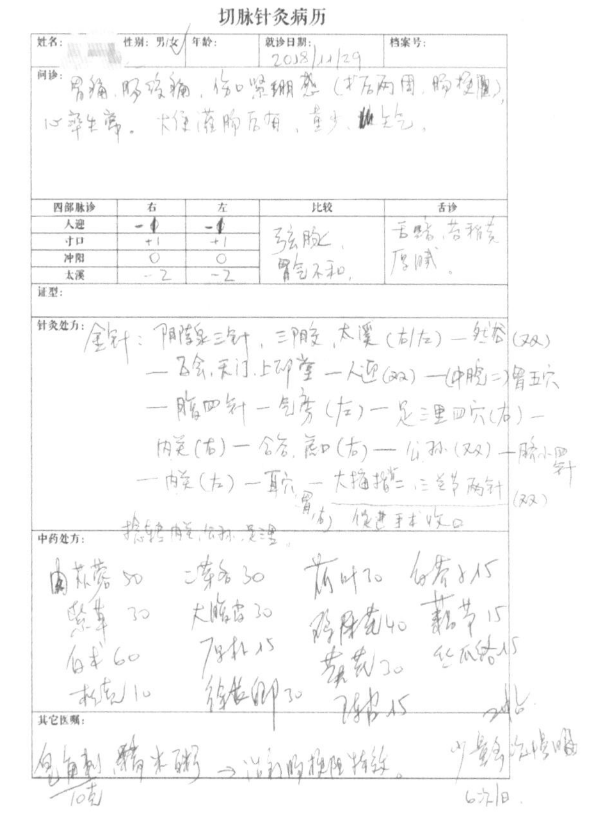

切脉针灸病历

姓名：　性别：男/女　年龄：　就诊日期：2018/11/29　档案号：

问诊：

| 四部脉诊 | 右 | 左 | 比较 | 舌诊 |
|---|---|---|---|---|
| 人迎 | -1 | -1 | | |
| 寸口 | +1 | +1 | | |
| 冲阳 | 0 | 0 | | |
| 太溪 | -2 | -2 | | |

证型：

针灸处方：

中药处方：

其它医嘱：

图 1-16　俞云切脉针灸及中药处方

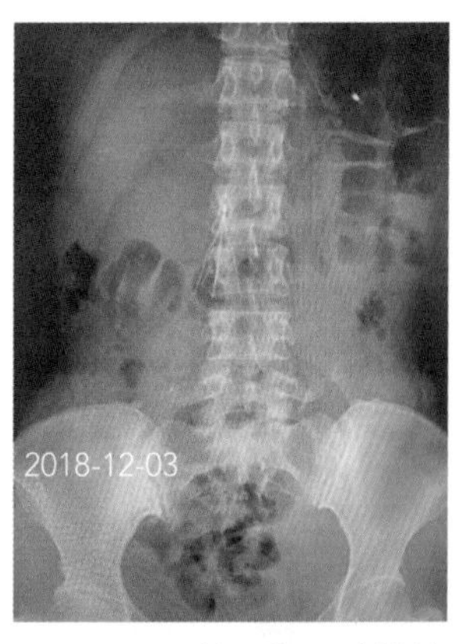

图 1-17　肠管积气积液较前明显减少，肠梗阻较前改善

该次治疗后，患者症状明显减轻，逐渐好转。12 月 3 日复查腹平片提示肠梗阻较前改善（图 1-17）。之后，于 2018 年 12 月 26 日、2019 年 1 月 16 日、2 月 9 日、3 月 2 日、4 月 5 日在我院分别行第 2 ~ 6 程 TC（紫杉醇 180mg+ 卡铂 600mg）方案化疗，过程顺利。患者出院后在门诊维持中药 + 切脉针灸治疗，按规范随访复查，于 2019 年 6 月、2019 年 11 月、2020 年 3 月复查均未见异常。

## 【专家评述】

肠梗阻是妇科术后早期常见的并发症之一。国外资料统计显示，妇科术后肠梗阻的发生率为 5% ~ 25%，尤其以开腹手术的发生率较高。有研究报道，行盆腔淋巴结、腹主动脉旁淋巴结切除的妇科恶性肿瘤患者，术后肠梗阻发生率为 10.5%。本例患者术中行盆腔淋巴结清扫术 + 阑尾切除术 + 大网膜切除术 + 盆腔粘连松解术 + 肠粘连松解术，术后又进行了腹腔热灌注、静脉腹腔化疗，进一步增加了肠梗阻发生的机会。

妇科术后肠梗阻常见症状为腹部胀痛，大便不出，并且反复呕吐，患者极为痛苦。如果肠梗阻较长时间未能改善，有可能出现肠瘘、肠坏死或短肠等严重并发症。若需要行二次手术治疗，对患者身体也会造成更大创伤，影响患者生活质量。

中医将肠梗阻归为“肠结”“腹胀”，由于腹部手术后气血亏虚，胃肠传导无力，加之术后瘀血阻滞，日久化热，不通则痛。其总体病机为脏腑气机受阻、腑气不通。

本例患者术后出现肠梗阻，予常规胃肠减压、肠外营养支持、抗感染治疗后效果欠佳，予中药外敷、大承气汤灌肠、足三里电针治疗后症状改善，加用切脉针灸治疗后肠梗阻得以明显改善及好转，胃口及睡眠质量也有提高。

我科根据多年临床经验，在预防和治疗术后肠梗阻方面，总结出多种中医临床干预措施：①中药汤剂：若手术范围不涉及肠道，术后 6 小时恢复全流饮食，根据患者体质基本分为实热证和虚寒证。若为实热证，选用小承气汤 [ 大黄 10g（后下），厚朴 15g，枳实 15g] 口服；若为虚寒证，选用四磨汤口服（党参 15g，沉香 5g，乌药 10g，槟榔 10g）。②穴位注射：术后第 1 天开始行足三里穴位注射，选用维生素 $B_6$ 注射液 1ml 注射足三里，同时配合双足三里电针，直到患者排气排便后停止。③中药外敷：中药外敷可调理肠道气机，缓解腹痛，根据疼痛性质选用不同的药物外敷。若疼痛拒按，为实热证，选用四黄水蜜外敷痛处，外敷时间为 2 ~ 4 小时；若疼痛喜温喜按，为虚寒证，选用四子散热敷痛处。④中药灌肠：适用于可疑肠梗阻或确诊肠梗阻的患者。若为实热证，选用大承气汤 [ 大黄 30g（后下），厚朴 30g，枳实 30g，芒硝 10g（冲）] 保留灌肠，水煎至 300ml，每次 100ml，每日 2 ~ 3 次；若为虚寒证，选用生姜水（生姜 20 ~ 30g，水浓煎至 100ml）保留灌肠，每日 1 次。

中医治疗此病以调畅气机、通腑泄热为原则，以疏通肠道，恢复传化功能。常用于治疗术后肠梗阻的中医特色疗法主要包括中药口服、中药灌肠、中药外敷、足三里电针。中药口服通过行气通腑类中药之间的相互配伍，共同达到调理肠道气机的作用；中药灌肠通过结直肠局部黏膜对药物的吸收，达到清热利湿通腑，或温经通络促进肠道蠕动通腑；中药外敷通过中药局部作用，达到清热解毒、利湿消肿，或温经通络、缓急止痛的作用；足三里电针通过刺激穴位而达到和胃降逆、调肠通腑的作用；切脉针灸通过判断患者四部脉象辨证取穴，更着重于调整全身气血平衡，促进脏腑功能恢复。实践表明，中医特色疗法具有明显优势，尤其是多种中医特色疗法联合应用，可以更快地促进患者术后胃肠功能的早期恢复，缩短术后肠梗阻时间和住院时间，减轻患者痛苦，提高患者生活质量。

## 【相关知识】

### （一）肠梗阻的原因

术后肠梗阻是指术后肠道动力障碍引起的肠内气体传输变缓和术后排便延迟，是胃肠道动力的功能性改变，常持续 4～5 天。术后肠梗阻是多因素综合的不良结局，主要机制包括：①神经机制：是早期术后肠梗阻的主要作用机制，在疼痛的诱导作用下，交感神经过度兴奋，胃肠运动明显受到抑制。②炎症级联反应：炎症介质引起内源性阿片样肽类的释放，协同外源性阿片类麻醉剂加剧对胃肠功能的抑制作用。③组织损伤后促皮质素释放激素增加，体内激素水平发生改变，影响肠道功能恢复。④麻醉镇痛剂的影响：大部分麻醉镇痛剂属于阿片类药物，而阿片类药物可激活肠道 μ 阿片受体，使胃肠动力减弱。

### （二）肠梗阻的诊断

术后肠梗阻处理不当往往会造成严重后果，出现肠瘘、肠坏死或短肠等严重并发症，病死率很高。因此，对术后出现腹痛、腹胀等异常症状的患者要高度重视，需结合病史、临床症状、体征、手术过程等信息，分析产生症状的原因。有些患者肠梗阻症状不典型，如不完全性肠梗阻患者，因为梗阻以上积气积液间歇性通过狭窄部位，可表现为阵发性腹泻；高位肠梗阻时，梗阻以下肠腔内仍可有气体甚至粪便排出。对梗阻程度的判断要结合症状考虑，腹痛提示躯体神经受刺激、平滑肌痉挛或内脏缺血；发热往往提示存在感染或肠坏死等。腹腔积液或引流液的量、性质（血性、肠液、乳糜）、分布范围（手术野、肝周、盆腔、切口下方），对肠梗阻程度的判定具有参考价值。影像学检查是诊断术后肠梗阻最重要的手段之一。最简单的是腹平片，但有研究表明，其诊断敏感度只有 66% 左右。增强 CT 是首选的检查手段，不但能够显示肠壁水肿，而且通过显示不同程度的肠黏膜强化，能够区分梗阻的程度和血供情况，判断病因的准确率高。

### （三）术后肠梗阻的治疗

#### 1. 西医治疗

（1）营养支持：由于肠梗阻的存在，大多患者仅能进食少量食物或无法进食，需要给予适当的营养支持及补液治疗，可给予适量的碳水化合物、氨基酸、脂质、维生素、微量元素等，以维持机体代谢需要。

（2）胃肠减压：常用的减压方式有鼻胃管引流、鼻肠管引流和经肛管引流。鼻胃管引流主要用于减少胃潴留，对小肠潴留无明显效果。鼻肠管较鼻胃管能更有效地吸引胃肠腔内容物，降低消化道压力，减轻胃肠水肿，改善胃肠道血液循环，恢复胃肠道动力，更好地减轻患者恶心、呕吐、腹痛等症状。经肛管引流主要用于结、直肠的低位梗阻，能有效引流结直肠处内容物，并且可配合中药灌肠一起使用，更好地减轻低位肠梗阻患者的不适症状。

（3）药物治疗：药物治疗以减轻患者腹痛、腹胀等不适症状为主要目的。其发挥作用的机制主要包括：第一，使交感抑制作用最小化；第二，降低机体炎症反应；第三，抑制胃肠道 μ 阿片类受体。具体的药物种类包括 μ 阿片受体拮抗剂、胆碱酯酶抑制剂、5-$HT_4$ 受体激动药。① μ 阿片受体拮抗剂的主要药物为爱维莫潘。爱维莫潘是外周 μ 阿片受体拮抗药，可安全、有效地抑制阿片诱导的胃肠功能紊乱，但不影响阿片类药对中枢神经系统的镇痛作用。可改善胃肠紊乱状态及预防术后肠梗阻，口服给药，术前 2 小时服用、首剂 6mg 或 12mg，术后每日 2 次，每次 6mg 或 12mg，直至术后第 1 次排便，最多至第 7 日，对此药过敏者禁用，克罗恩病或其他伴有腹泻的肠道疾病患者慎用。②胆碱酯酶抑制剂主要为新斯的明。新斯的明具有拟迷走神经作用，主要通过抑制乙酰胆碱的分解，使乙酰胆碱蓄积，刺激迷走神经系统，增强胃肠收缩功能，口服给药，每日 3 次，每次 15mg。新斯的明的系统性不良反应比较常见，因此其作用也存在一定争议。若术后肠梗阻合并心绞痛、癫痫、支气管哮喘、机械性肠梗阻、室性心动过速、尿路梗阻及甲状腺功能亢进等，应禁用。③ 5-$HT_4$ 受体激动药主要为枸橼酸莫沙必利。枸橼酸莫沙必利通过兴奋胃肠道胆碱能中间神经元及肌间神经丛的 5-$HT_4$ 受体，促进乙酰胆碱的释放，从而增强上消化道运动功能，加快胃排空，因此可运用于术后肠梗阻，口服给药，每日 3 次，每次 5mg。若连续口服 14 天，肠梗阻未见好转，应立即停止使用；高龄患者由于肝、肾等生理功能有所下降，应慎用。

### 2. 中医治疗

（1）中药内服：完全性肠梗阻患者处于禁食状态，不适合中药内服，而对于不完全性肠梗阻患者，可以少量频服中药。若患者已置入胃肠减压管，引流液减少，无呕吐症状后，可通过胃肠减压管给药；药物注入前需使用负压吸引器将胃内容物引出，药物注入后需关闭减压管一定时间。内服中药一般以小承气汤 [ 大黄 10g（后下），厚朴 15g，枳实 15g] 为基础加减。小承气汤具有行气通腑的作用。临床治疗中可根据患者舌脉、体质等情况酌情调整药味及药量。瘀血较重者，可加桃仁、红花、川芎；脾肾阳虚者，减大黄用量，加当归、牛膝、肉苁蓉、泽泻、升麻、枳壳；阴虚较重者，加生地黄、麦冬、玄参；气血亏虚者，加当归、黄芪、党参；气滞较重者，加莱菔子、大腹皮。

（2）中药灌肠：该法操作简便，疗效确切，患者耐受性好，价格低廉，对于因梗阻无法口服用药的低位肠梗阻患者尤为适用。结肠黏膜有丰富的毛细血管网，有利于药物的充分吸收利用。根据辨证选择不同的灌肠汤剂，若为实热证，选用大承气汤 [ 大黄 30g（后下），厚朴 30g，枳实 30g，芒硝 10g（冲）] 保留灌肠，水煎至 300ml，每日 2 ~ 3 次，每次 100ml；若为虚寒证，选用生姜水（生姜 20 ~ 30g）保留灌肠，水浓煎至 100ml，每日 1 次。

（3）针灸：针灸是中医学的重要治疗手段，主要通过刺激机体腧穴，调节气机，改善脏腑功能，从而达到治疗疾病的目的。针灸能调节消化系统的分泌，改善胃肠道的运动和吸收功能，并且能起到减轻胃肠道黏膜损伤的作用。针灸治疗可辨证选取胃经、脾经、小肠经的相关腧穴及全身腧穴进行针刺，常选穴位有足三里、上巨虚、下巨虚、阴陵泉、公孙等，可起到扶正祛邪、行气消胀、降逆止呕、缓解腹部疼痛等功效。电针在治疗肠梗阻方面亦可取得较好疗效，操作时，将针刺入腧穴得气后，在针具上通以接近人体生物电的微量低频脉冲电流，利用针和电两种刺激相结合以防治疾病；常用穴位为足三里。

（吴思雨，王亚楠，肖静）

## 九、术后腰痛、肠梗阻——腰痛肠梗难对付，火龙真火解难题

### 【治疗实录】

陈女士，63 岁，因腹膜癌于 2018 年 4 月 5 日行子宫全切除术 + 卵巢动（静）脉高位结扎术 + 双侧输卵管卵巢切除术 + 横结肠切除术 + 阑尾切除术 + 大网膜切除术 + 盆腔粘连松解术 + 肠粘连松解术 + 输尿管支架置入术 + 膀胱镜检查。术后留置导尿管及 4 条腹腔热灌注管道。术后第 2 天，患者在护士指导下可带管下床活动，精神可。2018 年 4 月 8 日至 11 日，行腹腔热灌注治疗。4 月 12 日，患者出现肠梗阻。遵医嘱，予禁食禁饮、留置胃管胃肠减压、大承气汤中药保留灌肠、电针等治疗。患者仍诉腹胀腹痛、大便未解，甚至腰背部酸痛不能平卧、惧怕下地、下地不能直腰；轻轻咳嗽便牵拉全身。予四子散 + 粗盐温敷、神灯照射腰部等，效果均不理想，一到晚上便周身不适，严重影响睡眠。

4 月 12 日上午，协助患者在家属陪同下下床活动，中午在护士长指导下予火龙罐综合灸腰背部，沿腰背部督脉及膀胱经运罐，重点干预双肾俞、大肠俞、小肠俞、八髎区等。在治疗中，陈女士因害怕管道脱落不敢下床，后来在医护人员及儿女们的鼓励和帮助下，才感觉下床活动也不是很困难的事。在治疗中，患者可缓慢入睡。

施术后，患者皮肤痧象呈紫红色，辨为血液循环不畅的血瘀证。用火龙罐莲花瓣罐口旋刮时，皮下与肌肉组织间有类似砂砾、米粒样障碍阻力，示为阳性反应。患者在治疗后自诉腰酸腰痛明显缓解，双足由冰凉变温热，腹部温暖。火龙罐灸刮期间，患者自觉肠蠕动明显，夜间解稀烂便 1 次。一次火龙罐治疗后，患者自觉症状明显改善，露出了久违的笑容，主动询问这是什么治疗，还能再做吗？

根据患者情况，管床护士连续给患者进行火龙罐治疗（图 1-18，图 1-19），鼓励并协助患者下床活动，主动添加患者女儿微信以便及时了解患者排气排便、心理状况。患者精神状态一天比一天好，腰背部酸痛不适逐渐消除，每天可自主排气排便。

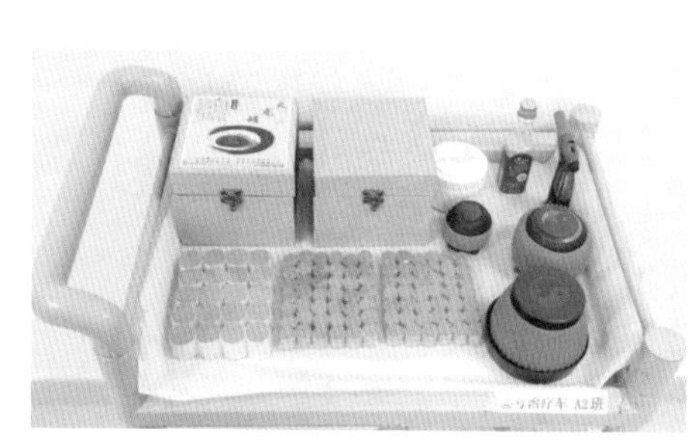

图 1-18　火龙罐物品准备

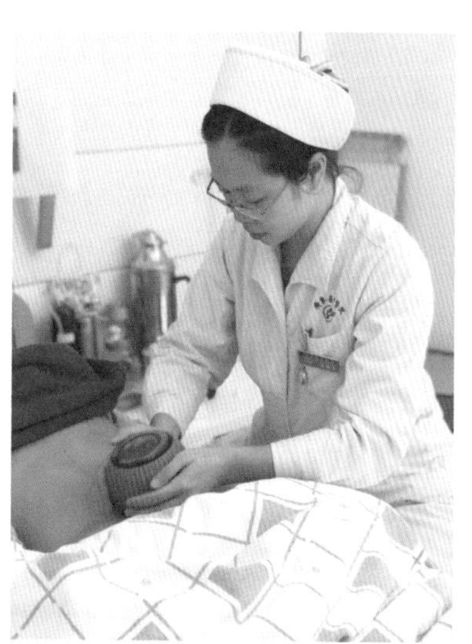

图 1-19　火龙罐操作

## 【诊疗经过】

陈女士，63 岁，因“反复下腹痛 3 个月”入院。完善相关检查后，考虑腹膜癌，于 2018 年 4 月 5 日行子宫全切除术 + 卵巢动（静）脉高位结扎术 + 双侧输卵管卵巢切除术 + 横结肠切除术 + 阑尾切除术 + 大网膜切除术 + 盆腔粘连松解术 + 肠粘连松解术 + 输尿管支架置入术 + 膀胱镜检查，术后病理提示腹膜低级别浆液性癌伴盆腹腔多发转移。术后于 4 月 8 日至 11 日行 4 次腹腔热灌注治疗，过程顺利。4 月 12 日，患者腹胀伴呕吐，未排气排便，肠鸣音弱，查腹平片提示不完全小肠梗阻；予火龙罐治疗。操作者坐于患者一侧，双手置于腰背部及腹部皮肤上以推、按、捏、揉等按摩手法促进血液循环，检查罐口无破损后，把定制的艾炷置于罐体内并将其表面充分点燃，当罐口温度适宜、艾炷燃烧升温均匀后，把火龙罐放在背部及腹部进行操作。施罐时，手掌的小鱼际先接触皮肤，然后落罐，运用推法、运法、拨法、灸法、推刮、回旋刮、温和灸、透热灸等不同手法交替作用于皮肤肌肉组织。操作 30 分钟左右，以皮肤红润、微汗为度，每天 1 次。4 月 14 日，复查腹平片，提示不完全小肠梗阻较前好转；4 月 18 日，再次复查腹平片，提示未见明显肠梗阻征（治疗前后腹平片见图 1-20 ~ 图 1-22）。

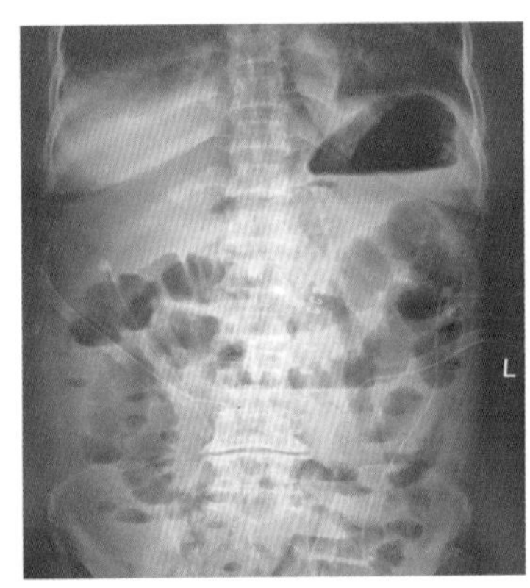


图 1-20　2018 年 4 月 12 日（操作前）腹平片

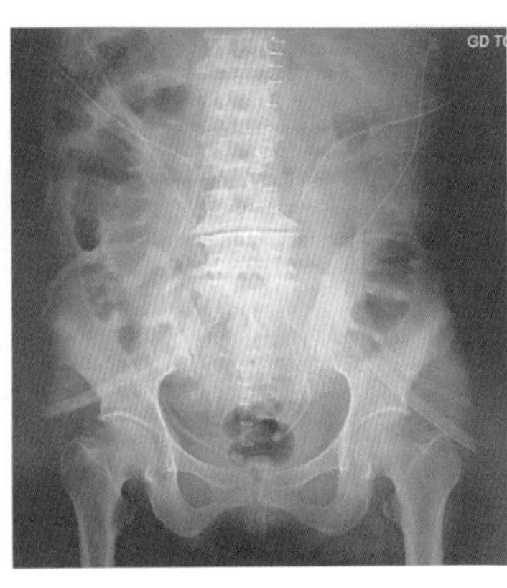

图 1-21　2018 年 4 月 14 日（操作 3 天后）腹平片

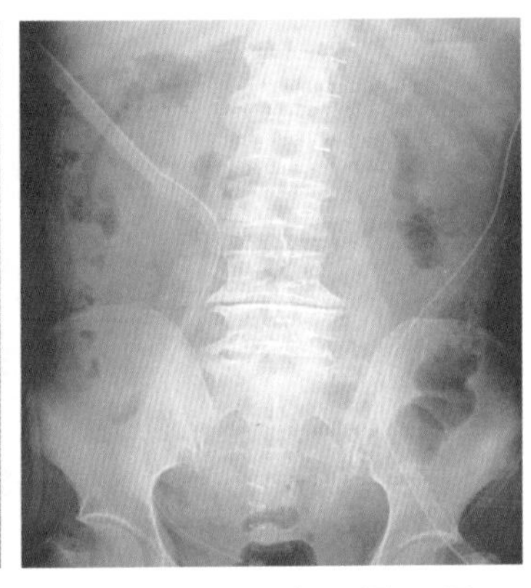

图 1-22　2018 年 4 月 18 日（操作 7 天后）腹平片

第一次火龙罐治疗：2018 年 4 月 12 日，患者腹胀恶心不适，全腹稍胀，腹部叩诊呈鼓音，听诊肠鸣音弱，予大火龙罐治疗及艾灸双涌泉。先协助患者取侧卧位，使患者处于舒适体位，然后于全背部及骶尾部熨罐，调动全身气血之后，着重走患者双肾俞、大肠俞、八髎，运用融点、摁、推、灸、刮痧于一体的手法，治疗 30 分钟，听诊患者肠鸣音 1 次 /min，夜间排金黄色稀烂便 1 次。

第二次火龙罐治疗：2018 年 4 月 13 日，予小火龙罐避开手术切口走腹部子宫带脉，神阙穴旋叩手法操作 30 分钟调节脏腑。治疗后，患者腹稍软，排气 2 次，排粪水样稀烂便 2 次，听诊肠鸣音 4 次 /min。

此后连续多次火龙罐治疗：2018 年 4 月 14 日至 18 日，继续加强大小火龙罐联合治疗，患者逐渐全腹软，每日可自主排气，排金黄色粪水样或稀烂便，听诊肠鸣音 3 ~ 4 次 /min。

## 【专家评述】

火龙罐由玄石与紫砂混合，依设计尺寸烧制而成。罐体内可容纳 3 根直径 3cm 的艾炷，罐口为不规则花瓣型结构，点燃艾炷后则成为真正的火罐，具有温经散寒、通经活络、调节脏腑、补益强身的作用。“火龙罐”和传统“火罐”不是一回事，而是集推拿、刮痧、艾灸于一体。独特的梅花瓣罐口设计，以梅花瓣为刮痧板和按摩齿旋转走罐；并以罐中三大艾炷为灸疗火源，充分发挥艾灸的远红外线的热辐射及近红外线的光、电磁波治疗作用，还有艾灸燃烧物的消炎抗氧化作用。旋转走罐完全摒除了传统刮痧疼痛难忍的不适，且在艾灸的作用下痧象即出即化，使活血化瘀、推陈出新一气呵成，治疗性和舒适性并存，且无副作用。

由于腹部手术本身的创伤、术中牵拉、腹腔暴露、麻醉等因素，导致术后易出现腹痛腹胀、腰痛不适，而让患者难受。一般在术后 48 ~ 72 小时整个肠道才恢复正常，开始排气或排便。如果超过 72 小时仍不能自主肛门排气，则会引起腹胀。重度腹胀不仅使患者感到极度不适，膈肌上升与运动受限还会导致呼吸困难，阻碍下腔静脉血液回流，影响患者术后康复及生活质量。术后短期局限性腰痛是麻醉和手术后常见的并发症，发生率一般为 6% ~ 30%，尤以妇科盆腔手术后更为多见。妇科术后腰痛的发生，与麻醉方式、手术方式、手术操作、手术体位及手术时间有关。麻醉后脊柱两侧肌肉松弛引起生理弯曲改变，长时间手术可引起棘间肌及棘间韧带过度牵拉，也会产生腰痛。

胃肠道系统功能性障碍从属于中医辨证理论中“肠结”“肠痹”范畴。中医认为，腹腔镜手术治疗后期，患者胃肠道处于积热状态，且腑气不畅、瘀血内阻，致使气机不通、肠体麻痹，引发胃肠道功能处于失调状态。经手术治疗后，患者胃肠道气滞，腹内气无法下行，以致腹胀如鼓，且常伴便秘症状；气机呈上逆趋势，伴有嗳气、恶心呕吐等表现。同时，术前患者因腹腔镜手术常产生紧张、焦虑等情绪，七情极易受损，加之手术伤正，易致气虚运化乏力、血液瘀滞。因而腹腔镜手术后，患者会出现胃肠道系统功能紊乱，与腑气不畅、升降忤逆、气血瘀滞等密切相关。

患者经历手术，年逾六旬，正气渐虚，气虚则无以行血，血行不畅，日久成瘀。气虚则见精神一般，脾虚则见纳一般，肾虚腰府失养则见腰痛。中医认为，“不荣则痛”，妇人以血为本，手术出血伤正。患者术前已有气血亏虚表现，血虚不得濡养，发为疼痛，且疼痛连绵。故术后腰痛多虚、多寒。“腰为肾之府”，肾之精气亏虚，则腰府失其濡养、温煦，故发为腰痛。患者术后离经之血溢于少腹，气滞血瘀，胞络不通，“不通则痛”，故术后腰痛呈夹瘀的特点。

针对术后腹痛腹胀、腰痛不适的症状，火龙罐灸刮治疗有机地整合了艾灸、刮痧、推拿、精油、磁疗等中医传统疗法的功效，事半功倍；操作方便，上手快，疗效佳，手法操作上刚柔并济，补泻兼施，患者舒适度佳，温度渗透性佳，患者接受及配合度高。

（陈静，周洪华，贺海霞）

## 十、术后腹胀腹痛——术后腹胀患者痛，腹针治疗腑气通

### 【治疗实录】

2020年上半年，对于所有人来说都是难忘的一段经历，伴随着新型冠状病毒肺炎疫情在全球的发展，大家的工作生活都受到不同程度的影响，而来自广东清远的温女士一家对疫情完全没有时间关注，因为她家的生活发生了重大变化。56岁的温女士平素身体健康，有一儿一女，均已成家，夫妻恩爱，和和美美的一家人为街坊邻居所羡慕。但是，年初因为反复少量阴道流血，在女儿的催促下，温女士到附近医院就诊，经过医生的一系列检查，结果让家人大吃一惊，温女士确诊为宫颈癌，急需治疗。一家人慌了神，在朋友的介绍下，慕名来到了广东省中医院大学城医院妇科。

住院后，经过一系列详细的检查评估，考虑温女士属于早期宫颈癌，可以手术治疗。经过详细沟通和充分术前准备，温女士接受了宫颈癌的根治性手术治疗，且手术过程非常顺利。本以为问题解决了，但就在温女士一家觉得一切向好的方向发展时，温女士却出现了腹胀、腹痛，痛起来一阵阵的，有时甚至痛出冷汗来。医生详细检查身体并行腹部X线检查，结果提示肠积气，考虑术后肠粘连，建议采用针灸治疗。温女士想到以前针灸的痛感体验连连摇头，谁说也不听。没办法，医生只能尝试其他方法。过了两三天，情况依然没有明显改善。在医生的再次建议下，温女士只好接受针灸治疗。考虑到她以前的不良体验，治疗团队为其应用了腹针疗法——一种无痛针灸治疗。

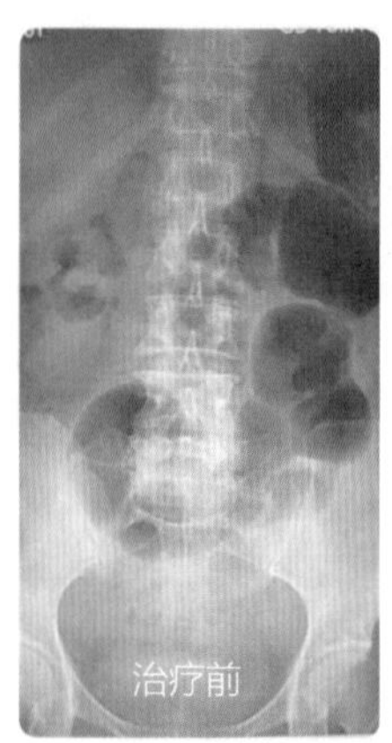


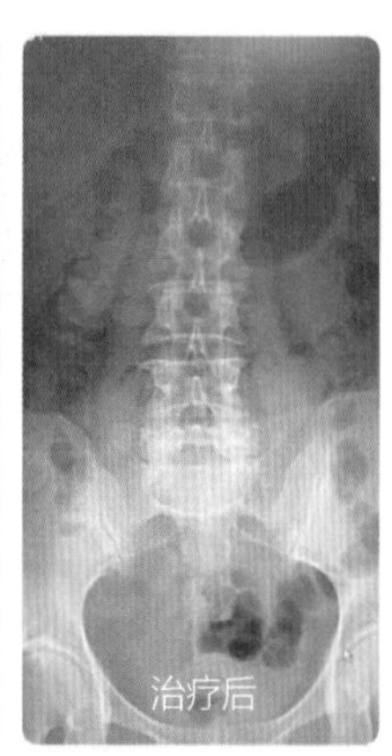


图1-23　治疗前后腹平片比较

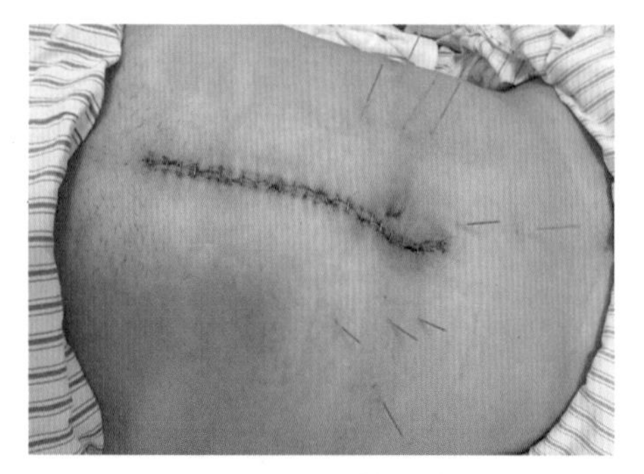

图1-24　腹针治疗

第一次针灸，为了避免温女士看到针具觉得紧张，医生为她戴上眼罩，但即使这样，温女士依然极度害怕，吓得全身僵硬。医生和她拉拉家常，聊聊能干的儿女和她可爱的孙子，说着说着温女士慢慢放松下来，只是感觉到肚皮上好像蚊子叮了几下。医生就告诉她："针已经扎好了，只需要闭上眼睛，放松下来，不用紧张，如果感觉困了也可以睡觉。"温女士慢慢感觉肚子里有股气在流动，肠子好像也慢慢在动了，而且没有痛感，感觉有点儿困，然后竟然真的慢慢睡着了。感觉没过多久，医生过来说，可以取针了。温女士没有任何不舒服的感觉，下午就觉得肛门排气次数增多，腹胀减轻了，腹痛程度也减弱了。第二天，没等医生查房，温女士主动走到办公室找医生说还要继续针灸。经过3天治疗，肚子不胀不痛了，大便正常，胃口也好，体温正常，自觉像是一个正常人了。复查腹部X线检查，结果完全正常了。温女士紧紧拉着主管医生的手说："之前总怕扎针痛，这个针不痛还管用，现在能吃能喝也不胀了，我也要介绍其他朋友过来看看。"（治疗前后腹平片及腹针治疗见图1-23、图1-24）

## 【诊疗经过】

温女士，56 岁，广东清远人，因“绝经 6 年，间断少量阴道流血 1 年”于 2020 年 4 月入住广东省中医院大学城医院妇科。既往无胃炎、胃溃疡等消化道疾病病史。否认家族中肿瘤病史。20 岁结婚，G4P2（顺产 1 子 1 女）A2（人工流产 2 次），已结扎。专科检查：全身浅表淋巴结未扪及肿大，腹部平软、未扪及肿物、无压痛、无反跳痛，肠鸣音正常。妇科检查：外阴正常，阴道通畅，少量暗褐色血污，宫颈萎缩，宫颈管 11 点处可见大小约 2cm × 2cm × 2.5cm 的赘生物、质脆、接触性出血明显，阴道穹黏膜光滑、质软，子宫后位、萎缩、质中、活动可、无压痛，双侧附件区未扪及异常包块、无压痛。三合诊：双侧宫旁组织软，未扪及结节感，无压痛，直肠黏膜光滑完整，退指后指套无血染。辅助检查：人乳头瘤病毒 HPV18 型阳性，其余均为阴性；液基薄层细胞学检查（TCT）未见上皮内病变或恶性细胞。神经元特异性烯醇化酶（NSE）17.2ng/ml，鳞癌相关抗原（SCC）、癌抗原 12-5（CA12-5）等结果正常。胃肠镜检查示慢性非萎缩性胃炎，降结肠局部黏膜慢性炎。宫颈肿物活检病理结果示宫颈恶性肿瘤，类型符合神经内分泌肿瘤（级别为 G3）。免疫组化：P16（+），ER（−），PR（10% 弱 +），GATA-3（−），CK7（+），CK20（−），Syn（+），CgA（+），KI67（70%+）。全腹部 + 胸部 CT 增强结果：宫颈前壁结节状异常强化灶，考虑宫颈癌可能；腹膜后未见增大淋巴结，双肺未见明显异常。颈部淋巴结彩超结果：双侧颈部淋巴结可显示（良性形态）。考虑宫颈神经内分泌癌Ⅰ $b_2$ 期。排除手术禁忌后，行经腹广泛全子宫切除 + 双附件切除 + 盆腔淋巴结清扫术，手术时间 170 分钟，术中出血 100ml。术后病理结果：宫颈呈术后改变，伴有部分肿瘤残留（单张切片深度约 3.5mm），肿瘤类型为神经内分泌肿瘤（NET G3），未见脉管内瘤栓，萎缩性子宫内膜，宫旁、阴道黏膜及残端均未见癌，卵巢、输卵管、盆腔淋巴结均未见癌。

围手术期联合使用三代头孢 + 奥硝唑预防性抗生素静脉用药，术后体温正常，查体无感染征象，术后 48 小时停用抗生素；患者血栓风险评分为 7 分，考虑为静脉血栓高危人群，术后 24 小时排除内出血可能后给予肢体气压物理治疗及皮下注射低分子肝素预防血栓形成；术后给予行气通腑中药口服及双侧足三里水针疗法，第 2 天患者肛门排气，第 3 天少量大便、质稀；患者术后活动较少，多次宣教后仍不积极下床活动以配合促进术后快速康复；术后第 4 天出现腹胀，阵发性腹痛，大便前尤其明显，无呕吐，大便后腹胀腹痛症状稍缓解，大便量不多、无腥臭味，有自主肛门排气，留置导尿管通畅，尿色清。查体：体温 36.8℃，腹部稍膨隆，腹部切口无红肿渗液，听诊肠鸣音约 2 ~ 3 次 /min，叩诊腹部鼓音，移动性浊音阴性，触诊全腹软，下腹轻压痛，无反跳痛。舌淡，苔白，脉细缓。辅助检查：白细胞计数 $8.78 \times 10^9$/L，中性粒细胞百分比 68%，C 反应蛋白 12.3mg/L，血钾 4.2mmol/L；腹部 X 线平片提示结肠及小肠积气，未见典型肠梗阻征象。考虑为术后粘连性腹痛。上午给予腹针治疗 1 次，晚上患者自觉腹胀腹痛症状明显改善。继续腹针治疗，每天 1 次。连续治疗 3 天后，患者症状完全消失，复查腹平片结果正常。术后 1 周，顺利拔除导尿管，B 超测膀胱残余尿约 20ml。术后考虑宫颈神经内分泌肿瘤，给予患者以 EP 方案（VP16+ 顺铂）化疗为主联合放疗的补充治疗方案。患者化疗期间无明显恶心呕吐，胃纳好，二便调。

## 【专家评述】

### （一）术后腹胀

#### 1. 病名

（1）中医病名：腹胀病名最早出自《灵枢·水胀》（“鼓胀何如？岐伯曰：腹胀身皆大，大与肤胀等也，色苍黄，腹筋起，此其候也”），详尽论述见于《诸病源候论·腹痛病诸候·腹胀候》（“腹胀者，由阳气外虚、阴气内积故也。阳气外虚，受风冷邪气；风冷，阴气也。冷积于腑脏之间不散，与脾气相拥，虚则胀，故腹满而气微喘”）。腹胀病位在胃肠，其发生与脾胃密切相关。脾胃同居中焦，为气机升降之枢纽。若脾胃虚弱，运化失职，湿阻气滞，则可致腹胀。

（2）西医病名：西医学中，术后腹胀主要是一个症状描述，没有唯一对应的疾病名称。若出现腹胀，目前尚无特殊评价指标，多采用视觉模拟评分法从患者主观感受来评价。

#### 2. 病因病机

（1）中医病因病机：中医认为，术后腹胀属于“金刃所伤”范畴。腹部手术后，脉络损伤，气血瘀滞，津液亏损，气血亏虚，脾胃功能失调，致大肠传导功能失司，气机津液塞滞而腹胀、腹痛。对于恶性肿瘤患者，正气亏虚，加之术后更伤正气，故应属虚实夹杂证；急则治其标，应理气活血通腑。通腑为治疗大法。六腑以降为顺、以通为用，故治以行气通腑、降逆除胀之法，使气机流畅、肠鸣转气、便通胀消。

（2）西医病因：具体原因尚不能明确，但根据不同时期出现腹胀，考虑与以下因素有关。术后早期腹胀，是由于术中刺激腹膜以及麻醉作用，使胃肠蠕动受到抑制所致。一旦胃肠道蠕动恢复，即可自行缓解。如术后持续性腹胀且长时间未排气，则可能是由于腹膜炎或其他原因导致的肠麻痹；如伴有阵发性绞痛、肠鸣音亢进，多由于肠粘连或其他原因引起的机械性肠梗阻所致。肠粘连主要指肠管与肠管之间、肠管与腹膜之间、肠管与腹腔内脏器之间发生的异常黏附。严重腹胀可以使膈肌升高，影响呼吸功能，也可以使下腔静脉受压，影响血液回流，且对胃肠吻合口和腹壁切口愈合也有影响，需及时处理。

**3. 诊断** 目前，对于诊断腹胀尚无明确标准，而对于粘连性腹痛腹胀则可参考以下标准：腹腔术后出现腹部手术区周围隐痛、胀痛、“窜气样”疼痛，腹痛呈阵发性，食欲因腹痛而减少，肛门排气后疼痛缓解；腹软、压痛，无反跳痛，无肠型及蠕动波；听诊肠鸣音活跃，无气过水声或金属音；腹部X线透视或摄片可见肠管胀气扩张，无肠阶梯状液平面。而对于术后腹胀的临床诊断也可以参考以下标准：①有明确手术诱因，尤其是腹部手术病史。②患者出现腹胀和/或腹痛表现，可以伴随或不伴随排气排便消失等。③查体：腹部膨隆，听诊肠鸣音亢进或减弱，叩诊腹部鼓音。④辅助检查：腹部X线平片检查提示肠积气甚至不全或是完全性肠梗阻；同时可以完善血常规、C反应蛋白、降钙素原、血钾等检查，分析其产生的原因。

#### 4. 治疗

（1）西医治疗：目前，对于肠粘连引起的腹胀主要是预防为主，通过术中给予液体或固体或化学制剂，目的是将手术部位与腹膜隔离，形成屏障，减少粘连的发生。对于术后出现肠粘连临床症状，目前尚无十分明确的治疗，西医治疗仅限于术后早期下床活动，尽快恢复胃肠功能等一些笼统的提法；或是在术后患者出现临床症状后进行对症用药，持续胃肠减压，留置肛管，以及高渗溶液低压灌肠等。如为非胃肠道手术，可以应用促进肠蠕动的药物，常用山莨菪碱（654-2）、溴丙胺太林片等进行解痉止痛，缓一时之急，但此法会影响肠道蠕动功能，甚至进一步引发粘连性肠梗阻，严重者需要重新手术。

（2）中医治疗：多采用辨证给药予以治疗。李杲首倡脾胃学说，所论脾胃病的致病原因，如饮食不节、劳役过度、喜怒郁恐，皆与腹胀的产生有关。如《兰室秘藏·中满腹胀门·中满腹胀论》说："脾湿有余，腹满食不化。""风寒有余之邪，自表传里，寒变为热，而作胃实腹满。""亦有膏粱之人，湿热郁于内而成胀满者。"《兰室秘藏·中满腹胀门·诸腹胀大皆属于热论》说："或多食寒凉，及脾胃久虚之人，胃中寒则胀满。或脏寒生满病。"《脾胃论·饮食劳倦所伤始为热中论》说："内伤脾胃，乃伤其气……伤其内为不足，不足者补之。"以上论述，不仅进一步补充完善了腹胀产生的病因除寒邪伤脾、饮食内伤外，尚有脾湿、寒热互化壅滞中焦、脾胃内伤、元气不足所产生的腹胀，并根据不同病因产生的腹胀提出了异功散、枳术丸、橘皮枳术丸等著名的健脾消滞方。对元气不足，脾胃内伤之腹胀，更提出了益气升阳、调补脾胃的著名方剂补中益气汤，一直沿用至今。腹胀一症，在中医看来有实有虚。实者，腹坚硬，拒按而痛，舌苔黄腻或滑腻；虚者，腹虽胀，而按之柔软，且喜按压，按下去也不作痛，舌有薄白苔。而手术后腹胀常见肚腹胀满，不思饮食，口淡无味，伴嗳气恶心，大便少，舌苔白腻，脉细缓。此乃术后脾胃功能未复，湿邪内阻，健运失常，清气不升，浊气不降所致。治宜燥湿运脾，行气消胀。目前有学者总结，腹胀的主要证型包括肝脾气滞型、肝郁脾虚型、腑气不降型、脾胃虚弱型、脾阳虚型等，分别给予疏肝理气宽中、疏肝健脾、行气通腑、补脾益气、温中健脾等对应中药汤剂或中成药口服。对于寒热错杂、虚实夹杂的病人，要充分辨证，抓住主要症状，给予相应药物尽快缓解症状。

## （二）中医特色疗法的简单总结

针对术后腹胀，中医特色疗法种类繁多，如穴位贴敷、中药封包熨烫、针灸、足三里水针、红外线照射、储药罐、穴位埋线、中药保留灌肠等疗法。本例患者使用的腹针疗法，理论基础来源于薄智云总结归纳的"神阙布气假说"。薄智云认为，以神阙为轴心的腹部不仅有一个已知的与全身气血运行相关的循环系统，而且还有一个被人们所忽视的全身高级调控系统。结合现代科学知识——全息理论，薄智云认为，腹部存在着与人体各部位相关的信息，由此提出先天经络和神龟图学说。腹针疗法是一种在腹部进行针刺的治疗方法，具有起效快速、针刺无痛、安全无害等特点，在临床运用广泛。

腹针以神阙为中心。中脘为八会穴之腑会，任脉、手太阳小肠经、足阳明胃经交会穴。中脘、下脘均属胃脘，两穴有理中焦、调升降的作用，可调理脾胃，且因手太阴肺经起于中焦，故兼有主肺气肃降之功能；气海为气之海，关元是小肠募穴，有培肾固本、补气回阳之功。肾主先天元气，中脘、下脘、气海、关元 4 穴组成腹针常见处方"引气归元"，含有"以后天养先天"之意，主要功效为治心肺、调脾胃、补肝肾。天枢是足阳明胃经的经穴，为大肠之募穴；大横是足太阴脾经的经穴，可调整脾脏功能，祛湿健脾；"脾主升，胃主降"，两穴配合，具有调整脾胃气机升降的功能。下风湿点为腹针特有穴位。腹针八廓取穴左下风湿点主大肠和肺，右下风湿点主肝与上焦，临床上对于患侧腹痛明显者具有缓解疼痛作用。滑肉门、外陵均为足阳明胃经的穴位。两侧滑肉门、外陵共 4

个穴位，具有通调气血、疏理经气，使气血上输下达的作用，可引脏腑之气向全身布散，故称“腹四关”，与“引气归元”合用时，兼有通腑之妙。广东省中医院大学城医院妇科近年来应用腹针治疗术后患者出现腹胀腹痛等肠粘连症状，积累了丰富的临床经验，并优化了腹针针灸处方，在临床收到良好效果。我们根据不同手术入路拟定了不同的针刺处方：如果是经腹手术的，考虑患者下腹正中有纵行切口，处方多拟为中脘、下脘、双侧天枢、双侧大横；如果是腹腔镜手术的，处方多拟为中脘、下脘、气海、关元、双侧滑肉门、双侧外陵、双侧天枢、双侧大横；若一侧下腹痛明显，可加患侧的下风湿点。相当一部分妇科患者对针灸痛感存在恐惧，尤其是肿瘤患者，由于疾病本身以及一系列有明显不适感觉的治疗如手术、化疗、放疗等，均增加了对针灸治疗的抗拒，而腹针疗法因针具较细，且有套管便于快速进针，患者无痛，感觉体验良好，操作流程规范，处方相对较固定，便于掌握，更适合在妇科临床开展。

## 【腹针相关基础知识】

### （一）腹针理论基础

腹针理论认为，人之先天，从无形的精气到胚胎的形成，完全依赖于神阙系统。因此，神阙系统是形成于胚胎期的人体调控系统，是人体最早的调控系统和经络系统的母系统，具有向全身输布气血的功能与对机体宏观调控的作用。由于腹部解剖结构上的特点，在神阙系统形成的过程中，逐渐分解为两个截然不同的调节系统，一个位于腹壁的浅层，对全身的功能起着调控作用，通常称外周系统；另一个位于腹壁的深层，对内脏的功能起着调节作用，也称内脏系统。这两个系统互为影响，对全身起着调控作用。薄智云发现，腹部经络是一个多层次的空间结构，人体在腹部的全息影像酷似一个伏在前腹壁的神龟，神龟颈部从两个商曲穴处伸出，其头部伏于中脘穴上下，尾部从两个气旁穴处向下延伸而终于关元穴附近，其前肢分别由滑肉门引出，在上风湿点屈曲，止于上风湿外点，其后肢由外陵穴向外伸展，止于下风湿点。这一影像分布于腹壁的浅层，构成了神阙调控系统中外周调节系统的主体。

### （二）腹针疗法操作的基本要求

腹针疗法遵循“处方标准化、操作规范化、辨证条理化”的针灸发展新思路，为腹针疗法的普及和发展奠定了技术基础，使腹针疗法操作的可重复性大大提高，任何医师经过严格培训都能够很好地掌握。腹针疗法中，每个穴位都是在体表的标准定位点，每个穴位都具有一定的相对特异性，任何一个穴位都是已知的定位点，而绝不是任意点。因此，准确的定位取穴和对每个腹部穴位的穴性进行了解是学习腹针的基础，必须严格执行腹针的定位标准和操作规范。

### （三）腹针疗法的腹部取穴方法

腹部取穴方法分为比例寸取穴法和水平线测量法，目前临床应用时将两者结合起来。①上腹部中庭穴至神阙穴两个穴位点之间的水平线上的直线距离为 8 寸。②下腹部神阙穴至曲骨穴两个穴位点之间的水平线上的直线距离为 5 寸。③侧腹部从神阙经过天枢穴至侧腹部的腋中线之间的水平线上的直线距离为 6 寸。这种方法是排除人体因为胖瘦形成的个体差异而采取的取穴方法。

任脉的定位：任脉位于腹白线的下方，是否能够准确地对任脉的位置进行判断是影响正确取穴的主要因素。分辨任脉的定位有两种方法：一是观察毛孔的走向，二是分辨任脉的色素沉着。

### （四）术后腹胀腹痛常用治疗穴位的定位

（1）中脘——神阙穴上 4 寸的任脉上。
（2）下脘——神阙穴上 2 寸的任脉上。
（3）神阙——脐之正中。
（4）气海——神阙穴下 1.5 寸的任脉上。
（5）关元——神阙穴下 3 寸的任脉上。
（6）天枢——脐正中旁开 2 寸处。
（7）大横——脐正中旁开 4 寸处。
（8）滑肉门——神阙穴上 1 寸、任脉旁开 2 寸处。
（9）外陵——神阙穴下 1 寸、任脉旁开 2 寸处。
（10）下风湿点——外陵穴下 5 分、外 5 分处。
（11）商曲——神阙上 2 寸、任脉旁开 5 分处。

### （五）腹针疗法的进针深度

腹壁层较厚，针刺时不仅疼痛程度轻而且便于施术。由于在腹壁的不同层面分布着腹部的不同经络系统，因此，针刺的深度会影响不同的腹部经络系统。腹针疗法提出“疾病有浮沉，针刺有浅深”，要求针刺的深度必须根据疾病的病位进行判定：疾病的病位深应当针刺得深，疾病的病位浅应当针刺得浅，根据疾病发生的病位来决定针刺的深浅。一般来讲，浅刺的深度在皮肤，中刺的深度在脂肪层，深刺的深度在肌肉层。

（孙艳梅）

## 十一、术后盆腔痛——盆腔疼痛药难济，会阴针刺见效奇

### 【治疗实录】

2019 年 10 月 24 日下午，正好是主任专科门诊时间，跟往常一样，很多病人早早就守在诊室门外等着让主任加号。冲在最前面的，是一中年女性，略显瘦弱的身躯，看着脸生，抵挡着后面人群的推挤，委屈地跟主任说：“主任，我之前卵巢癌在其他医院做了 2 次手术，做完手术下面连到屁股还是疼，西医院的医生说这是手术后正常的反应，没得治疗，但我就是难受，所以想找主任帮忙看看中医能不能治得好。”

在详细了解患者的病史后知道，原来患者为卵巢透明细胞癌Ⅲ c 期行全面分期手术及 6 程化疗结束后半年发现肿瘤复发，再次行肿瘤细胞减灭术及化疗，目前复查指标都正常，但术后开始出现肛门周围疼痛及下腹下坠感。最后在主任门诊，通过辨证中药内服及会阴针刺、切脉针灸等治疗后，患者肛门疼痛等症状消失。目前，患者仍坚持在门诊一边复查，一边中药调理巩固，暂未发现肿瘤复发。

【诊疗经过】

李女士，46岁，广州本地居民，2018年5月因卵巢癌于广州市番禺区何贤纪念医院行全子宫切除术＋双侧附件切除术＋大网膜切除术＋盆腔淋巴结清扫术。术后病理提示左侧卵巢透明细胞癌，部分为子宫内膜样腺癌，右侧附件、子宫后壁浆膜面、双侧宫旁组织、大网膜受侵；淋巴结未见转移，术后分期为Ⅲc期。2018年5月至9月行6程TC方案化疗，肿瘤标志物降至正常。2019年3月复查CA12-5为107.2U/ml；全身PET-CT示肝包膜下多发结节，考虑转移，双侧髂外血管旁及双腹股沟多个小淋巴结，代谢未见明显异常。2019年4月于中山大学肿瘤防治中心行开腹探查，行膈肌肿物切除＋腹腔肿瘤切除＋膈肌修补术。术后病理：符合卵巢透明细胞癌转移；腹腔肿物：淋巴结1枚，见透明细胞癌转移。术后予多美素（盐酸多柔比星脂质体注射液）单药化疗6程后，肿瘤标志物已降至正常，末次化疗时间为2019年9月3日。2019年9月25日复查CA12-5为8.3U/ml；10月5日全腹部CT平扫及增强未见明确肿瘤残留征象；肝S6、7结节，考虑血管瘤可能。患者2019年4月后开始出现肛门疼痛，下腹下坠感，排便正常。

首诊：2019年10月24日。患者诉肛门疼痛，下腹下坠感，时有大便血丝，无腹痛，无发热，纳眠可，二便调，舌质暗，苔白，脉弦细。予会阴针刺治疗及中药辨证内服。

处方：柴胡15g，黄芩10g，党参15g，法半夏15g，炙甘草15g，大枣15g，云苓30g，薏苡仁30g，丹参15g，僵蚕15g，炒麦芽30g，炒稻芽30g，五指毛桃30g，千斤拔15g，鸡血藤30g，红花5g，川芎10g，地榆15g。

方义：王三虎教授认为，卵巢癌以腹水、腹痛、便秘、尿少等三焦水道不利的表现为主，因此方中用小柴胡汤疏利三焦气机；手术及化疗药损伤脾胃，中焦运化不利，用云苓、薏苡仁健脾渗湿；五指毛桃健脾行气利水；炒麦芽、炒稻芽健脾行气消胀，有抗肿瘤作用；手术损伤脉络，瘀血停留，用丹参、红花、川芎活血化瘀，鸡血藤补血活血，僵蚕祛风化痰散结，千斤拔可补气血、祛风利湿消瘀，地榆凉血止血。全方共达健脾渗湿、行气化瘀、疏利三焦之效。

二诊：2019年11月4日。患者肛门疼痛消失，无便血，偶有下腹坠胀感，舌质暗，苔薄白，脉细。再次予会阴针刺巩固，配合中药内服，上方去地榆续服。

三诊：2019年11月12日。患者下腹坠胀感消失，亦无肛门疼痛，纳眠、二便均正常。继续门诊予切脉针灸及中药内服调理巩固、预防肿瘤复发。

【专家评述】

慢性盆腔痛（chronic pelvic pain，CPP）是指由各种原因导致的骨盆及其周围组织疼痛，持续时间大于6个月，疼痛可位于脐以下的任何脏器，严重影响患者生活质量。CPP的病因复杂，可涉及多个系统。CPP主要包括妇科疾病（如子宫内膜异位症、慢性盆腔炎）所致疼痛，或盆腔手术后感染、粘连等导致的继发性盆腔疼痛及原发性功能性躯体疼痛。在临床治疗中，前者更为多见，病情缠绵难愈。本病病理为妇女盆腔组织改变，或有广泛粘连、增生及瘢痕，血液运行较差。西药治疗多予抗炎、止痛、解痉、抗抑郁等，但病情易反复，疗效欠佳。

本病属于中医学“妇人腹痛”范畴。妇人腹痛乃妇科常见杂病之一，最早见于《金匮要略·妇人杂病脉证并治》（“妇人六十二种风，及腹中血气刺痛，红蓝花酒主之”），定义为非因妊娠、产后疾病所引起之下腹部疼痛。中医古籍文献中并没有“盆腔炎”“妇人腹痛”等病名。本病主要临床表现为少腹疼痛、腰骶酸痛、带下异常、月经失调等。依据上述症状，古代对本病的记录散见于“腹痛”“腹胀”“妇人腹中痛”“月经不调”“腰痛”“癥瘕”等多种症状描述或疾病之论述中。

中医药治疗妇人腹痛有着明显优势及特色，在辨证论治的前提下同时辅以多种治疗办法，内外合治、综合治疗以取得临床最佳疗效。

中药辨证：中医认为，本病病情缠绵，多有瘀血内阻，正气受损，临床常见寒热错综、虚实夹杂之证，治疗上宜根据不同证型辨证施治。临床常见证型有湿热瘀阻、气滞血瘀、寒湿凝滞、脾虚湿瘀互结等，根据患者情况病症结合，辨证施治。湿热瘀阻型，治宜清热利湿、化瘀止痛，方选止带方或大黄牡丹汤加减。气滞血瘀型，治宜活血化瘀、理气止痛，方选膈下逐瘀汤加减。寒湿凝滞型，治宜散寒除湿、化瘀止痛，方选少腹逐瘀汤加减。脾虚湿瘀互结者，治宜益气健脾、化瘀利湿止痛，方选理冲汤或完带汤加减。在治疗时注意“久病多瘀”“久病多虚”的特点。妇人腹痛患者，无论哪一种证型，多有瘀滞存在，故治疗上多选用丹参、赤芍、桃仁等活血化瘀药。病情缠绵者，多有体虚表现，故临床上选用茯苓、白术、山药、五指毛桃等健脾中药以增强体质。

中药外治法：除辨证内服中药外，还常常以中药保留灌肠、热敷、离子透入等方法综合治疗，以提高疗效。常用外治法有：①四黄水蜜外敷：用四黄散（广东省中医院院内制剂，含大黄、黄芩、黄柏、黄连）适量，加温开水拌匀搅成饼状，表面涂以蜂蜜，用纱布绷带包好外敷下腹部，每日 1～2 次，10 次为 1 个疗程，非妊娠期可连续应用，月经期暂停，适用于各证型患者。②复方毛冬青灌肠液（广东省中医院院内制剂，含毛冬青、大黄、黄芪、莪术等）保留灌肠：取药液 100ml 保留灌肠，每日 1 次，10 次为 1 个疗程，可连续应用，月经期暂停，有清热活血止痛之效。③四子散外敷：白芥子、紫苏子、莱菔子、吴茱萸等份，加粗盐混合炒热后装袋内热敷，适用于阳虚体寒者。

针灸：具有调和气血阴阳、调整脏腑功能、疏通经络的作用。人体气血运行因通而不瘀，通则不痛。近年来，针刺疗法在盆腔疾病中的应用广泛，并取得良好的临床疗效。大量临床试验表明，针灸可快速改善患者临床症状，提高生活质量，同时可调节盆腔疾病患者的免疫功能状态，增强全身及局部免疫力。清代徐灵胎《医学源流论》言：“凡治妇人，必先明冲任之脉。”冲任损伤是妇科疾病的核心。任脉走行下出会阴，经阴阜，沿胸腹正中总任诸阴，为“阴脉之海”。会阴穴为任脉第一经穴，且任、督、冲三脉皆起于胞中而出于会阴，可见会阴乃同出三经之穴，因此针刺会阴穴可一穴贯三经；加之解剖结构特殊，穴位深部毗邻许多重要生殖器官及肛门结构，故其主治作用广泛，特别对生殖器疾病的治疗作用佳。有学者研究发现，会阴针刺后可以消除局部无菌性炎症，产生软组织松弛效应，减轻或消除神经卡压和刺激，从而缓解盆腔痛的症状。

上述患者术后出现肛门疼痛，属于慢性盆腔疼痛的一种。我们经过 2 次会阴针刺治疗，配合中药辨证内服，达到“立竿见影”的效果，缓解了患者症状，大大改善了患者的生活质量。慢性盆腔痛患者病情冗长、发作反复、难以忍受，给患者的经济及精神带来重重压力。我们希望通过中医的办法去改善、解决患者的痛苦，而会阴针刺不失为一种临床与理论相结合的治疗方法。同时，应加强解除患者思想顾虑，增强治疗的信心，增加营养，锻炼身体，注意劳逸结合，提高机体抵抗力。

综上可见，会阴针刺在缓解患者盆腔痛等临床症状、提高生活质量方面具有值得肯定的治疗效果，又同时兼备简便廉验、操作安全、易于推广的特点，因此，在改善诸多导致妇人腹痛的疾病中具有相当优势。这同时也是我们的初衷所在，即通过发挥中医特色优势，综合治疗，最大程度解决病人的痛苦、临床的困惑。

（朱秀君）

## 十二、术后尿潴留——小便难解亦堪忧，穴位埋线效优好

### 【治疗实录】

2020年3月的一个下午，一位精神疲惫、穿着精致的女士，带着满面愁苦焦虑，步入了妇科肿瘤专科的诊室。这位61岁的患者，虽然3个月前已行宫颈癌根治术，切除了病灶，但她却觉得术后的自己承受了更多的痛苦，一切只因术后小便难解。从2019年11月底术后留置1个多月的导尿管，让她觉得生活十分不便，拔除导尿管后，自觉尿意仍不明显，于当地坚持行盆底康复治疗，效果不显，仍需清洁间歇导尿。考虑患者术后已经超过3个月，膀胱功能恢复已过了黄金时段，遂予中药辨证论治加穴位埋线、切脉针灸、会阴针刺、八髎挑治等特色疗法治疗，小便情况获明显改善，生存质量亦得以提高，让患者重拾信心。（穴位埋线用物见图1-25）

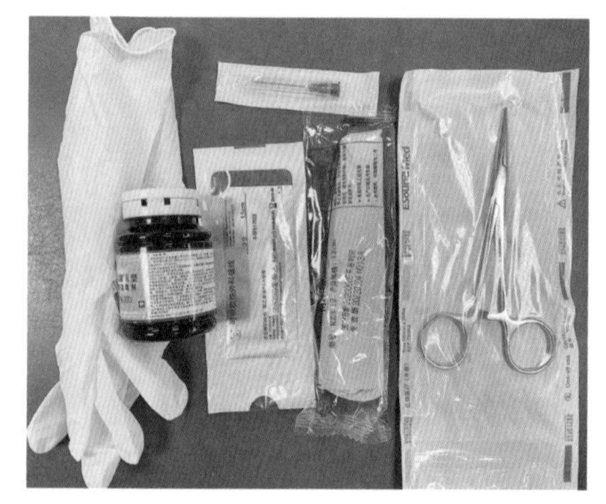

图1-25　穴位埋线用物

### 【诊疗经过】

初诊：2020年3月2日。林女士，61岁，祖籍广东，已婚已育，长期居住在深圳，因“宫颈癌根治术后3个月，小便排出不畅3个月”就诊于我院。2019年11月28日于中山大学附属肿瘤医院行腹式宫颈癌根治术。术后病理：结合免疫组化结果符合宫颈普通型腺癌，累及宫颈深肌层（>1/2肌层），阴道穹及阴道壁肌层未见明确脉管内癌栓及神经束侵犯。免疫组化：CK7（+），CEA（+），P16（+），P53（10%+），ER（5%弱+），PR（5%弱+），Vim（-），$CDX_2$（-）。诊断为宫颈腺癌。患者拒绝术后补充放化疗。术后予留置导尿管月余，拔除导尿管后至今小便排出不畅，诉尿意不明显、淋沥不尽，每次小便量少，约20～80ml，小便次数多，仍需清洁间歇导尿以协助排尿，平素自汗多，纳眠可，大便调，舌淡暗，苔白，脉细。西医诊断：①术后尿潴留；②宫颈恶性肿瘤（腺癌）术后。中医诊断：①癃闭（阳虚水泛，气化不利）；②子宫颈癌术后。治以疏利气机，温阳利水。中药处方予小柴胡汤合五苓散加减。方药：柴胡20g，黄芩10g，人参15g，法半夏15g，炙甘草15g，大枣15g，茯苓30g，猪苓15g，泽泻15g，白术15g，生姜15g，鸡血藤30g，五爪龙30g，茜草15g，千斤拔15g，海螵蛸30g。水煎服，共7剂。并予会阴针刺调整盆底肌群紧张度，穴位埋线促进膀胱气化。取穴如下：肾俞、膀胱俞、中脘、双侧天枢、双侧三阴交、双侧足三里。

二诊：3月12日。诉经治疗后现可自行排尿100～200ml/次，总尿量约1 500～

2 000ml/d，大便调，舌脉同前。中药效不更方，再服7剂，继续会阴针刺、穴位埋线，并予切脉针灸补益全身气血、调整脏腑功能。

三诊：3月26日。诉小便情况较前明显改善，可自觉尿意，可自行排尿100～300ml/次，总尿量约1 500～2 000ml/d，出汗情况亦较前明显好转，纳可，眠一般，大便调，舌脉同前。中药原方去海螵蛸收涩，加合欢皮15g养血安神，桂枝10g温通、加强气化之力，予穴位埋线+八髎挑治疏利膀胱经，切脉针灸通调气血。

四诊：4月20日。小便情况改善基本同前，已无须导尿协助排尿，余无不适，辨证同前。治以疏利气机，健脾补气；予补中益气汤加减疏利气机，因三焦失和先调中之理，故加强培固后天之本。处方：人参10g，黄芩15g，柴胡10g，炙甘草5g，当归10g，土炒白术15g，茯苓30g，升麻5g，陈皮15g，海蛤壳30g（先煎）。水煎服，共7剂。予八髎挑治疏通膀胱气机，续予穴位埋线治疗促进膀胱功能。间隔4个月患者未再就诊，至9月初患者因下肢水肿复诊，诉膀胱功能已全恢复，遂仅予刺络放血对症治疗，后水肿缓解。

## 【专家评述】

关于尿潴留的定义，现尚无公认标准，若患者无法在膀胱充盈时自行排空膀胱则诊断为尿潴留。一些研究用纯粹的临床症状来诊断术后尿潴留，如患者自觉膀胱胀满不适，或依靠超声来确认诊断。现多认为，术后尿潴留是指手术后15天以上仍不能自主排尿，或虽能自主排尿，但测定膀胱内残余尿≥100ml的术后并发症。在妇科疾病中，术后尿潴留是需要高度警惕的术后并发症之一，其中在接受盆腔器官脱垂或尿失禁手术后的发生率最高，其次为接受宫颈癌根治性手术后的患者，无论是腹腔镜下或者是腹式广泛子宫切除术后，都可因膀胱功能紊乱而导致尿潴留，国内报道发生率约为17.6%～47.5%。而患者因不能恢复自主排尿，长期留置导尿管，带来许多不利影响，如留置导尿管带来的不便与不适感、术后恢复时间延长、住院时间增加及导尿管相关感染，且妇科手术后长期留置导尿管会增加菌尿和尿路感染的风险，所以如何防治术后尿潴留、提高生活质量、减轻患者痛苦，日渐成为妇科肿瘤医生需关注的焦点。术后尿潴留现无明确病因，但多认为与下述因素相关，如手术创伤、麻醉、年龄及留置导尿管时间等。除此之外，尿潴留治疗标准尚未统一，除了留置导尿管、间歇性导尿等常规治疗，还有物理治疗、中医治疗等报道。

尿潴留属中医“癃闭”范畴。《素问・宣明五气》指出“膀胱不利为癃”，指出本病病位在膀胱。现多认为，本病多因手术打击损伤气血、膀胱气化功能障碍所致，病机关键为脾肾受损、气血虚弱、膀胱气化功能失常；治疗上应益气养血、温补脾肾、升清降浊，使小便通畅，膀胱气化功能恢复。

本例患者从2019年11月底手术后即有排尿困难表现，拔除导尿管后亦需清洁间歇导尿协助，病情顽固反复，影响日常生活。结合患者症状、舌脉，四诊合参，辨证属阳虚水泛、气化不利，虽病久多有顽邪胶结，但当前尤以膀胱气化功能障碍为主，因此临证时需先以助膀胱气化、通利小便为要，后再随证调治。因此，中药方面先予小柴胡汤合五苓散疏利气机，温阳利水。《黄帝内经》言“深内而久留之”，以治顽疾。考虑传统针灸留针时间短，不足以“深内而久留之”，遂予穴位埋线治疗。此例取穴以补益为主，给机体、经络持续刺激以增强膀胱气化功能，配合会阴针刺调节盆底肌群。遂患者一诊后排尿情况即得改善。考虑患者气虚不固，自汗多、素体偏虚，为改善患者全身气血状态，二诊、三诊加用切脉针灸增强补益、调整全身气血；四诊续予穴位埋线，配合八髎挑刺以疏利膀胱经气机。经治疗后，患者可自觉尿意、自解小便，症状明显减轻。

术后尿潴留是一项医患共同面对的难题，无明确诊断标准，亦无公认有效的治疗方式。现有许多临床研究证明，针刺治疗术后尿潴留的疗效确切。据报道，可能存在的机制有针灸能够调节支配膀胱尿道的中枢神经和周围神经的兴奋性与抑制性、降低或升高膀胱内压力等。中医特色疗法在术后尿潴留的防治中有着明显优势，其中针灸发挥着重要的作用，而穴位埋线作为一种现代针灸疗法，可以弥补传统针灸针刺时间短、疗效不巩固、易复发的缺点，通过无菌操作，灵活掌握其适应证与禁忌证，疗效更为持久卓越，操作方法简便，在临床更易推广。

广东省中医院大学城医院妇科为中医妇科特色疗法集散地，中医传统疗法氛围浓厚，而针对妇科肿瘤术后尿潴留的防治，科室已逐渐形成一定的规范。妇科患者接受宫颈癌根治手术后，需留置导尿管，但在此期间，我们可通过多种方法来促进膀胱功能的恢复，防治术后尿潴留的发生发展。①术后 24 小时内：予穴位埋线，需根据腹部有无手术切口而调整穴位。若下腹正中穴位有切口，取双肾俞、膀胱俞、中脘、双天枢、双三阴交、双足三里；若下腹正中穴位无切口，取中脘、双天枢、气海、关元、中极、双足三里、双阴陵泉、双三阴交。②拔除导尿管前 3 天：予中药口服五苓散以温阳化气利水，口服哈乐（盐酸坦索罗辛缓释胶囊）0.2mg、每天 1 次，以改善排尿障碍，配合膀胱功能锻炼，即白天夹闭导尿管，有尿意后随时放尿记量，若无尿意至少每 2 小时放尿 1 次，夜间保持导尿管开放。③拔除导尿管当天：经膀胱功能锻炼后，视患者是否有尿意及每次放尿时尿量情况伺机拔除导尿管，一般在上午拔除前 30 分钟予甲硫酸新斯的明注射液 1mg 穴位注射于双侧三阴交，其间注意观察患者有无腹胀等不适，自行排尿 2 ~ 3 次后行膀胱残余尿 B 超检查，时间一般选择在下午，若测定残余尿 > 100ml，则考虑术后尿潴留，100 ~ 300ml 经观察仍排尿困难则予重插导尿管，≥ 300ml 则立即重插导尿管。④尿潴留患者，若残余尿约为 100 ~ 200ml，则予会阴针刺、穴位埋线、八髎挑治、中西药内服等，次日复查残余尿；若残余尿≥ 300ml 则重新留置导尿管，同时加用中西医治疗，4 ~ 7 天后重新尝试锻炼膀胱功能、拔除导尿管；若残余尿量约 200 ~ 300ml，则在中西医保守治疗基础上，根据实际情况决定是否重置导尿管。拔除导尿管 2 ~ 3 次不成功时，则建议在中医中药治疗基础上改用清洁间歇导尿。将可选择方法简介如下：①穴位埋线：详见第二章第十九节；②会阴针刺：针刺会阴穴，调节局部气机，调整盆底肌群；③八髎挑治：操作前嘱患者取俯卧位，在八髎区域寻找阳性点，三棱针挑刺对应穴位，要求挑断皮下白色纤维组织，操作期间注意询问患者反应，若患者难以耐受疼痛，可予局麻后操作；④切脉针灸：通过感受人体上中下四部脉的变化，辨患者上下阴阳的状况，据脉施针，以求脉象有力平稳、通调上下，以达阴阳平衡；⑤中药内服：中药汤剂辨证内服以祛除病因，扶顾阳气，所谓“正气存内，邪不可干”是也。据临床观察，通过以上一系列综合疗法的及时应用，多可有效降低术后尿潴留的发生率，并缩短患者留置导尿管时间，具有一定程度的借鉴及参考意义。

广东省中医院大学城医院妇科宫颈癌根治性手术后尿潴留防治路线图见图 1-26。

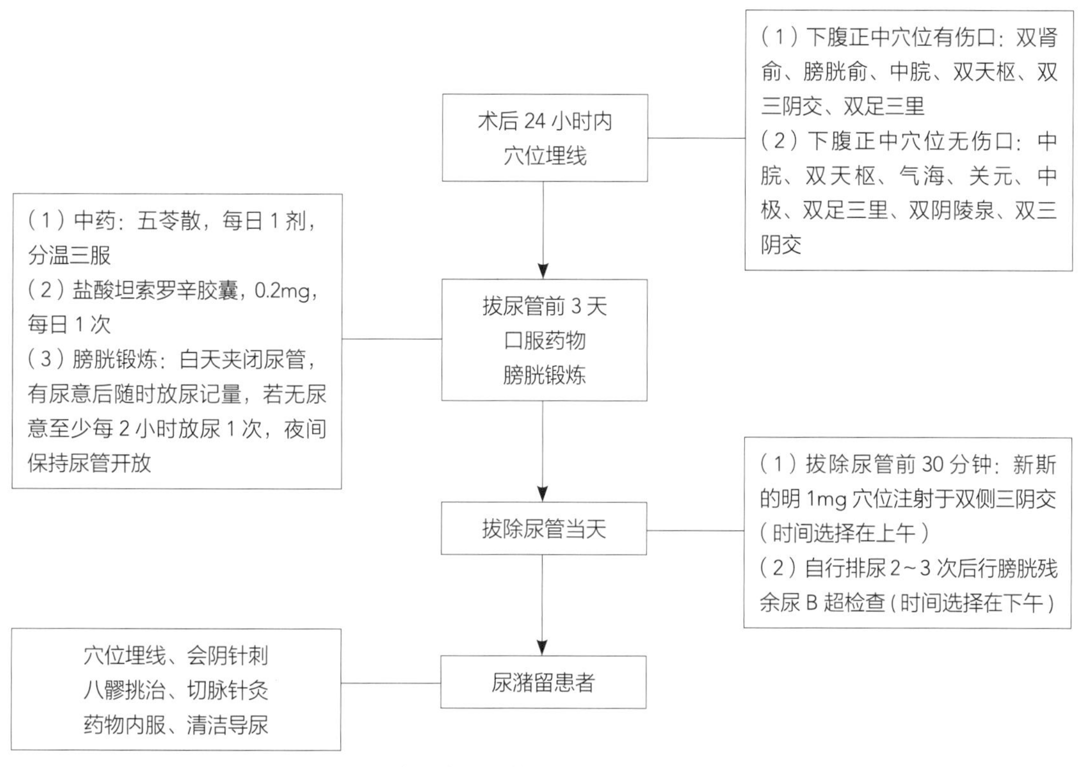


图 1-26　宫颈癌根治性手术后尿潴留防治路线图

## 【相关知识】

### （一）术后尿潴留定义

关于术后尿潴留的定义，尚无公认标准，现多指去除导尿管后不能自行排尿，或自行排尿后 B 超测定膀胱残余尿量≥ 100ml。

### （二）病因

**1. 手术创伤**　子宫各韧带中含有丰富的交感和副交感神经纤维及神经节。广泛子宫切除术需要切除较多子宫韧带及血管，而神经及血管的离断导致膀胱供血减少及生理反射减弱，出现神经源性膀胱功能障碍。手术大范围切除子宫体及子宫旁组织后，膀胱颈因失去支撑而过度后屈，使得膀胱底部与尿道后段夹角变小，尿液流出阻力增加。

**2. 麻醉因素**　麻醉药对神经突触有抑制作用，使神经递质不能正常释放，减弱细胞间的信号传导。术后镇痛泵的使用，加强了对中枢神经系统的抑制，进一步降低了神经反射能力，从而增加了尿潴留的发生率。

**3. 年龄因素**　患者年龄越大，身体各项功能也随之下降。腹肌及盆底组织松弛，收缩乏力；肝对麻醉药物的代谢能力降低，术后神经功能恢复减慢，容易出现尿潴留。年龄≥ 50 岁是导致术后尿潴留发生的单独危险因素之一。

**4. 留置导尿管时间过长**　长时间留置导尿管会降低膀胱张力及逼尿肌收缩力，增加尿潴留发生率，且尿路感染的风险也越高，感染与排尿障碍相互影响，从而形成恶性循环。

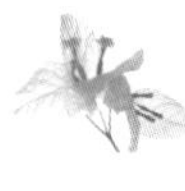


**5. 心理因素** 术后，患者短期内不能自主排出小便，故需留置导尿管，对患者的日常活动造成不便。有的患者担心拔除导尿管后出现排尿困难，容易产生焦躁不安的情绪，使得膀胱括约肌反射性发生痉挛，从而造成尿潴留。

## （三）诊断

1. 接受腹腔镜或开腹手术后，考虑手术与尿潴留有密切关系。

2. 拔除导尿管后不可自行排尿。

3. 或自行排尿后，经B超测定膀胱残余尿 > 100ml。

满足上述3个条件，即可诊断为术后尿潴留。

## （四）治疗

目前没有治疗术后尿潴留的标准方案，最有效的方法是运用导尿术进行膀胱减压，目前亦缺乏关于留置时间的标准，若导尿管提前拔除，就有持续尿潴留的风险，但随着导尿管停留时间的延长，患者泌尿系感染的风险会增加。据报道，若盆腔手术中未明确损伤泌尿系，那么术后尿潴留通常是自限的，大部分可在6个月内症状得以改善。但缩短患者导尿管留置时间、尽早恢复自主排尿，是临床医生努力的方向之一。现已有许多研究，在寻找有效治疗方法，以尽快改善术后尿潴留。现将相关辅助治疗方法简述如下。

**1. 基础治疗** ①综合膀胱功能管理：是较为综合性的小便功能管理体系，在系统评估的基础上，使用包括饮水计划、尿流动力学监测、个体化放尿、间歇导尿、排尿训练、盆底肌恢复等系列方法，促进小便功能恢复，在大量临床实践中被证实具有良好效果。②盆底肌及膀胱功能锻炼：盆底肌及膀胱功能锻炼通过收缩和舒张围绕尿道、阴道和肛门周围的肌肉，增强盆底肌及腹肌的力量、膀胱括约肌和逼尿肌的舒缩力，增大盆底肌力和膀胱压力，以促进术后膀胱功能的恢复。该方法需要特别警惕膀胱压力增高的患者，避免反流导致上尿路损害。③神经肌肉电刺激治疗：神经肌肉电刺激通过电刺激膀胱、输尿管及盆底周围支配膀胱括约肌收缩的神经，使膀胱或尿道括约肌收缩，促使神经功能恢复，从而使排尿功能恢复。该方法临床疗效确切，但中低频电流通过皮肤后，到达组织深度较浅，因而实际需要刺激到相关的受损神经时，需使用肛门或阴道电极，对临床操作要求较高，过程较为烦琐。④生物反馈疗法：生物反馈运用时，需要患者在训练过程中，比较明显地集中注意力，并有良好的运动控制、运动感觉和配合能力。由于个体不同，患者的神经肌肉功能和对运动感知及控制的能力参差不齐，所以临床疗效会出现较大差异。

**2. 中医药治疗** ①外治法：主要包括针刺、外敷、艾灸治疗。其中，针刺治疗有体针、电针、穴位埋线、穴位注射等多项治疗技术；外敷治疗包括各类热奄包外敷局部，或穴位艾灸的方法，加强药物对穴位的通透和刺激作用。②内治法：通过辨证论治，选用中药配伍，多选择通经活络、温阳利水等治法。

**3. 西药治疗** ①内服药：口服M胆碱阻断剂（如溴吡斯的明，每日3次，每次60mg）可促进膀胱平滑肌的收缩，口服$\alpha_1$受体阻滞剂（如盐酸坦索罗辛，每日1次，每次0.2mg）可松弛尿道括约肌，两类药物联合使用可促使尿液排出。②外用药：如卡前列甲酯栓经直肠塞药治疗。卡前列甲酯是前列腺素$F_{2a}$的衍生物，治疗术后尿潴留的机制尚未明确。有的学者认为，卡前列甲酯能兴奋膀胱肌肉和血管平滑肌，使逼尿肌和膀胱黏膜充血的血管收缩，减轻膀胱黏膜充血水肿，促使尿液排出。

（刘佳敏，肖静）

## 十三、术后疲劳综合征——疲倦乏力又失眠，切脉针灸助复元

### 【治疗实录】

2016年6月30日下午，肖静主任门诊门庭若市，病人都在等候就诊以及有序治疗中，门外进来一位穿着很精致的年轻女士，但整个人却异常疲惫，讲话声音也很小。经仔细询问病史，原来白女士3个月前诊断为卵巢癌，在外院做了手术，术后已经完成4程化疗，但化疗导致骨髓抑制，肿瘤标志物在后2程化疗时还出现了上升；更严重的是，白女士的生活受到严重影响，每天不想吃东西，便秘，异常疲倦、乏力，失眠，整个人特别焦虑紧张，而且还总忘记事情。这样的她让家人非常担心。她先生和肖静主任说明了病情后，希望能得到中医的帮助。

随后，肖静主任亲自为白女士进行切脉针灸治疗。在留针过程中，白女士逐渐入睡了。等我们轻轻叫醒她，取完针后，白女士觉得整个人都轻松、精神了好多。接下来，将近半年的时间，白女士一直在肖静主任门诊随访并接受切脉针灸治疗。她的病情稳定，疲倦乏力的症状明显改善，睡眠好多了，肿瘤标志物也控制正常。2017年2月，白女士已重回职场了。

### 【诊疗经过】

白某，27岁，2016年3月外院妇科彩超提示盆腔肿物大小约120mm×73mm，考虑卵巢肿物来源于左侧卵巢可能。CA72-4：81.73U/ml，CA12-5：23.22U/ml。2016年3月7日，根据术中冰冻病理报告，外院行保留生育功能的卵巢交界性肿瘤全面分期手术。根据术后病理结果，诊断为卵巢中分化黏液性囊腺癌Ⅰa期。术后，2016年3月18日至6月26日，共行4程TC方案化疗，之后因末次化疗前肿瘤标志物水平上升，且患者出现严重的骨髓抑制以及各种化疗后的不适症状，患者及家属拒绝进一步化疗，希望得到中医的帮助。

**第一阶段：**2016年6月30日初诊。

**症见：**焦虑，脱发，面色苍白，疲倦，四肢乏力，胃纳欠佳，眠差，便秘，小便正常。舌质淡红，舌苔薄白。人迎-2，寸口0，趺阳0，太溪-3。

切脉针灸取穴（金针、银针）处方及顺序：

金针：百会、四神聪→印堂上1寸→双侧肩井、翳风→胃五针（以中脘为中心，上1寸，下左右各2寸）→中脘上0.3寸（即腹人中穴）→脐9针[脐小4针（脐周各旁开0.5寸）、脐内任督穴、脐消瘤4针（脐内3点及7点，及其指向脐旁0.5寸）]→腹四针（中脘、双天枢、气海）→双季肋三针（章门、京门、带脉）→双侧内关→双阴陵泉三针（阴陵泉、阴陵泉下1.5寸、阴陵泉下0.5寸靠骨侧）→双足三里→肾四针（双太溪、照海、复溜、三阴交）→双太冲。

银针：无。

**第二阶段：**2016年7月7日二诊。

经上诊治疗后，四肢疲倦、乏力、睡眠情况明显好转，胃纳好转，伴四肢偶有痉挛、咽中痰阻不适感。舌偏暗红，舌苔薄白，人迎 -1，寸口 0，趺阳 0，太溪 -3。

切脉针灸取穴（金针、银针）处方及顺序：

上方基础上加用咽三针（上印堂、合谷靠骨边、手三四指之间上 0.5 寸），加用扶突、天突起加强作用，加用化痰三针（膻中、中脘、丰隆）。

**第三阶段**：2016 年 7 月 14 日至 8 月 25 日。

患者每周行切脉针灸治疗，经治疗后症状改善明显，精神状态好转，纳眠可，小便正常，偶有便秘。舌偏暗红，舌苔薄白。四部脉象提示人迎、寸口和趺阳脉象趋于平和为 0，太溪稍偏弱为 -2，继续维持治疗中。

注：俞云医师切脉后，用数字符号来体现脉象的强弱，0 代表脉象平，+ 号代表脉象偏强，- 代表脉象偏弱；1 至 3 表示的是程度。

## 【专家评述】

术后疲劳综合征于外科手术后普遍存在，是患者恢复期的主要并发症之一。术后疲劳综合征是指接受手术后康复过程中，患者出现一段时间长短不一、程度不等的疲倦感觉期，主要表现在脑神经系统、心血管系统、骨骼肌系统的疲劳，可表现为肌无力，睡眠时间延长，思想集中力下降，行为与思维缺乏主动并有某种程度抑郁的一组症候群。其病因与发病机制是多方面的，是生理、心理和文化因素共同作用的结果。研究表明，术后疲劳与手术损伤程度、麻醉方式、术后营养不良、术后心血管功能下降、骨骼肌功能下降有关，而与手术及麻醉时间、术前营养状况、年龄、性别无明显关系。

由于术后疲劳综合征的病因仍不十分明确，治疗上也缺乏有效的干预措施，西医以生长激素及营养支持治疗为主，但生长激素存在着可能促进肿瘤发生发展的风险，营养支持疗法又存在一定的局限性和盲目性。术后对症处理，如减轻疼痛、尽早去除刺激物、增加舒适等，以及适当的锻炼和运动，均对术后疲劳的减轻起一定作用。

中医文献中无术后疲劳综合征的病名，但表示疲劳含义的词有“疲劳”“疲乏”“劳倦”“乏力”“困倦”“懈怠”等诸多称谓，与古代文献中的“倦”“精神懈怠”“懈惰”“身重”“四肢瘫软”“四肢劳倦”“四肢不用”等意义相近。中医学认为，手术是祛邪的重要方法，造成术后疲劳的原因，主要有人体气机的不畅、气血的损伤及脏腑功能的失调等，与手术过程中的麻醉、失血、创伤和围手术期的饮食改变、情志不调等因素相关。中医有“百病生于气”“一有怫郁，百病丛生”之说。临床发现，术后疲劳现象主要出现在腹部外科和妇科，而其他外科术后的疲劳现象出现相对较轻。中医治疗方法主要有药物治疗、针灸治疗、按摩疗法、情绪疗法以及饮食疗法。

切脉针灸是由俞云通过遍访有切脉经验的医家，发掘源于《黄帝内经》的针灸理论，结合自己多年临床经验而研究出来的治疗方法。针刺具有调和阴阳、疏通经络、扶正祛邪的作用，其机制是通过经络联系脏腑内外，沟通表里，对人体的脏腑器官、孔窍及皮肉筋骨等组织构成的统一整体进行调理。《灵枢·九针十二原》云：“凡将用针，必先诊脉，视气之剧易，乃可以治也。”提出在针灸临证中必须先切脉，通过切脉察知经络脏腑气血的虚实变化，了解病气的有余、正气的不足，从而指导针灸治疗。它通过刺激腧穴来调整经络，最终达到治病的目的。目前，中医药发展的两大瓶颈问题在于缺乏标准和具有一定的盲目性。切脉针灸坚持通过切脉来指导十大辨证，将十大辨证作为临床诊治的标准；通过切脉来了解疾病的“开关”（亦即穴位），通过切脉来判断疗效，从而克服临床的盲目性。

所以，临床上用切脉指导辨证、指导针刺取穴、指导针刺补泻，通过切脉判断针灸疗效，可以克服单纯针灸的盲目性，解决针灸疲劳现象，达到时间空间上的精准治疗，从而提高疑难杂症和重症的治疗效果。切脉针灸的安全微痛、金针银针搭配治疗，大大提高了临床治病效果，尤其是肿瘤、痛症、疑难病、慢性病，常有针入病减之良效，得到中医执业人员和中医爱好者的青睐。在该患者的诊治过程中，通过切脉了解患者人迎、寸口、趺阳、太溪脉的变化，判断阴阳盛衰及所病经脉，决定针刺的具体补泻及治则，经过持续的切脉针灸治疗，患者的四部脉象逐渐趋于平和，各种不适症状得到明显改善，生活质量提高。（切脉针灸常用穴见图 1-27）

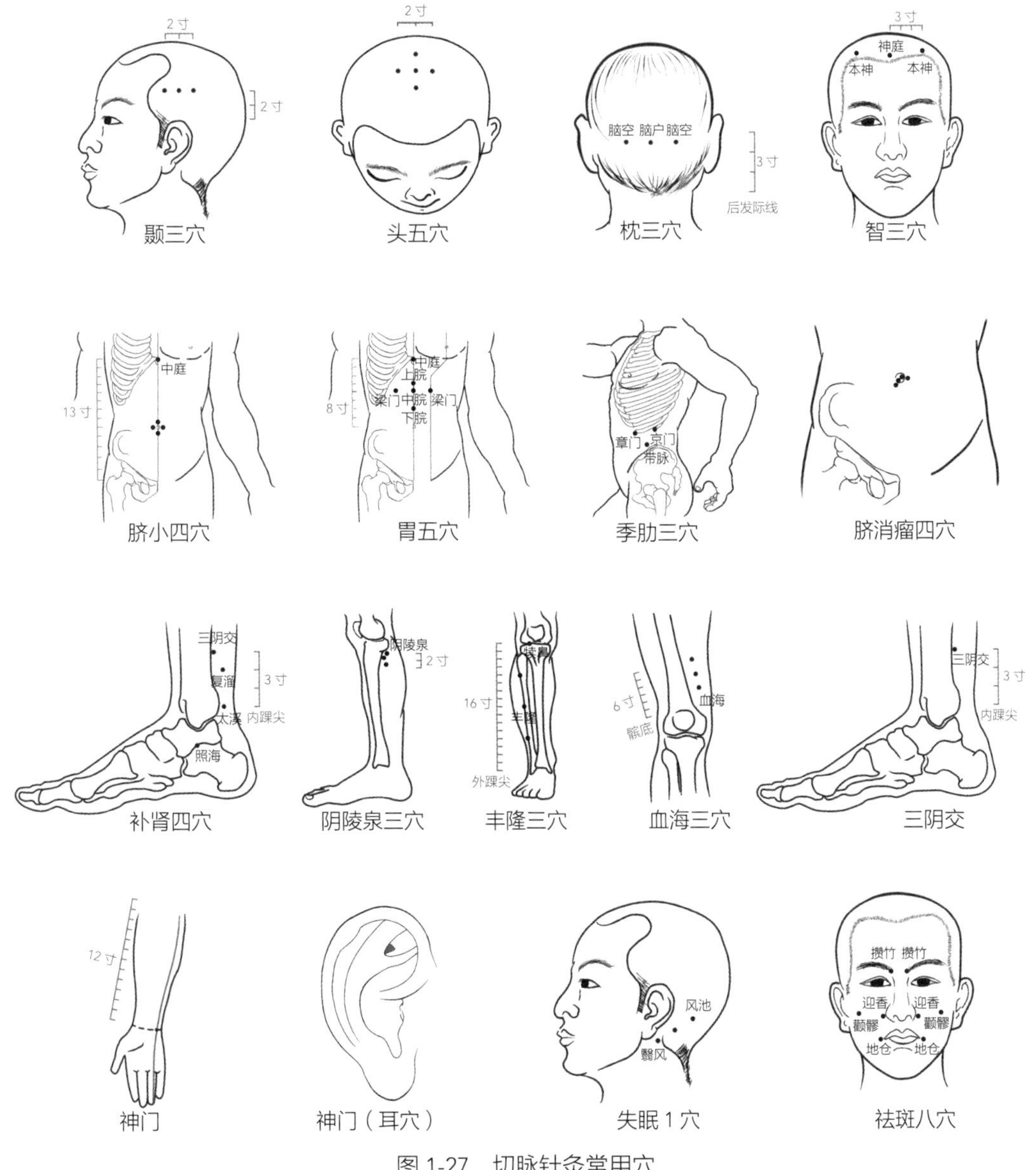


图 1-27　切脉针灸常用穴

（陈小凤，周丽丽）

# 十四、术口愈合不良——术后伤口偶难愈，中药外敷促愈速

## 【治疗实录】

“感谢医生，我妈妈这大切口能快速愈合真是出乎我们的意料。她术前贫血，又有糖尿病，血糖控制不好，全家人都担心她这个切口。想不到中医疗效如此良好，口服中药加外敷疗法，短短几天切口就没有渗液，为中医点赞！”50床患者的女儿看到医生来查房时，表达了对中医学疗效的惊叹。

50床莫女士，因反复同房后出血在当地医院确诊为宫颈恶性肿瘤，术前重度贫血，予输血治疗后至我院行经腹广泛全子宫切除＋双附件切除＋盆腔淋巴结清扫术。手术时间150分钟，术中出血100ml。术后患者无明显自觉不适症状，血糖控制良好。腹部16cm切口的愈合成了患者和家属最担心的问题。早在术前，患者了解到贫血合并糖尿病会导致手术切口愈合比较困难，甚至有二次缝合等情况的可能。在满心焦虑中，患者腹部切口的愈合速度比正常情况要慢上些许，还在第6天出现少许渗液。术后复查血常规，提示血红蛋白水平有下降趋势。看着患者焦虑的眼神，我们从各个方面排查血红蛋白水平下降原因，B超检查术区无出血征象，留置导尿管，尿色淡黄，尿常规检查无红细胞。“最近有没有哪里和平时不一样的地方？”在主任的密切追问下，患者挠了挠头，补充说，最近好像大便有点黑，因为一直在服用补铁药物治疗。她自认为大便每天1次、色黑是正常的，所以也没跟医生沟通。我们立刻检查患者大便常规，提示潜血（++++）。结合患者的临床表现以及各项检查结果，考虑存在消化道出血的可能，患者贫血以及切口愈合缓慢也和这有着直接的关系。在禁食、抑酸护胃、止血、扩容、加强营养支持治疗基础上，我们加用了四黄水蜜和大黄芒硝粉外敷，经过5天的治疗，患者切口愈合良好，脸上也逐渐恢复了灿烂的笑容。（患者住院期间中药外敷情况见图1-28～图1-34）

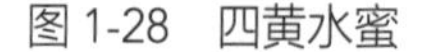
图1-28　四黄水蜜

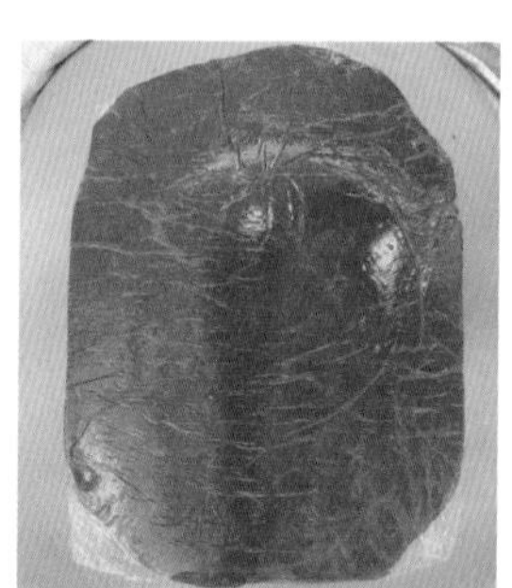

图1-29　四黄水蜜外敷1

图1-30　四黄水蜜外敷2

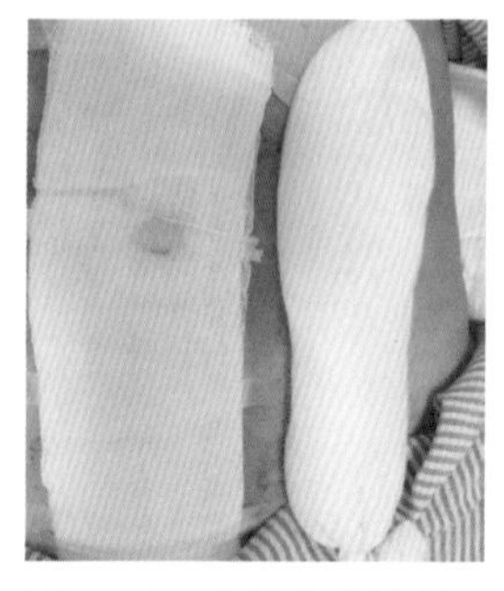

图1-31　大黄芒硝外敷1

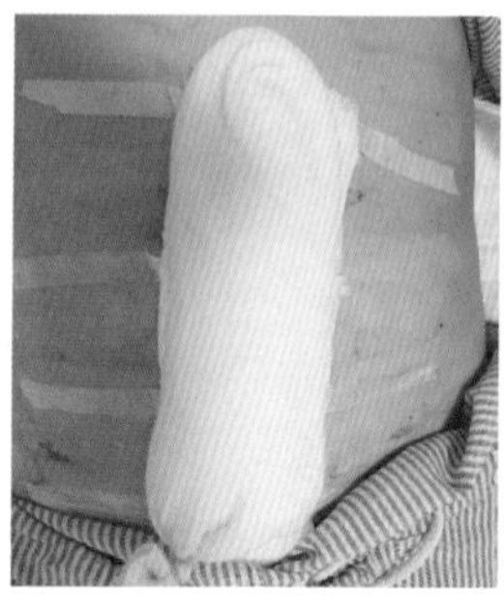

图1-32　大黄芒硝外敷2

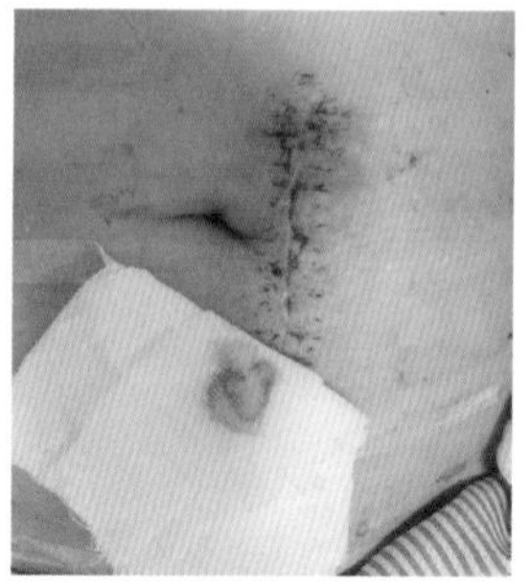

图1-33　治疗后腹部切口1

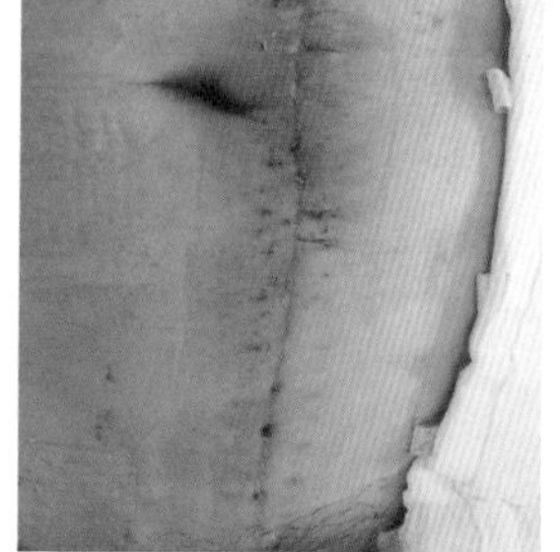

图1-34　治疗后腹部切口2

## 【诊疗经过】

莫女士，55 岁，祖籍广东，长期居住在云浮。

患者平素月经规律，2018 年自然绝经。2020 年 3 月开始出现同房后阴道出血，色鲜红，无腹痛、发热等。患者未予重视，未及时诊治，后阴道流血情况反复，并逐渐出现头晕、心慌等症状。5 月 9 日，于新兴县中医院就诊。妇科检查：外阴正常，阴道见中量血性分泌物，宫颈口见一菜花状赘生物、大小约 2.5cm × 2cm，触之易出血，宫旁柔软，子宫前位，大小正常，无压痛，双附件区未扪及异常。查血常规提示血红蛋白 45g/L，输了 4U 浓缩红细胞，血红蛋白升到 78g/L。盆腔 MR 提示子宫颈占位性病变（1.8cm × 2.6cm），考虑宫颈癌，建议活检。5 月 11 日，于当地医院行宫颈活检术。术后病理：（宫颈）鳞状细胞癌（低分化）。为求进一步治疗，收入我科。

入院后，阴道间断有血性分泌物，色淡红，活动后头晕，无腹痛，无发热，无心悸等不适。

既往有慢性胃炎病史，糖尿病病史 3 年，间断不规则服用降糖药物，目前服用二甲双胍治疗，血糖控制不佳。

专科检查：全身浅表淋巴结未扪及肿大，腹部平软、未扪及肿物、无压痛、无反跳痛，肠鸣音正常。妇科检查：外阴正常，阴道见少量血性分泌物，宫颈口见一菜花状赘生物、大小约 2.5cm × 2cm，质糟脆，触之易出血，子宫前位、大小正常、无压痛，双侧宫旁柔软，双附件区未扪及异常。直肠指检：直肠黏膜光滑，指套退出无血染。

入院查血红蛋白 82g/L。人乳头瘤病毒 HPV16 亚型阳性，其余亚型均为阴性；SCC 2.9ng/ml，其他肿瘤标志物 CA12-5、CA19-9、CA15-3、NSE 正常。外院宫颈活检病理会诊结果：宫颈恶性肿瘤，符合低分化鳞状细胞癌。全腹部 + 胸部 CT 平扫 + 增强结果：宫颈前壁结节状异常强化灶，考虑宫颈癌可能；腹膜后未见增大淋巴结，双肺未见明显异常。颈部淋巴结彩超提示双侧颈部淋巴结可显示（良性形态）。临床诊断：宫颈鳞状细胞癌Ⅰ $b_2$ 期。

5 月 21 日，在我院开腹行根治性子宫切除术 + 双侧输卵管卵巢切除术 + 盆腔淋巴结清扫术 + 盆腔粘连松解术，切口位于耻骨联合上正中绕脐长约 16cm。术中见子宫颈前唇病灶大小约 2.0cm × 2.5cm，侵犯子宫颈深肌层，子宫内膜菲薄。术程顺利，术毕安返病房。

术后患者一般情况稳定，血糖控制良好。术后第 1 天复查血常规提示血红蛋白 78g/L，考虑为手术过程中的消耗，予多糖铁复合物胶囊口服纠正贫血，动态复查。术后第 5 天开始发现血红蛋白较前逐渐下降，最低血红蛋白 64g/L，患者出现黑便情况，大便潜血（++++），切口上段少许渗液。经消化科会诊，考虑上消化道出血，予禁食、抑酸护胃、营养支持治疗至血红蛋白稳定。切口分泌物培养提示无菌生长。术后 7 天，手术切口缝线全拆，加强局部换药、红外线照射促进切口愈合，并在此基础上加用四黄水蜜及大黄芒硝外敷，每日 1 次，患者切口处的渗液逐渐减少。在医护人员的精心调理下，6 月 3 日患者切口已全部愈合。

## 【专家评述】

手术后切口的愈合问题在临床中普遍存在。切口的愈合是一种特殊的炎症过程，根据切口的愈合时间以及瘢痕组织的多少分为一期愈合及二期愈合。手术后，切口愈合时间短，瘢痕组织少的，为一期愈合；需经过切口收缩和肉芽组织增生等过程而达到愈合的，称二期愈合，又称瘢痕愈合，而且此过程瘢痕组织较多，愈合时间较长。

手术切口的愈合主要与感染、年龄、营养不良、血液循环不佳、手术时间、手术部位、异物存留、糖尿病、肥胖等因素有关。目前，治疗上缺乏有效措施，西医以预防为主。去除病因是预防切口愈合不良的基础，此外还可以通过使用藻酸盐类敷料、激光等方式来促进切口愈合。

中医文献中无手术切口愈合不良的病名，但是从疾病的成因来讲，与古代文献中的“外伤”有相近的描述。中医学认为，手术是祛邪的重要方法，造成术后切口愈合不良的原因，主要有病邪引起脏腑功能失调，气血运行紊乱，导致局部气滞血凝，瘀阻经络。病情迁延也可出现正虚邪恋，病情缠绵，经久不愈。临床上，关于此症状的外治方法很多，如药物外敷，包括膏药、油膏、散剂等，其他如熏洗、淋洗、湿敷等。中药熏洗疗法通过药液蒸气熏蒸，药液反复湿敷、外洗达到治疗目的；物理的温热效应使皮肤毛孔开放，药液直达病所，也能改善局部血液循环，促进切口愈合。常用的中药有茯苓皮、金银花、萆薢、红花、莪术、黄柏、白蔹等，具有行气、利水、燥湿、祛瘀止痛、敛疮生肌之功。

中药外敷是一种简便的外用药物疗法，用于治疗外科疾病之肿疡，具有红肿热痛之阳证。大量临床实践表明，中药外敷可以加快切口愈合，提高抗感染能力。中医认为，切口愈合不良的主要原因是气血运行不畅，阻滞经络，郁而化热，所以我们使用大黄芒硝外敷以及四黄水蜜外敷，两者均起到清热解毒、活血化瘀的作用，大大缩短了切口愈合的时间。

### （一）大黄芒硝外敷治疗切口愈合不良的机制

大黄的有效成分为蒽醌类衍生物，性味苦、寒，归胃、大肠、肝经；泻降，气味俱厚，能泻下破结，荡涤肠胃实热积滞，安和五脏、补敛正气，有祛瘀生新功效，也具有清热解毒、活血祛瘀功效，对金黄色葡萄球菌有显著抑制作用，对细菌感染切口亦有疗效。

芒硝的有效成分为硫酸钠，性味咸苦、寒，归胃、大肠经，内服既泄热通肠，又润燥软坚，为治实热内结、燥屎坚硬难下之要药，外用除能清热外，又能消除坚硬之肿块，为治疮肿、痔疮肿痛所常用，具有清热解毒、破血行血、散结消肿的功效。现代研究也证明，芒硝对网状内皮系统具有明显抑制作用，使其增生现象与吞噬功能增强，起到消炎作用；利用芒硝较强的吸湿能力，可以使切口液化的脂肪组织及渗液得到吸收，皮下瘀滞消散。

大黄、芒硝联合使用，外敷腹部切口，有清热解毒、活血化瘀之功，并具有消炎止血之效。研究表明，两药均能改善微循环，促进切口脓液吸收，达到消肿、消炎、生肌的目的。

### （二）四黄水蜜外敷治疗切口愈合不良的作用机制

四黄水蜜是由广东省中医院研制生产的外敷中药（属院内制剂），由大黄、黄芩、黄柏、黄连等组成，有清热解毒、活血化瘀、消肿止痛等作用。方中大黄味苦，性寒，归胃、大肠、肝经，具有泻下攻积、清热泻火、止血、解毒、活血化瘀等多种功效。研究表明，大黄可以使感染发热的患者及动物体温下降。黄连具有泻火解毒、清热燥湿等功效，有抗菌、抗炎、抗溃疡等作用。黄芩有清热燥湿、泻火解毒、止血、安胎等功效，具有抗氧化、清除自由基、抗炎、抗病毒、抗过敏等作用。黄柏味苦，性寒，归肾、膀胱经，能清热燥湿、泻火解毒、消肿祛腐。据临床观察和药理研究，黄柏在发挥抗菌解毒作用的同时，尚可促进血管新生，迅速消除炎症水肿，改善创面微循环，促进肉芽生长和加速伤口愈合。临床上，用四黄水蜜进行热敷，药物通过皮肤渗透、吸收，使局部血管扩张，改善血液循环，提高组织新陈代谢，从而发挥治疗作用。

（罗瑞雯，胡向丹）

## 十五、下肢淋巴水肿——淋巴水肿最难消，刺络拔罐显奇效

### 【治疗实录】

2019年10月中旬的一个下午，刚好是主任专科门诊时间，下午的病人很多，很多病人因挂不上号而在诊室外面等待加号就诊。在门外的人群中，忽然看见一个熟悉的身影，是黄女士，1年前因盆腔恶性肿瘤在我院行手术并完成术后放化疗。她双手捂着左下腹部，表情痛苦，走路时左下肢一瘸一瘸地，说："主任，帮我加个号看看吧，我左下腹痛得难受，腿又肿又痛，3个月来反复第3次了。自己吃了些药，都不见好转，越来越难受。"主任立即写了加号条，让她家属去帮忙挂号。给黄女士进行初步诊查后，考虑为下肢淋巴水肿合并感染，当天即将她收入病房进一步诊治。

入院当天，马上给患者的患肢刺络拔罐，患肢的红肿胀硬马上得到缓解。患者高兴地表示，舒服多了。经过西药抗感染、中药辨证口服、间断患肢刺络拔罐治疗十几天，患者不仅腹痛、腿肿痛缓解，还因为症状改善，睡眠、胃口好转，体重都明显增加了。（患者腿部照片及刺络拔罐情况见图1-35～图1-38）

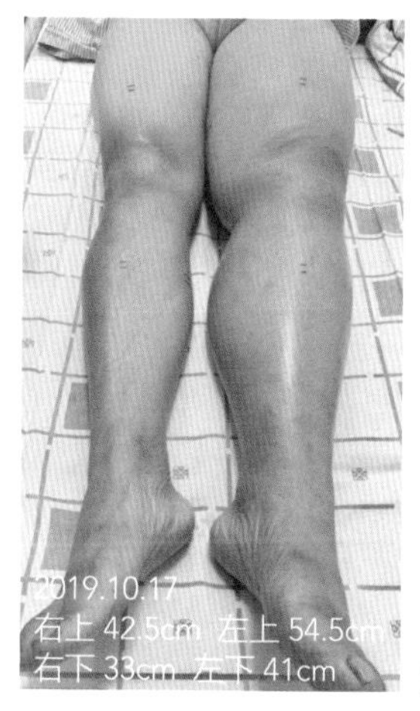


图1-35　入院当天，左腿明显红肿热痛

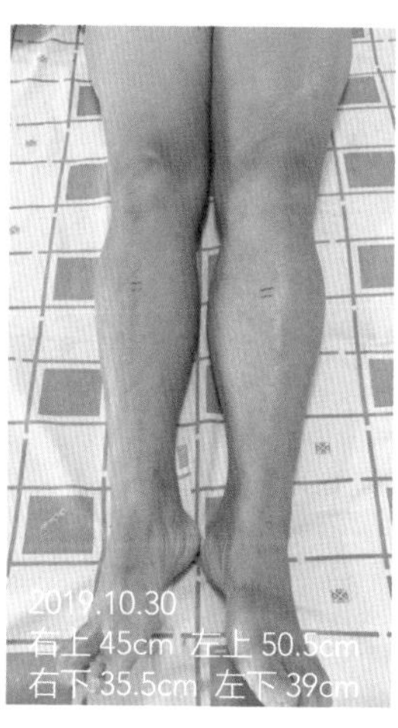


图1-36　治疗2周，两腿径线接近一致

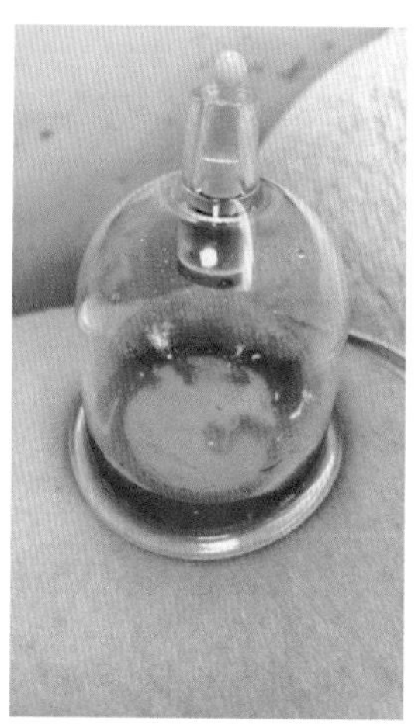

图1-37　在硬结处刺络拔罐

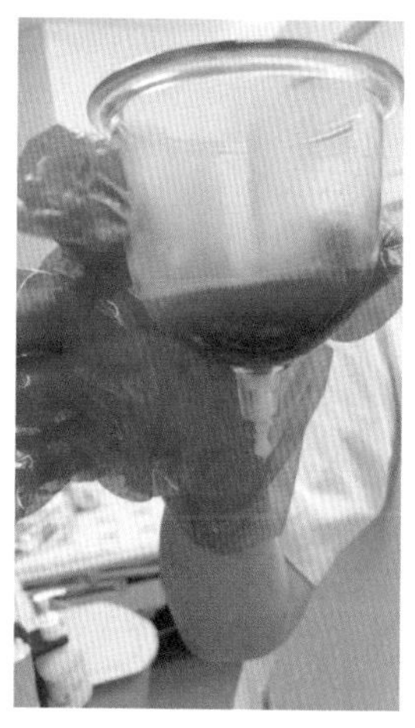

图1-38　拔出血水

### 【诊疗经过】

黄女士，55岁，祖籍广东，长期居住在广州，2006年因子宫肌瘤在外院行腹腔镜下次全子宫切除术，术后病理结果不详。2009年行腹式宫颈切除术，术后病理提示宫颈上皮内瘤变Ⅲ级并累及腺体，宫颈肌组织中有血管腔内见瘤栓。2017年9月，患者出现左

下肢肿胀、疼痛，至广州医科大学附属第二医院住院治疗，诊断考虑左下肢蜂窝织炎，予改善微循环、抗感染、镇痛等对症处理后，症状好转出院。同年 11 月，因左下肢肿痛反复发作，至我院住院诊治。左下肢动静脉增强 CT 提示左侧髂血管旁多发淋巴结肿大，考虑血管栓塞（血栓或癌栓）。全身 PET-CT 提示盆腔左侧软组织肿块（41mm × 54mm × 57mm），考虑恶性病变，并发全身多发淋巴结转移。2017 年 12 月 11 日，在我院行腹腔镜下腹膜后肿物切除术 + 双侧附件切除术。术后病理提示（左侧盆腔肿物）鳞状细胞癌，中分化，另见淋巴结 1 枚，可见癌转移；（左侧卵巢及腹膜后肿物）鳞状细胞癌，中 - 低分化，卵巢可见癌，脉管内可见癌栓；免疫组化：P16（+），P63（+），CK5/6（+），P40（部分弱 +）；腹腔冲洗液可见少量癌细胞。术后于 2017 年 12 月至 2018 年 5 月完成 6 程 TP 方案化疗。2018 年 5 月至 6 月在放疗科行 25 次盆腔放疗，之后定期门诊复诊随访。

第一阶段：2019 年 7 月出现发热，兼发现左侧腹股沟皮下硬结（直径约 3cm），无压痛，于外院予对症退热处理。

第二阶段：2019 年 9 月，患者再次出现发热伴左侧腹股沟处肿痛，于我院诊断为左侧腹股沟淋巴结及左下肢急性淋巴管炎、左下肢淋巴水肿、左下肢静脉血栓，予舒普深（注射用头孢哌酮钠舒巴坦钠）、奥硝唑静脉滴注抗感染，抗血栓治疗，配合中药汤剂辨证内服，切脉针灸调整脏腑功能、四黄水蜜外敷患肢消肿止痛，症状缓解后出院。

第三阶段：2019 年 10 月 12 日，患者再次出现发热，左下肢肿胀疼痛加重；10 月 17 日再次入住我院，诊断考虑为左下肢急性淋巴管炎、左下肢淋巴水肿（Ⅲ期）。此次在抗感染、抗血栓治疗基础上，加用左下肢刺络拔罐疗法共 4 次，每隔 4 天 1 次，患者左下肢肿胀、疼痛的症状得到明显改善，出院后随访至 2020 年 11 月，除左下肢轻度肿胀外，余未见特殊不适。（本次住院期间患者腿围变化情况见表 1-3 及图 1-39）

表 1-3　黄某双下肢腿围登记表　　单位：cm

| 日期 | 左髌骨下 12cm | 右髌骨下 12cm | 左髌骨上 10cm | 右髌骨上 10cm |
|---|---|---|---|---|
| 2019 年 10 月 17 日 | 41.0 | 33.0 | 54.5 | 42.5 |
| 2019 年 10 月 18 日 | 41.5 | 35.0 | 56.5 | 44.0 |
| 2019 年 10 月 19 日 | 42.0 | 36.0 | 55.5 | 42.0 |
| 2019 年 10 月 20 日 | 43.0 | 35.0 | 56.0 | 45.0 |
| 2019 年 10 月 21 日 | 42.0 | 36.0 | 55.5 | 45.0 |
| 2019 年 10 月 22 日 | 41.5 | 35.5 | 53.5 | 45.0 |
| 2019 年 10 月 23 日 | 40.0 | 35.0 | 53.0 | 44.5 |
| 2019 年 10 月 24 日 | 41.0 | 36.5 | 52.0 | 45.0 |
| 2019 年 10 月 25 日 | 38.0 | 34.5 | 50.0 | 44.5 |
| 2019 年 10 月 26 日 | 38.0 | 35.0 | 50.5 | 44.5 |
| 2019 年 10 月 27 日 | 38.5 | 35.0 | 51.0 | 44.5 |
| 2019 年 10 月 28 日 | 39.0 | 35.5 | 50.5 | 45.0 |
| 2019 年 10 月 29 日 | 39.5 | 35.0 | 51.5 | 44.5 |
| 2019 年 10 月 30 日 | 39.0 | 35.5 | 50.5 | 45.0 |

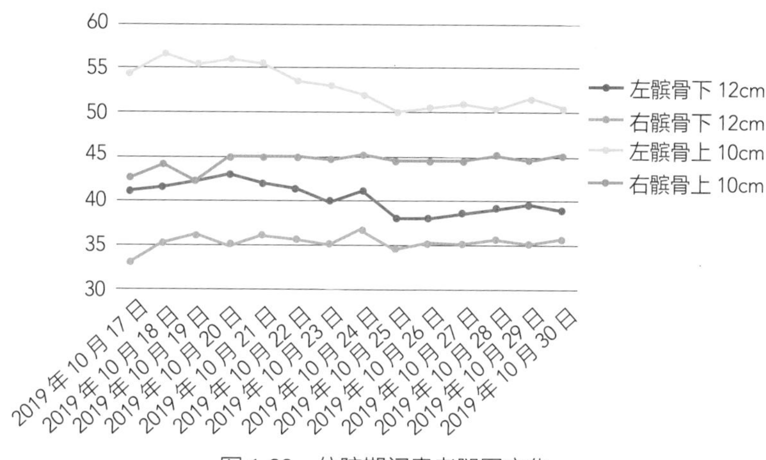


图 1-39 住院期间患者腿围变化

## 【专家评述】

### （一）概述

下肢继发淋巴水肿是妇科恶性肿瘤盆腔淋巴结清扫术后及放疗后最常见的远期并发症之一，可出现患侧肢体的肿胀、疼痛等症状，甚至影响肢体功能，部分患者因病情缠绵难愈，或进行性加重而出现心理障碍，严重影响患者的生活质量和劳动能力，若合并感染还有可能危及生命。随着目前癌症生存率的不断提高，大家对癌症患者的生存质量越来越重视。

中医将淋巴水肿归属于“水肿”“丹毒”“脚气”“象皮腿”“大脚风”等范畴。

### （二）中西医病因病机

西医认为，继发性淋巴水肿的发生与淋巴结切除、放疗、体重升高及肥胖等因素相关。对于继发性下肢淋巴水肿的发病机制，既往多认为因盆腔或腹股沟区淋巴管被切断后导致下肢淋巴回流障碍，富含蛋白质及细胞代谢物的淋巴在细胞外间隙积聚，形成下肢淋巴水肿。近年来研究发现，手术及放疗导致淋巴管损伤，可激活慢性炎症反应，将免疫细胞聚集到受损血管周围的组织中，促进纤维化形成，使淋巴外渗增加，进而形成淋巴水肿。进行性的皮下组织纤维化和皮下脂肪沉积是目前公认的病理改变。

中医认为，正常状态下，血行血道，水行水道。恶性肿瘤术后，人体正气亏损，脉络受损，血水不行常道而溢出脉外，加之术后放化疗等损伤正气，无力推动血行，滞而成湿、成痰、成瘀，日久引起患肢肿胀，不通则痛（患者常伴有患肢疼痛症状）。

### （三）淋巴水肿分期［国际淋巴学学会（international society of lymphology，ISL）］

0 期：亚临床或潜伏疾病状态，淋巴输送能力受损，但无明显肿胀及症状。

Ⅰ期：存在凹陷性水肿，抬高患肢肿胀减轻，无皮肤纤维化证据，臂围或腿围差 < 3cm，为可逆性水肿。

Ⅱ期：水肿是非凹陷性的，可以有纤维化，抬高肢体不能减轻肿胀，臂围或腿围差在 3 ~ 5cm，常常认为是不可逆的。

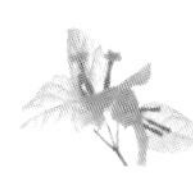


Ⅲ期：淋巴象皮肿，皮肤非常厚，有巨大皱褶，肿胀严重，可能有较深的皲裂，组织变硬，甚至可能有软骨形成，臂围或腿围差 > 5cm。

## （四）淋巴水肿评估方法

常用患肢周径测量法。首先确定测量的部位，并在患肢和健肢分别测量，得到差值，或者在治疗前后做测量并计算差值，就能够对治疗效果作出评价。

临床上，多采用如图 1-40 所示的位置及量尺进行测量。下肢具体测量位置，从下往上：跖趾关节水平、踝关节水平、髌骨下 12cm、髌骨上 10cm、大腿根部水平。以此为结果和基础，计算患肢的肿胀率、治疗前后的水肿减退率，并通过这些来评定治疗效果。

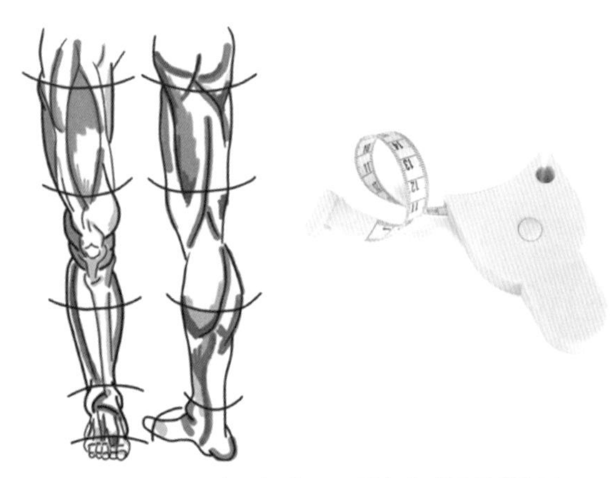

图 1-40　测量患肢腿围周径部位及测量尺

这种方法在评价左右存在差异的单侧性淋巴水肿是可以的，但在两侧均有淋巴水肿时有局限性。

## （五）治疗

**1. 西医治疗**　目前，西医没有很好的方法可以治愈继发性下肢淋巴水肿，治疗原则是要积极减少淋巴的淤积，改善淋巴回流。目前，西医治疗的主要方法有药物治疗、手术治疗、物理疗法等，但治疗效果大多不甚理想。目前，国际指南推荐使用综合消肿疗法（complex decongestive therapy，CDT）来减轻水肿。CDT 也称联合物理疗法或综合消肿物理疗法，是目前癌症相关和非癌症相关患者淋巴水肿广泛接受和推荐的物理治疗方法，包括强化治疗阶段与维持治疗阶段。

（1）综合消肿疗法（CDT）

1）强化治疗阶段：目标是使肢体变小，功能还原。①手法淋巴引流（manual lymphatic drainage，MLD）：MLD 是一种改善淋巴系统功能的手法治疗，利用温柔的手法使肿胀区域内的淋巴向正常的淋巴管流动，最终引流到血液循环。用力方向与淋巴流动方向一致，不引起疼痛或充血。从近心端开始，逐渐到远心端，每次 1 ~ 1.5 小时，每日 1 次，10 ~ 15 天 1 个疗程。②多层压力绷带加压包扎：利用多层压力绷带增加组织压力，有助于预防治疗期间淋巴的再聚积，也有助于破坏已经发生的纤维化组织，重新塑形受损的肢体直至为穿医学压力袜做好准备，不可过紧，每次 12 ~ 24 小时。③皮肤和指甲的护理；减少感染的发生。包括保持皮肤清洁和干燥；每日使用保湿剂；避免皮肤损伤；剪除锋利指甲和毛刺；若出现伤口时，保持清洁干燥；若出现感染，及时治疗；若出现皮疹、充血、疼痛、肿胀增加时，及时就医。④治疗性锻炼：使用压力绷带的患肢应进行规律的锻炼，因锻炼肌肉和关节有利于受损肢体内淋巴的排出，进一步减轻水肿。强化治疗阶段对于早期的淋巴水肿来讲，治疗需要每天1.5小时，至少2～6周。患肢没有水肿时，方可选用医用压力袜。至少选用两件压力袜，保证每天所有的时间都佩戴。每6个月更换新的压力袜。

2）维持治疗阶段：终生维持治疗。每6个月复查1次，如果需要时还需要进一步的强化治疗。内容包括：每天使用压力袜或弹力压缩服；常规手法淋巴引流或间歇充气加压泵；家中锻炼；皮肤和指甲的护理。但CDT所需治疗时间长、费用高，患者难以坚持治疗，临床上难以普及。

（2）西药治疗：利尿剂因造成体内电解质及体液平衡失调，可能加重水肿肢体的炎症反应和纤维化程度，而逐渐被淘汰；单独服用苯吡喃酮类药物治疗淋巴水肿，起效慢，效果不稳定，故仅作为肢体淋巴水肿治疗的辅助用药。

（3）手术治疗：若保守治疗效果不好，可选择手术治疗，主要有淋巴静脉分流术、淋巴-淋巴旁路术、带血管的淋巴结转移术、病变组织切除植皮术、减脂手术等。但因手术创伤大、并发症多，病情仍常反复，因此临床上很少使用。

**2. 中医治疗** 本例患者2019年7—10月，3个月之内病情反复3次，单用西药、中西医结合治疗后，虽病情得到控制，但又很快反复，患者生存质量非常差。前2次治疗虽然暂时控制了病情，但聚集在局部的痰湿与瘀邪胶结，极易化热而成丹毒之势。本例患者在前2次治疗方法的基础上，加用了刺络放血的方法，使病情很快得到控制，之后历时1年病情未再反复。

中医古籍中记载，治疗水肿应“去宛陈莝……开鬼门，洁净府”“凡治肿者，必先治水。治水者，必先治气”“诸有水者，腰以下肿，当利小便”。中医治疗此病，以祛邪为主，常用治法有中药辨证内服、刺络拔罐、中药外洗外敷等。

（1）中药辨证内服：本病的形成主要与气（虚、滞）、血（虚、瘀）、痰、湿、热等因素有关，常见证型有寒湿瘀阻、湿热瘀阻、痰凝血瘀、气虚血瘀等。

寒湿瘀阻型：常用真武汤、五苓散加减，温阳利水，活血通络。

湿热瘀阻型：常用五味消毒饮加减，清热解毒，利湿活血。

痰凝血瘀型：常用桃红四物汤加减，活血化瘀，软坚散结。

气虚血瘀型：常用四君子汤合黄芪桂枝五物汤加减，益气活血，逐瘀通络，利水消肿。

（2）刺络拔罐疗法：张子和认为，针刺放血，攻邪最捷。刺络拔罐疗法可祛离经之邪，使新生之血水易于归经，以达通经活络、开窍泻热、消肿止痛的作用。重点针对下肢水肿日久不消，湿、痰、瘀之邪久聚不散的患者，故将皮肤最肿胀并触及硬结处作为针刺穴位，再加以局部拔罐，放出离经之血水，刺激经络通畅，气血运行，确保新生之血水归经。

（3）中药外洗外敷疗法：伸筋草洗方（伸筋草、艾叶、桑枝、透骨草、刘寄奴、苏木、红花等）煮水浸泡，或碾碎后装袋内热敷，适用于肢体局部颜色发暗、瘀重患者。活血止痛散（透骨草、延胡索、当归尾、姜黄、威灵仙、牛膝、独活、苏木等）水煎外洗，适用于冷痛患者。四子散（白芥子、紫苏子、莱菔子、吴茱萸等份）加粗盐，混合炒热后，装袋内热敷，适用于肢冷患者。我院外科王建春主任自拟方（大黄、乌梅、五倍子、毛冬青、虎杖各30g），煎水足浴，适用于丹毒初起，稍红肿热痛患者。大黄芒硝粉（大黄、芒硝等份，打粉）装棉袋外敷，适用于各期患者。

广东省中医院大学城医院妇科在北京中医药大学黄金昶教授的指导下，用刺络拔罐疗法治疗妇科恶性肿瘤术后、放疗后继发下肢淋巴水肿患者，临床疗效佳，且安全、价廉、方便。同时，应嘱咐患者日常加强生活护理、功能锻炼，预防复发。

（朱秀君，肖静）

## 第二节　围放化疗期并发症治疗实录

### 一、化疗药物过敏——化疗过敏真困扰，刺络放血显功效

**【治疗实录】**

2016年5月21日早上，主任像往常一样带着大家查房，刚刚走到26床张女士房间门口，就听到她激动地对我们说："谢谢主任，谢谢你们，以前每次化疗后我的手指都瘙痒得不行，昨天做了针刺放血后，昨晚症状就明显减轻了，现在基本不痒了，针灸疗效真是太好了。"原来，张女士因复发性卵巢癌于2016年5月中旬在我科住院治疗，经综合评估病情后，暂时无法行手术切除，遂于5月19日行第1程新辅助化疗，化疗方案为紫杉醇＋卡铂。化疗后第2天，张女士即出现手指缝瘙痒不适、局部散在皮疹，于是主任帮她在大椎、耳尖、期门刺络放血，并局部予刺络拔罐。患者一开始对针灸治疗效果存有疑虑，后来抱着试试看的心态接受了治疗，没想到当晚瘙痒症状明显缓解，所以才有前面那一幕出现。后来，张女士在我科继续行多程化疗，每次化疗后均主动要求刺络放血，化疗期间的过敏反应明显减轻，顺利完成6程化疗。（刺络放血情况见图1-41、图1-42）

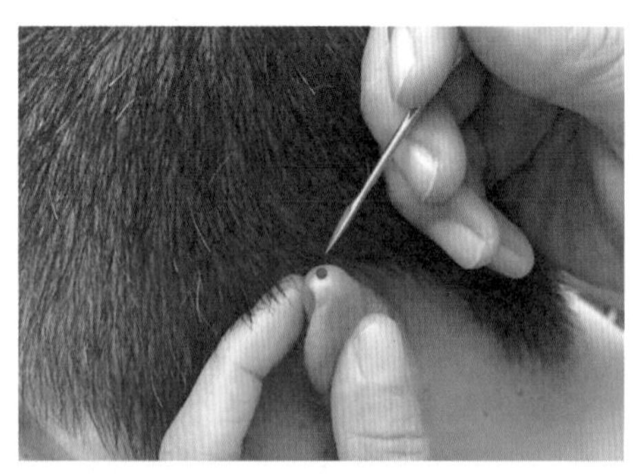

图1-41　耳尖三棱针放血

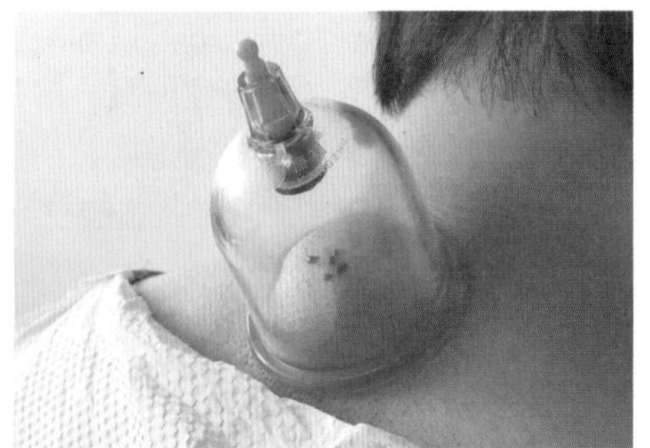

图1-42　刺络拔罐

**【诊疗经过】**

张女士，60岁，祖籍广东，长期居住在广州。2007年5月体检时发现子宫多发肌瘤、盆腔肿物，2007年6月在某三甲医院行腹式全子宫切除术＋双附件切除术＋大网膜切除

术＋盆腔淋巴结切除术，术后诊断为卵巢浆液性囊腺癌Ⅰc期。术后予紫杉醇（240mg，ivd，d1）＋卡铂（0.4g，ip，d1）8程化疗（注：ivd，静脉滴注；ip，腹腔注射）。每次化疗后2～3天出现手指缝瘙痒不适，偶尔亦出现全身瘙痒不适，每次均给予地塞米松、氯雷他定等药物抗过敏治疗，用药期间觉困倦、嗜睡、恶心、头晕等不适，每次用药后3～5天手指瘙痒、皮疹症状才可以逐渐缓解。病人完成全部治疗后，每年定期复查妇科阴道彩超及腹部彩超，均未见明显异常（未定期监测肿瘤标志物）。2016年5月体检时发现腹腔、盆腔积液，CA12-5水平明显升高，遂在我院住院治疗。全身PET/CT提示肿瘤复发并盆腹腔弥漫种植转移，腹腔穿刺行腹水TCT检查见腺癌细胞，结合病史考虑卵巢癌复发转移。综合评估病情，考虑当前暂无手术机会，治疗方案确定为先行2～3程新辅助化疗后再评估病情，择期再行肿瘤细胞减灭术。结合患者情况，考虑为铂敏感复发。2016年5月19日行第1程TC方案化疗（紫杉醇240mg，ivd+卡铂0.5g，ivd），化疗前给予地塞米松（10mg，iv）、苯海拉明（10mg，im）等措施预处理（注：iv，静脉注射；im，肌内注射）。化疗后第2天即出现手指缝瘙痒、身上局部可见散在红色丘疹，情况基本同既往化疗后反应，考虑紫杉醇过敏可能。因程度尚轻，患者尚可忍受，与患者沟通情况后，予行刺络放血治疗（取穴耳尖、大椎、期门）。患者开始对治疗效果心存疑虑，治疗当晚瘙痒症状明显好转；第2天皮疹基本消退；第3天予再次刺络放血，第4天症状完全消失，患者对治疗效果非常满意。2016年6月8日行第2程TC化疗（紫杉醇210mg，ivd+卡铂0.5g，ivd），化疗后第2天患者即主动要求再次行放血疗法，且本次化疗后手指缝瘙痒及皮疹情况较前次明显减轻。经过2程新辅助化疗后，患者血CA12-5水平明显下降，腹水基本消退，复查CT提示盆腹腔病灶较前明显缩小、减少。术前请外科会诊及经科内讨论，患者当前行满意肿瘤细胞减灭术概率大。与患者及家属详细沟通病情后，同意手术，遂于2016年6月30日在气管插管全麻下行肿瘤细胞减灭术（手术达到R0）。手术当天及术后第1天行顺铂腹腔热灌注化疗（60mg，d1；50mg，d2）；第3天行生理盐水腹腔热灌注治疗；2016年7月12日行术后紫杉醇化疗（135～175mg/m$^2$，取量210mg），且本次化疗后患者住院期间未出现明显过敏反应，诉出院后才出现手指缝瘙痒情况。术后第1程化疗后复查CA12-5即降至正常。2016年8月3日、8月24日、9月14日行术后第2～4程TC方案化疗（紫杉醇210mg，ivd，d1+卡铂0.5g，ivd，d1），化疗后第2～3天均出现手指缝间瘙痒不适，手上或身上局部偶有散在皮疹，患者均主动要求刺络放血，每次治疗后症状均可缓解，顺利完成化疗。此后定期妇科门诊复查，其间无明显不适。

**【专家评述】**

药物过敏反应是指有特异体质的患者使用某种药物后产生的不良反应。它与药物的剂量无关，主要与患者的体质有关。药物过敏反应主要有两种形式：一种是在用药当时就发生，称即发反应；另一种是潜伏半小时甚至几天后才发生，称迟发反应。轻则表现为瘙痒、皮疹、哮喘、发热，重则发生休克，甚至可危及生命。

抗肿瘤药物过敏性疾病是指由肿瘤化疗药物导致的机体变态反应或过敏反应引起的疾病。随着医学水平的提高、生活压力增加，肿瘤发生率明显升高。除了手术外，化疗作为恶性肿瘤的一种非常重要的治疗手段，使很多肿瘤晚期患者延长了生存时间，疾病获得明显缓解甚至完全治愈。为了达到良好的治疗效果，减少化疗药物不良反应，需要在用药前掌握每种化疗药物的不良反应，做好应对措施。目前，西医抗过敏治疗措施主要是化疗前预处理，出现过敏反应后停药、对症处理。恶性肿瘤患者需要维持多个疗程的化疗，如果患者出现较为严重的过敏反应，需要及时停药或更换药物；如果仅为轻度过敏反应，可以给予抗过敏或脱敏处理。临床上，很多患者因为使用抗过敏药物后，出现头晕、嗜睡、恶心、呕吐等症状。化疗期间，很多患者因为化疗药物因素亦会出现各种不适症状，而使用抗过敏治疗会加重患者的不适，除了增加患者的痛苦外，也会对患者后续坚持继续化疗的信心产生巨大影响。临床上，我们运用刺络放血疗法，对于轻度药物过敏反应患者缓解症状，疗效甚佳，减轻了患者的痛苦，无不良反应，增加患者继续治疗的信心。

中医根据过敏的症状，将药物过敏反应归属于“痒疹”“瘙痒”“漆疮”等范畴。中医认为，风邪客于腠理，往来肌肤，经气不宣，故瘙痒；风毒蕴肤、血瘀生风、风热毒聚等，皆可致瘙痒。以皮肤瘙痒为主要症状的疾病多与风邪相关，如过敏性皮炎、荨麻疹、湿疹等。《诸病源候论・妇人杂病诸候一・风瘙痒候》云：“风瘙痒者，是体虚受风，风入腠理，与血气相搏，而俱往来，在于皮肤之间。”说明此病不仅仅是风邪的原因，而究其根本则在于血。皮肤诸疹之风，有内外风之别，外风即邪气由外而入侵犯肌表、经络等，内风则由脏腑气血功能失调，多因血虚、血热、血瘀而生风，初期风盛燥血、血热生风，中期血热成瘀、血瘀生风，后期病久耗血、血虚生风。也就是说，血瘀生风多见于老年或病情反复、缠绵难愈的患者，病久阴血被耗，气血失和，化燥生风，或经脉阻滞，气血凝结，肌肤失养。“治风先治血，血行风自灭”，故临床多从“风血”论治。

刺络放血的中医理论基础主要依据中医经络学说和气血学说。中医认为，经络具有由里及表，通达内外、联络肢节的作用，是气血运行的通道，“内属于脏腑，外络于肢节”。经络是沟通人体内外表里的桥梁，具有灌渗气血、濡养全身的作用。气血是人体活动的根本。气血并行于脉内，充润营养全身。人体的各种生理活动，均依赖气血的正常运行，并通过经络发挥其生理功能。气血与经络既为人体正常的生理基础，也是疾病产生的重要病机转化所在。刺络放血可以疏通经络中壅滞的气血，调整脏腑的功能紊乱，使气滞血瘀等一系列病变恢复正常，从而达到治疗疾病的目的。

近年来，对刺络放血疗法作用机制的现代研究颇多。刺络放血疗法对机体的治疗作用可归纳为以下几方面：①对血液系统有良好的双向调节作用。研究表明，刺络放血可促进人体新陈代谢，刺激骨髓造血功能，使代谢加快，并通过神经 - 体液的调节作用，改善微循环功能，有利于排出血液中的有害物质，并使机体有益物质及时补充到血液循环中去，促使机体重新建立内环境稳态而恢复正常的生理功能。通过改善微循环，还可以阻止炎症过度反应和促进炎症的恢复。②有很好的镇痛作用。一方面，因针具对血管壁的刺激，导致在低级中枢水平对疼痛信息产生抑制；另一方面，局部放血后排出致痛物质，减轻疼痛。③可以提高人体免疫功能，激发体内的防御功能，增强免疫力。

刺络放血疏通经络脏腑之气，调整机体的气血阴阳，配合拔罐拔出血液，可起到祛瘀生新、清热除湿之功效，以达祛风止痒之目的。该患者化疗期间正气亏虚，瘀血阻滞经络，血瘀生风，故出现瘙痒、皮疹等症状，而刺络放血起到疏通经络、祛风止痒作用；相对于服用抗过敏药物，患者无既往用药期间出现的躯体不适症状，接受度很高，且临床疗效甚佳，安全、价廉、方便，值得在临床上大力推广。

## 【相关知识】

### （一）过敏反应分级

根据过敏反应的严重程度，其临床表现分为 4 级。

Ⅰ级　只有皮肤黏膜系统症状和胃肠道症状，血流动力学稳定，呼吸系统功能稳定。

Ⅱ级　出现明显呼吸系统症状或血压下降。

Ⅲ级　出现以下任一症状：神志不清、嗜睡、意识丧失、严重的支气管痉挛和 / 或喉头水肿、发绀、重度血压下降、二便失禁。

Ⅳ级　发生心跳和 / 或呼吸骤停。

### （二）妇科几种发生过敏反应频率较高的常用化疗药物（数据主要来源于药物说明书）

**1. 紫杉醇**　目前为妇科应用最多的抗肿瘤药物，对绝大多数实体瘤均有疗效。紫杉醇过敏发生率为 39%，其中严重的过敏反应为 2%，多数为Ⅰ型变态反应，主要表现为支气管痉挛型呼吸困难、荨麻疹和低血压；几乎所有的反应都发生在用药后 10 分钟内，严重反应常发生在应用后 2 ~ 3 分钟。

为防止发生过敏反应，应用紫杉醇治疗之前 12 小时给予地塞米松 10 ~ 20mg 口服，治疗前 30 ~ 60 分钟给予苯海拉明肌内注射或口服 50mg，静脉注射西咪替丁 300mg 或雷尼替丁 50mg。滴注开始 15 分钟，监测血压、血氧和脉搏。既往有紫杉醇过敏史者，建议换用脂质体紫杉醇。

**2. 吉西他滨**　主要用于胰腺癌、非小细胞肺癌、乳腺癌、卵巢癌、膀胱癌，为抗代谢类抗肿瘤药物。约 25% 的患者出现皮疹，10% 的患者出现瘙痒，少于 1% 的患者可发生支气管痉挛（支气管痉挛主要由于滴注过快引起）。吉西他滨无须进行预处理。

**3. 顺铂**　顺铂为第一代铂类药物，过敏反应主要表现为脸肿、气喘、心动过速、低血压、非特异性斑丘疹类皮疹。处理原则主要为对症治疗。

**4. 卡铂**　卡铂为第二代铂类药物，应用于多种实体瘤中。过敏反应发生率低于 2%。过敏反应表现为皮疹、荨麻疹、红斑、紫癜、极少支气管痉挛和低血压，这些反应与其他铂类药物相似，一般在卡铂注射几分钟内发生，由于发生率低，无须进行预处理。

### （三）药物过敏处理策略

**1. 用药前充分评估药物的过敏概率**　无论应用何种抗肿瘤药物，使用前需认真阅读说明书，对药物发生过敏的概率铭记于心，如过敏反应概率较高，应充分做好预处理。做好预处理是防治过敏反应发生的最重要一步。

**2. 用药过程中出现过敏反应的治疗策略**

（1）立即停药：若临床判断为化疗药物导致的过敏反应，立即停止输注。症状较轻者，停药后症状可自行缓解；症状较重者，停药后需进行适当干预治疗。

（2）对症治疗：停药后症状未缓解，根据不同症状选用不同的治疗方法。胸闷、气短，给予吸氧；过敏性药疹，给予抗组胺类药物如苯海拉明、氯雷他定等；药物相关性发热，给予物理降温；如合并感染，考虑应用抗生素治疗。

（3）过敏性休克的抢救措施：此为临床中处理的重点，如抢救不及时可危及生命。①遵循停药原则，患者平卧，给予吸氧。密切观察血压、血氧及尿量的变化。②立即皮下或肌内注射 0.1% 肾上腺素 0.2～0.5ml，此剂量可每 15～20 分钟重复注射，多数患者在 30 分钟内可逐渐恢复。③地塞米松 5～10mg 加入 5%～10% 葡萄糖注射液中静脉滴注。④异丙嗪 25～50mg 或苯海拉明 40mg 肌内注射。⑤呼吸抑制时，应用尼可刹米 0.25～0.5g 静脉注射，或洛贝林 3～6mg 静脉注射、10mg 皮下或肌内注射。⑥补充血容量，纠正酸中毒。可给予低分子右旋糖酐或碳酸氢钠静脉滴注。⑦如血压仍不回升，去甲肾上腺素 1～2ml，或多巴胺 20mg，加入 5%～10% 葡萄糖注射液 250ml 静脉输入。⑧急性喉头水肿导致窒息时，行气管切开。

（蔡林儿）

## 二、化疗呕吐——恶心呕吐真难受，一针一豆见奇效

### 【治疗实录】

2019 年 7 月 3 日 14：30，护士长带着护士查房时，发现患者耿女士侧躺在自己带的小躺椅上打吊针，神疲乏力，耿女士睁了一下眼睛，没有打招呼，马上又闭上眼。护士长想协助她回病床休息，顺便整理一下病房，于是家属连忙解释，耿女士在躺椅上方便呕吐。这时大家留意到躺椅周围有塑料袋、纸巾、小垃圾桶。这凌乱的环境，都是因耿女士随时要呕吐而准备的必需品；话梅、柠檬片等众多小零食是她自己想到缓解呕吐的方法。耿妈妈说："这次化疗反应最大，吃什么吐什么，现在喝水都害怕，早上喝了点粥水，也全吐出来了，这 3 天都没怎么吃东西，大便也好多天没解了。不好意思，她不是故意不理人的，只是真的没力气、太难受了。"护士长对耿妈妈说："没关系的。我们想想办法，你女儿会好起来的。"护士长马上又询问耿女士和耿妈妈："你们之前有没有接触过耳穴压豆？"耿妈妈说没有。护士长："耳穴压豆在治疗便秘、胃肠道不适方面效果很好，不过就是有些痛，不知道……""只要能舒服点，割肉的痛都行。"耿女士突然睁开眼、坐起来一点儿，急切地作出微弱的回应。看到患者这么急切，护士长就安排人回去拿耳穴贴压的用物。现场和大家一起进行舌诊：舌淡暗，苔黄、厚、干；耳诊：三角窝位置有血丝，耳轮脚一带有色素沉着，耳甲腔一带有颗粒样增生，耳垂有突起。结合以上情况，采用中医辨证思维，护士长给耿女士进行耳穴压豆治疗。

**治疗思路：**

主穴：脾、胃、贲门、交感、皮质下。

配穴：心、神门、肝、膈、枕。

脾、胃：调中焦，和脾胃，理气降逆。

贲门：止呕要穴。

交感：缓解迷走神经兴奋产生的恶心呕吐。

皮质下：调节大脑皮质兴奋性和胃肠功能。

上穴合用，共奏健脾止呕、养血疏肝、调节情志之功。该穴位组合亦是食物从口经行食管的路线。（具体穴位见图 1-43）

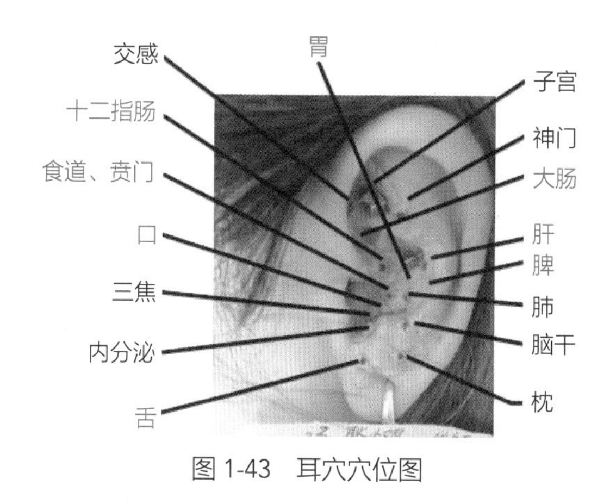

图 1-43 耳穴穴位图

**延长疗效：穴位注射内关穴。**

考虑到耿女士此次为第 6 程化疗，化疗方案为第 1、第 2、第 8 天用药，化疗时间长，连续多日化疗期间，急性和迟发性呕吐有可能重叠发生，故制订每日止呕方案较为困难。如何使作用效果得到延长？此时，护士长想到了穴位注射疗法，因为它有三重作用：①即时效应：在进针数分钟及数小时内产生。多为针刺和药物注入对局部刺激而引起。②慢效应：可在治疗数小时至 1 天内出现，与药物在穴区进行生物化学作用有关。③后作用：是在前两个治疗效应基础上，调动和恢复患者自身调节功能而实现的。这种初期为机械刺激效应，通过经穴的传导得到即刻效应，中期为药物化学效应及后期的后作用效应，则使经穴与药物的综合作用得到发挥。这就必然使穴位注射治疗后疗效的有效期得到延长，使疾病在整个较长的治疗过程中得到更彻底的治疗。

选穴：内关穴。

功效：宁心安神、理气止痛，常用于呕吐、呃逆等胃疾。

定位：前臂掌侧，当曲泽与大陵连线上，腕横纹上 2 寸，掌长肌腱与桡侧腕屈肌腱之间。

医嘱：维生素 $B_6$ 注射液 50mg 穴位注射双侧内关穴，隔天 1 次（图 1-44）。

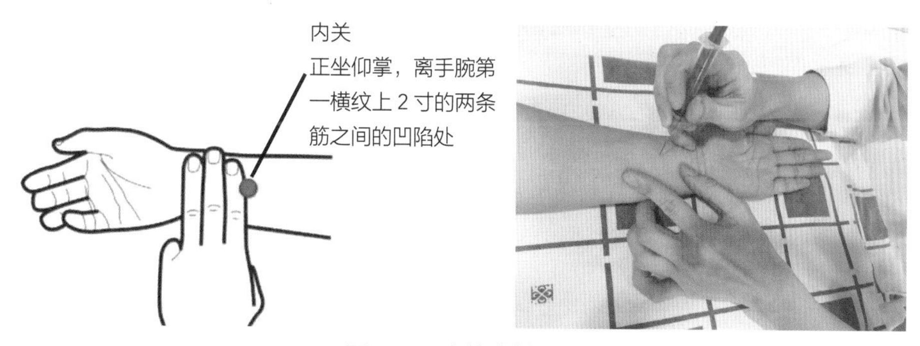

图 1-44 穴位注射

**治疗效果：良好（表 1-4，表 1-5）。**

表 1-4 治疗效果一

| 时间 | 患者表现 |
|---|---|
| 7月3日 14：50 耳穴贴压10分钟 | 想排气，忍了 |
| 7月3日 14：55 | 如厕，大量排气，中量大便 |
| 7月3日 15：40—18：30 | 进食瘦肉水2碗，盒饭1个 |
| 7月4日 06：40 | 排气、排便 |
| 7月4日 全天 | 正常进餐 |
| 7月9日 | 患者顺利完成第6程化疗，其间饮食正常，偶有恶心呕吐，出入量相对平衡，体重无明显下降，未发生水电解质紊乱 |

表 1-5 治疗效果二

| 日期 | 大便次数 | 体重 /kg | 身高 /cm | 尿量 /ml | 总出量 /ml | 总入量 /ml |
|---|---|---|---|---|---|---|
| 7月3日 | 1 | 54.7 | 168 | 3 000 | 3 600 | 4 334 |
| 7月4日 | 1 | | | 4 300 | 4 700 | 3 950 |
| 7月5日 | 0 | 54.5 | 168 | 4 100 | 4 650 | 4 550 |
| 7月6日 | 1 | | | 3 200 | 3 800 | 4 150 |
| 7月7日 | 2 | | | 4 000 | 4 300 | 3 900 |

## 【诊疗经过】

耿女士，34岁，既往月经规律，37天一潮，量中，7天干净；2017年4月，孕31⁺周时因部分前置胎盘大出血行剖宫产术，产后哺乳2个月，2个月后月经复潮，复潮后月经情况同前；2019年1月31日，因月经未潮至广州医科大学附属第三医院查血人绒毛膜促性腺激素（HCG）245.8U/L；2月6日，无明显诱因下出现阴道流血，量中，如平素经量，10天左右干净；后动态复查血HCG水平逐渐上升，B超提示宫内未见妊娠征；遂于2月21日至广州市妇女儿童医疗中心住院治疗。住院期间查妇科彩超：内膜4mm，左侧卵巢旁见一混合回声包块，大小约14mm×12mm×17mm，内见一无回声6mm×6mm，余未见异常；考虑异位妊娠待查，后予米非司酮口服、甲氨蝶呤（MTX）单次肌内注射治疗。经治疗后，血HCG水平仍逐渐上升，3月11日HCG 1 813.79U/L。3月13日，患者转至中山大学附属第六医院住院治疗，并于3月14日行诊刮术。术后病理结果：（宫腔）增生期样子宫内膜。术后血HCG 1 920.29U/L（较前上升）。遂于3月18日行腹腔镜下左侧输卵管切除术。术后病理结果：（胚胎组织）镜下为输卵管黏膜组织，上皮广泛脱落，伴纤维组织稍增生；（左侧输卵管）输卵管组织，灶性区域上皮脱落，伴系膜囊肿形成。术后血HCG 3 543.94U/L（持续上升）。术后续予米非司酮及MTX单次肌内注射治疗。经治疗后，患者血HCG仍处于较高水平，3月25日、3月28日、4月1日复查血HCG分别为6 360.91U/L、5 458.50U/L、6 295.06U/L。4月1日查胸部CT平扫+增强：左肺下叶后基底部结节，结合病史，定性困难，考虑肺内良性病变（肺硬化性血管瘤、机化性肺炎等）或肺转移可能。PET/CT检查提示双肺散在毛玻璃小结节，建议复查。4月1日，患者停服米非司酮。4月8日，患者至我院行全身PET/CT：左肺下叶后基底段胸膜下类圆形结节（1.8cm×1.7cm×1.9cm），代谢轻度增高，结合病史，考虑肿瘤性病变（滋养细胞来源可能性大），病灶与左后胸膜紧密相连；左侧输卵管切除术后改变；子宫、双侧卵巢未见明显高代谢病灶征象。2019年4月15日于我科住院治疗，诊断为妊娠滋养细胞病（绒癌，Ⅲ：8分）。排除化疗禁忌证后，分别于4月19日—4月26日、5月3日—5月10日、5月17日—5月24日、6月1日—6月8日、6月15日—6月22日行第1～5程EMA-C0方案化疗（方案为：第1天放线菌素D 0.5mg、qd、ivd，依托泊苷160mg、qd、ivd，MTX 160mg、qd、iv，MTX 320mg、qd、ivd；第2天放线菌素0.5mg、qd、ivd，依托泊苷160mg、qd、ivd，亚叶酸钙15mg、q12h、im；第8天长春新碱2mg、qd、iv，环磷酰胺900mg、qd、ivd）。3程化疗后，血HCG转阴。转阴后，患者继续巩固化疗3程，此次为第6次化疗。

该患者所用化疗药物均为中高致吐药物，加上药物毒副作用的叠加，致使恶心、呕吐症状十分明显。恶心、呕吐程度评估参见欧洲临床学术会议标准（1989年第5届欧洲临床学术会议上制定），具体见表1-6、表1-7。

表1-6　恶心程度

| 恶心程度 | 表现症状 |
|---|---|
| 0度 | 无恶心 |
| Ⅰ度 | 恶心，不影响进食和日常生活 |
| Ⅱ度 | 恶心，影响进食和日常生活 |
| Ⅲ度 | 因恶心而卧床 |

表1-7　呕吐程度

| 呕吐程度 | 表现症状 |
|---|---|
| 0度 | 无呕吐或只有轻微恶心 |
| Ⅰ度 | 每日1～2次呕吐 |
| Ⅱ度 | 每日3～5次呕吐 |
| Ⅲ度 | 每日>5次呕吐 |

根据以上评价标准，耿女士恶心、呕吐程度均为Ⅲ度。如何有效缓解化疗带来的不适，让她有信心坚持下去，值得我们去思考。耳穴压豆联合穴位注射疗法，对治疗化疗后恶心、呕吐等不适症状起到良好的功效，并且效果能持续，值得借鉴推广。

## 【专家评述】

化疗相关性恶心呕吐（chemotherapy-induced nausea and vomiting，CINV）是恶性肿瘤化疗期的常见并发症，被认为是化疗导致的两个最令人痛苦的毒副反应。据文献报道，发生率达80%～90%。恶心、呕吐会导致大量胃内容物丢失，严重时甚至危及生命。反复的恶心、呕吐会使食欲下降，进食减少，导致营养失调、体重下降。临床上多以5-羟色胺受体拮抗剂治疗CINV，有一定疗效，但用药后仍有60%的患者得不到缓解，甚至引起便秘、肠梗阻、锥体外系反应等不良反应，严重影响化疗的治疗效果，部分患者甚至因此而中断化疗，且化疗药物昂贵，增加患者经济负担。

中医理论认为，呕吐是指因外邪犯胃、饮食不节、情志失调、病后体虚等导致胃失和降，胃气上逆，迫使胃中之物从口中吐出的一种病症。一般以有声有物谓之呕，有物无声谓之吐，无物有声谓之干呕。另外，尚有“有声无物谓之干呕，无声无物谓之恶心”之说。久病呕吐，正气不足，病程较长，易反复发作，较为难治。本案例中，耿女士进行多次化疗，在高致吐化疗药物的影响下，呕吐不止，饮食难进，若不积极处理，则后天之本受损。常规使用西药止呕方案，效果不尽满意。

近年来，耳穴压豆疗法因其具有显著优势而被广泛用于治疗 CINV，以扶正祛邪、和胃降逆为原则。通过耳穴压豆联合穴位注射治疗，调节脏腑功能，疏通经络，使全身气血平衡，从而达到治病的功效。现代研究表明，耳穴附近分布着丰富的迷走神经，耳穴贴压可调节自主神经功能，缓解迷走神经过度兴奋，从而改善人体食欲。此疗法有效、副作用小、临床容易实施、患者容易接受。因此，临床上使用广泛。

穴位注射疗法是在针刺疗法和现代医学封闭疗法相结合的基础上，根据经络理论和药物治疗原理发展起来的一种治疗方法。它将针刺与药物对穴位的双重刺激作用有机结合起来，发挥综合效能，以提高疗效。本法具有操作简便、用药量少、适应证广、作用迅速等优点，因此临床应用逐年增多。

根据患者自身情况，辨证施护，不仅给患者治疗带来了更多选择，而且新的尝试往往取得意想不到的疗效，让患者受益，同时也锻炼了护理人员的临床思维，体现了护理人员的价值。

（黄丽珊，贺海霞）

## 三、化疗后纳差——佳肴当前同嚼蜡，四缝刺络复食欲

### 【治疗实录】

2016 年 3 月，一天下午，肖静主任专科门诊里出现了一个熟悉的身影，她是肖静主任的老病号——周女士。周女士是一个卵巢恶性肿瘤患者，2015 年 10 月在我院行开腹手术，术后病理提示（左侧附件）分化差的卵巢浆液性乳头状囊腺癌。最后结合手术及病理分期，诊断为卵巢乳头状浆液性囊腺癌Ⅱ b 期。术后患者从 2015 年 10 月至 2016 年 2 月完成 6 程化疗，最后一次化疗是 2 月 11 日。完成化疗疗程后，医生嘱周女士定期随访复查。化疗过程比较辛苦，周女士总觉得食欲差、恶心呕吐，也觉得疲倦乏力。现在完成化疗了，家人都希望可以为周女士进补一些营养食物，改善她的体质。然而距离最后一次化疗已经将近 1 个月了，周女士仍然胃口差，不欲饮食，时有恶心欲吐、腹胀等不适，即使家人做好美味营养食物摆在眼前，她也没有进食的欲望。这让周女士的家人非常担心。

### 【诊疗经过】

周女士，56 岁，祖籍广东，长期居住在广州，2015 年 10 月因“腹胀伴发现盆腔包块 1 个月”在我院住院治疗，排除手术禁忌证后，行全子宫切除术 + 双侧输卵管卵巢切除术 + 大网膜切除术 + 双侧盆腔淋巴结清扫术 + 阑尾切除术，术后病理提示（左侧附件）分化差的卵巢浆液性乳头状囊腺癌。最后结合手术及病理分期，诊断为卵巢乳头状浆液性囊腺癌Ⅱ b 期。术后患者进行 6 程 TC 方案化疗，于 2016 年 2 月完成化疗，之后嘱患者定期门诊随诊治疗。

第一诊：2016 年 3 月 25 日。患者至门诊就诊，主要症状：疲倦，乏力，纳差，时有恶心欲吐，腹胀，眠一般，大便量少，小便尚调。舌淡，苔白腻，脉沉细弱。

查体：生命体征平稳，心肺查体未见异常，全腹软，无明显压痛、反跳痛，肠鸣音偏弱、3 次 /min。

辅助检查：血常规基本正常，腹部平片未见明显肠梗阻影像学表现。

中医诊断：化疗后纳呆；辨证：脾胃虚弱，内有食积。

西医诊断：①卵巢癌（左卵巢乳头状浆液性囊腺癌Ⅱ b 期，术后化疗后）；②化疗后消化不良。

治疗：

**1. 中药处方**　党参 30g，鹿角霜 15g，制何首乌 30g，炙黄芪 30g，土炒白术 60g，乌豆衣 15g，炙甘草 6g，茯苓 20g，鸡血藤 30g，干姜 10g，红豆杉 1 袋，糯稻根 30g，浮小麦 30g，覆盆子 15g，桑螵蛸 10g。水煎服，日 1 剂，共 7 剂。

**2. 中医特色疗法**　四缝刺络（图 1-45）。

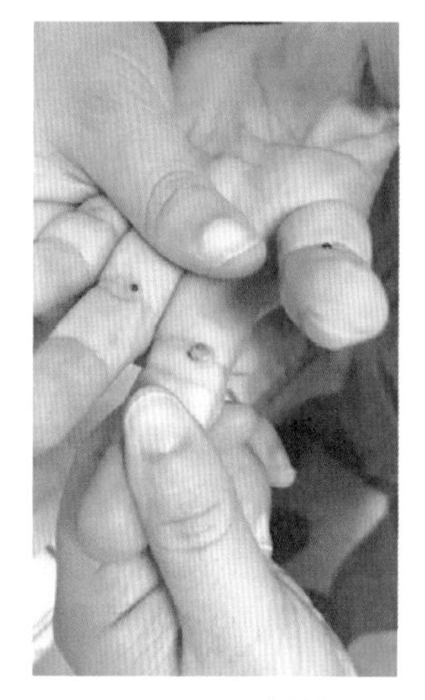

图 1-45　四缝刺络

第二诊：2016 年 4 月 1 日。患者再次至门诊就诊，诉经上诊四缝刺络治疗后，当天下午患者乘坐地铁回家，在半路已觉饥饿感，回家后觉食欲较前明显改善。上周在家进食量已经比之前化疗刚出院时明显增加，精神较前好转，疲倦乏力感较前改善，无明显恶心欲吐，腹胀较前减轻，眠一般，大便仍量偏少，小便尚调。舌淡，苔白，脉沉细。

诊断：中西医诊断同前。

治疗：

**1. 中药处方**　党参 30g，鹿角霜 15g，肉苁蓉 20g，炙黄芪 30g，土炒白术 60g，乌豆衣 15g，炙甘草 6g，茯苓 20g，鸡血藤 30g，干姜 10g，红豆杉 1 袋，糯稻根 30g，浮小麦 30g，覆盆子 15g，桑螵蛸 10g。水煎服，日 1 剂，共 7 剂。

**2. 中医特色疗法**　再次四缝刺络，并配合切脉针灸调理患者气血。

治疗后，周女士病情稳定，持续在肖主任专科门诊服用西药来曲唑、中药，以及进行中医传统治疗调理，现一直无复发迹象。

## 【专家评述】

食欲不振属中医“纳呆”范畴，基本病机为先天不足，脾胃素虚，或感受外邪、饮食失节、情志失调、久病耗伤等原因导致脾胃虚弱。本病病位在脾、胃，与肝、胆、大小肠关系密切。《灵枢·脉度》曰：“脾气通于口，脾和则口能知五谷矣。”中医认为，脾胃为后天之本，气血生化之源。胃主受纳，脾主运化。脾胃健，则食欲正常。此患者身患恶性肿瘤，经手术及化疗双重打击，脾胃受损，运化失常，家人又急于为患者进补，导致脾胃虚弱，内有食积。治疗上当健脾助运，使脾得健运则胃纳自开。

现代医学认为，微量元素锌及维生素缺乏、运动不足、不良饮食习惯等任何使胃肠功能紊乱的原因，均可导致食欲不振或厌食。恶性肿瘤患者化疗后，出现食欲下降、口淡乏味、纳少等消化不良症状，主要由于化疗药物刺激胃肠黏膜，导致黏膜上皮细胞生长被抑制，从而引起各种消化道不良反应。临床上，肿瘤化疗后消化道反应常使用促动力药与抑酸剂联合治疗，可在一定程度上缓解肠胃不适，但不良反应相对较多，患者容易发生嗜睡、乏力、锥体外系反应等。

四缝穴名见于明代《奇效良方》，位于第 2 ~ 5 指掌面近侧指间关节横纹中央，一手 4 穴。

有关四缝穴中医机制的论述，多从经络、古代手相、全息及所治病证的病因病机方面进行探讨。有医家认为，四缝穴是经外奇穴，与手三阳及手少阴、厥阴均有联系；针刺四缝穴具有清火养阴、通调百脉的功效，从而使邪火得泻，阴血得复，脾气得运，营卫调和。另外，有医家认为，四缝穴位于手掌面，为手三阴经所过之处，且是手三阴经与三阳经交会之处。手三阴和手三阳经脉互为表里，内联脏腑，外络关节，故通过点刺四缝穴以起畅通百脉、解热除烦、调和脏腑的作用。脾主四肢，手阳明大肠经与手太阴肺经在食指相接，且手太阴肺经起于中焦，故四缝穴与脾胃有密不可分的联系，针刺四缝穴能健运脾胃，促进脾胃腐熟和运化水谷的功能。就全息理论而言，四缝穴与三焦、命门、肝和小肠有内在联系，能直接通过手三阴经与全身经络紧密相连。历代医家不断总结积累得出，点刺四缝穴具有健脾消积、激发经气、通调百脉、泻热除烦、调整三焦等功效。

现代研究表明，针刺四缝穴可以调节胃酸分泌，增加肠中膜蛋白酶和膜淀粉酶的含量，改善胃肠蠕动，以促进消化吸收；也可以改善患者血清瘦素水平，以此促进纳食增加；且可使胃蛋白酶活性升高，胃酸度偏低者升高、偏高者降低，保持胃酸度的平衡。可见，针刺四缝穴能通过类似于神经体液系统的调节，使得胃肠血液循环得以改善，胃肠道蠕动、肠黏膜的吸收加强，从而改善机体对营养物质的消化吸收、代谢、利用和合成等，以达到增进食欲的目的。也有研究证实，刺四缝穴能够改善患者的食欲、食量，提高微量元素含量（锌、铁、铜）、免疫球蛋白及补体水平、血红蛋白水平、血小板体积，从而提高免疫功能。

（朱静妍）

## 四、围化疗期便秘——化疗便秘苦难言，耳部刮痧通无阻

**【治疗实录】**

某个周二的下午，主管护士和P班护士小杨进行床边交接班，来到26床边查看患者情况。小杨见26床邬女士满脸愁容，在房间走动，餐桌上有盒饭还没开动。护士小杨关心地问：“邬女士，今天中午没吃饭吗？”邬女士的家属回道：“她吃不下，说肚子胀得很，来住院前2天就没大便，到今天都有4天没大便了，你看她这都走了一个多小时了，也没一点想大便的感觉。医生开了麻仁软胶囊，她也不想吃。”说完摇了摇头。邬女士也是一脸无奈。护士小杨拉开邬女士的衣服，看着微微隆起的腹部说，“来，伸下舌头给我看看”，只见邬女士舌质淡嫩、苔薄白，切脉则沉细无力。于是，小杨对邬女士说：“你的舌苔脉象反映你气血两虚。因为手术、化疗导致你的脾虚无力运化，肠道蠕动无力，进而导致便秘。等下给你做个耳部刮痧，来调节你的肠道。”邬女士急迫地回答：“好的！”

中医治疗室内，邬女士躺在治疗床上，暖暖的玉石垫让她焦躁的情绪慢慢放松下来。护士小杨先给邬女士摆好体位，暴露耳部皮肤，随后用生理盐水清洁耳部皮肤，涂按摩油后，循环按摩耳部，打开耳廓小周天及大周天，促进全身气血运行，然后耳前按照由下至上、由外至内的顺序，从耳垂刮到耳尖、从外耳刮到内耳、从耳前刮到耳后，而耳背按照从上到下、从外至内的顺序，刮到耳根空白处，向后刮至翳风，沿胸锁乳突肌往下刮至锁骨上缘。最后，根据邬女士便秘的症状，重点刮耳甲艇及耳甲腔。刮完双耳，患者觉得腹部少许疼痛，去厕所可解少许颗粒样粪便。之后住院期间，护士予隔天一侧耳部刮痧、一侧耳穴压豆调理，邬女士住院期间可每日排便1次。（耳部刮痧前后见图1-46、图1-47）

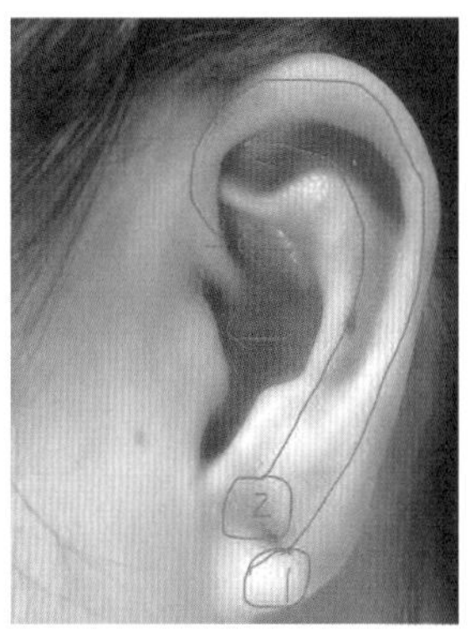


图 1-46 耳部刮痧前

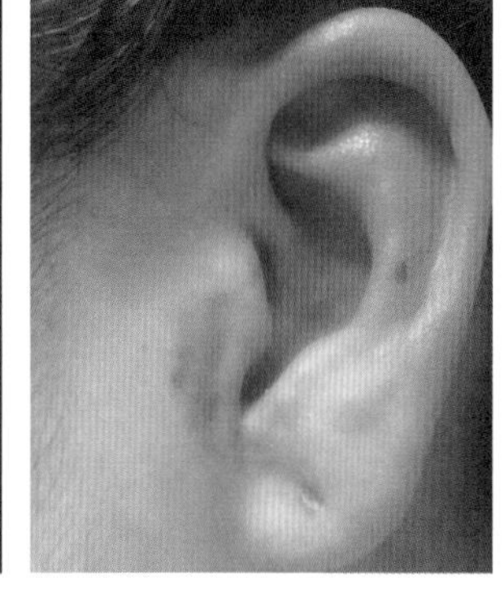

图 1-47 耳部刮痧后

## 【诊疗经过】

邬女士，女，44 岁，2017 年 12 月 8 日于桂林医学院附属医院因盆腔囊肿破裂急诊行腹腔镜下盆腔巨大肿物切除 + 左侧附件切除 + 右侧卵巢肿物切除 + 盆腔粘连松解术。术后病理结果：（双侧卵巢）中 - 低分化子宫内膜样癌伴黏液化生及黏液形成，左侧卵巢肿物 12cm × 8cm × 4cm，右侧卵巢肿物 4cm × 3cm × 2cm；（左输卵管）未见癌；（腹腔冲洗液）涂片示细胞块可见少量轻度异型细胞。排除化疗禁忌证后，于 2018 年 2 月 9 日行第 1 程 TC 方案化疗，过程顺利。后续多次于我院住院治疗，复查未见肿瘤复发。2019 年 3 月 4 日入住我科，PET-CT 结果提示（阴道残端稍上水平）盆腔膀胱直肠窝、左侧髂内血管旁新发病灶，考虑肿瘤复发。排除手术禁忌证后，于 2019 年 3 月 13 日在我院行腹腔镜下直肠旁肿物切除术 + 左侧髂内血管旁肿物切除术。2019 年 12 月 14 日复查全腹 CT，提示肿瘤术后复发，病灶较前增大，再次行 1 程化疗后肿瘤未受控。患者已接受多线化疗方案，有靶向治疗指征。遂于 12 月 17 日开始服用安罗替尼靶向治疗，肿瘤科门诊随诊。2020 年 3 月 12 日复查胸 + 腹增强 CT，与 2019 年 12 月 14 日 CT 片对比，现片示子宫术后缺如；盆腔左侧壁紧贴直肠前左侧壁肿块，考虑为肿瘤术后复发可能性大，较前缩小，病灶累及直肠左侧壁，膀胱左后壁较前清晰；直肠及邻近乙状结肠左侧脂肪间隙内、左侧髂血管旁淋巴结，较前缩小且减少；建议进一步检查。既往有阵发性心房颤动及抑郁发作病史。

5 月 2 日入院当天，遵医嘱予麻仁软胶囊口服，效果不理想。入院第 2 天行耳部刮痧治疗，先予耳部按摩，打开耳廓小周天（按摩顺序：心血管皮质下—脑垂体—脑干—甲状腺—对耳轮内侧缘颈—胸—肋缘下—腹—对耳轮下脚至交感—出走外交感—沿耳轮升部下降至外耳—耳屏前—目 1—升压点）及大周天（按摩顺序从耳轮 4 颈项部开始：十二经脉、六条阳经、六条阴经均在颈项部汇合入脑络、入耳中—沿耳轮 4—耳轮 3、耳轮 2、耳轮 1—耳尖穴—上耳根至耳廓前、耳屏前缘—耳垂前缘—耳垂下缘向外上方与轮 4 汇合。主要按摩支配运动系统的耳大神经、枕小神经。耳大神经通肩背，枕小神经通肢末，交感活血通全身，外感调整神经功能，耳屏为耳颞神经三叉神经支配区。按摩此循环通路不只对运动系统可调整改善功能，而且对脑神经亦有平衡作用），促进全身气血运行。然后行耳部全息刮法，按照由下至上、由外向内的顺序刮全耳。根据患者便秘的症状，重点刮患者的耳甲腔、耳甲艇、耳轮脚等部位，刺激各部位相应穴位，增加肠蠕动，调节胃肠功能，增加大肠疏导糟粕，顺气导滞。患者自诉刮后少许腹痛，少量排气，可排便少许，颗粒状。第2次耳部刮痧双耳，加耳穴压豆相应部位，患者自诉肛门坠胀感，排少量成形成条硬便。多次耳部刮痧、耳穴压豆治疗，结合中药调理后，患者可每日大便1次，成形软便。

根据 Agachan F、Chen T、Pfeifer J、Reisman P、Wexner SD 的便秘 Wexner 评分表格，患者便秘症状较前改善（表1-8，表1-9）。

表1-8　Wexner 评分表格

| 项目 | 分值 | 项目 | 分值 | 项目 | 分值 | 项目 | 分值 |
|---|---|---|---|---|---|---|---|
| 大便次数 | | 排空：不完全排空 | | 排便时间：每次排便蹲厕时间 /min | | 排便失败：每24小时不能成功的次数 | |
| 1～2次 /1～2d | 0 | 从不 | 0 | ＜5 | 0 | 从不 | 0 |
| 2次 /w | 1 | 很少 | 1 | 5～10 | 1 | 1～3 | 1 |
| 1次 /w | 2 | 有时 | 2 | 10～20 | 2 | 3～6 | 2 |
| ＜1次 /w | 3 | 常常 | 3 | 20～30 | 3 | 6～9 | 3 |
| ＜1次 /m | 4 | 总是 | 4 | ＞30 | 4 | ＞9 | 4 |
| 困难：排便时很痛苦 | | 疼痛：腹痛 | | 协调排便：协助类型 | | 病史：便秘病程 | |
| 从不 | 0 | 从不 | 0 | 没有协助 | 0 | 0 | 0 |
| 很少 | 1 | 很少 | 1 | 刺激性泻药 | 1 | 1～5 | 1 |
| 有时 | 2 | 有时 | 2 | 手指排便或灌肠 | 2 | 5～10 | 2 |
| 常常 | 3 | 常常 | 3 | | | 10～20 | 3 |
| 总是 | 4 | 总是 | 4 | | | ＞20 | 4 |

注：Wexner 评分总分数为0～30分，分数越高，便秘症状越严重。

表1-9　治疗前后便秘 Wexner 评分记录

| 日期 | 5月2日 | 5月3日 | 5月10日 | 5月17日 |
|---|---|---|---|---|
| 总分 | 17 | 15 | 10 | 8 |

## 【专家评述】

便秘是恶性肿瘤患者尤其是老年患者和晚期肿瘤患者的常见症状，发生率约为15%。癌症晚期患者便秘发生率高达50%～70%，住院患者更高。肿瘤患者常见便秘的原因一般分为3种类型：第一类为化疗药物作用，常用的一些化疗药物如长春新碱类，具有自主神经毒性，可引起便秘；第二类为止呕药物，如化疗中为了预防恶心呕吐，常规使用5-$HT_3$受体拮抗剂等止呕药，可抑制肠蠕动引起便秘；第三类为阿片类止痛药物的使用，如口服或外用止痛药物，可抑制消化道平滑肌，使胃排空延长，肠蠕动减弱，导致便秘。

西医通过药物或其他治疗，一定程度上可以缓解该症状；通过相应的生活及饮食指导，可以在一定程度上预防。中医认为，便秘由多种原因引起，如肠胃燥热、津液耗伤、七情不和、气机郁滞、久病内伤、年老体衰、气血不足等，导致大肠传导功能失常，引起便秘。本症在《伤寒论》中有“阳结”“脾结”等名称。便秘有虚证、实证之分。虚证多见于孕妇、体虚年迈者，因气血不足、肾虚阴精耗竭所致。实证多见于饮食失节，过食辛辣，或因热病引起津液枯竭所致。

目前，西医对于慢性功能性便秘的治疗，在教导患者改变饮食结构、保持心理健康、养成良好排便习惯和适量运动的基础上，主要依靠生物反馈疗法、药物治疗和手术治疗。慢性功能性便秘属中医“便秘”范畴，又称“大便难”“后不利”“不更衣”“脾约”等。便秘的基本病变属大肠传导失常，同时与肺、脾、胃、肝、肾等脏腑功能失调有关。多项研究显示，中药在改善便秘患者的临床症状、改善结肠传输时间、减少复发率等方面均优于西药中被广泛使用的促胃肠动力药和泻剂。中药以汤剂口服为主，也包括中药保留灌肠配合大肠水疗。

该患者术后正气亏损，脉络受损，血水不畅，加之术后化疗等损伤正气，无力推动血行，气血不足。耳部刮痧是刮痧疗法中的一种，指用刮痧器具蘸刮痧油通过徐而和的手法在耳部皮肤上刮痧，调动阳气治病，扶正祛邪，以通为治、以通为补、以通为泻、以通为健的治疗方法。予耳部耳甲腔、耳甲艇、耳轮脚刮痧，刺激该部位大肠、乙状结肠、腹三穴，可增加肠蠕动、疏通脏腑、顺气导滞。刺激脾、三焦，可化气输精，促进运化功能。刺激消化系统皮质下，调节胃肠功能。刺激肺，因肺与大肠相表里，肺主肃降，可增加大肠疏导糟粕的功能。刺激心穴，因心与小肠相表里，可去心火，主消化。因此，耳部刮痧对肿瘤患者出现便秘症状有较好的效果。

（杨慧，贺海霞）

## 五、放化疗后骨髓抑制——骨髓抑制常出现，督脉艾灸时有验

### 【治疗实录】

“像我这种骨子里就怕冷的人，艾灸是帮我来祛寒的最佳帮手，广东省中医院大学城医院妇科果然如外界所传，用中医的治疗方法多，中西医结合治疗妇科肿瘤的疗效好”，这是黄女士做完督脉灸后发出的感慨。“黄女士、广东省中医院大学城医院妇科、督脉灸”，三者之间有什么样的奇缘呢？

黄女士来自湖南，半年前因为不规则阴道流血，来广州求治，被确诊为子宫内膜恶性肿瘤，并及时进行了规范的手术治疗。根据术后病理（子宫内膜样腺癌Ⅲa期），医生建议黄女士术后补充放化疗。家人看到术后的黄女士非常虚弱，向病友打听到广东省中医院大学城医院妇科善用中西医结合治疗妇科肿瘤，便慕名而来，寻求后续治疗。在中医药护航的治疗下，黄女士顺利、如期地完成了5个疗程化疗和25次盆腔外照射。多次的放化疗成功控制了癌细胞，却也杀伤了黄女士体内很多的正常细胞。2020年6月1日，黄女士第6次住进大学城医院妇科，主要是为行第6程化疗而来。抽血检查提示Ⅲ度骨髓抑制。为了改善黄女士的骨髓抑制，妇科医生按照治疗规范给予升高白细胞和血小板的药物特尔津（重组人粒细胞刺激因子注射液）、巨和粒（注射用重组人白细胞介素-11）。先后2次给予处理后，黄女士的骨髓抑制却未得到改善。于是又给黄女士用上广东省中医院大学城医院妇科的特色治疗——督脉灸（火龙灸）（图1-48），希望能通过温阳扶正气的方式来激发黄女士的各项功能，尤其是骨髓造血功能，让黄女士顺利地完成既定化学治疗。黄女士第1次躺在中医治疗室床上接受督脉灸时，内心是很紧张的，毕竟把中药艾绒放在

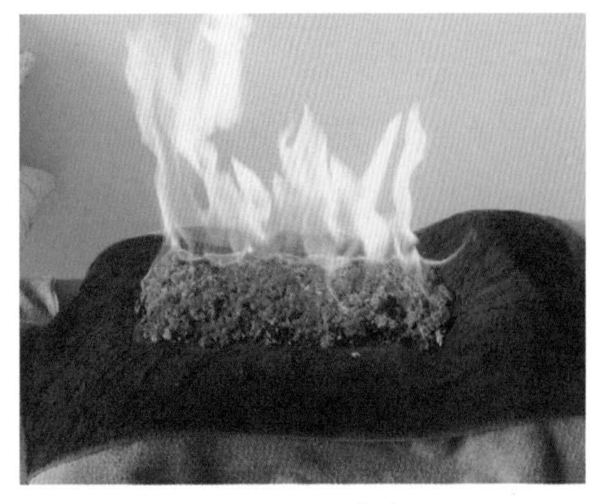
图 1-48 火龙灸

自己背上点燃，与热和火烟进行零距离接触，很有触觉和视觉冲击力；但真正在做督脉灸的过程中，黄女士周身有舒适感，温热之气透过背部督脉到达黄女士的五脏六腑、四肢百骸，让一直比较怕冷（膝关节、腰背部最明显）的黄女士顿时感觉周身暖和，当晚睡眠都得到改善。最终，在督脉灸的辅助下，黄女士战胜了骨髓抑制，顺利用上了第 6 程化疗药物。至此，黄女士完成了手术后制订的放疗和化疗方案。化疗后，黄女士又出现了食欲差、大便烂的问题，医护人员又给黄女士用上脐灸，这些情况均有缓解。病久自成“医”的黄女士自己都笑说：“像我这种骨子里就怕冷的人，艾灸是帮我祛寒的最佳帮手！”当然，冷的时候要喝个热汤、热水或者加些衣服，这个我们都知道的生活常识，中医学称之为“寒者温之”，这也是中医治疗疾病的原则之一，但是“什么时候温，温哪里”，其中都有大学问。黄女士出院的时候，医生再三告知她，在家里可不能随便“温”，随意艾灸、督灸。在其他医疗机构艾灸时，要提醒小心操作，需要在专人指导下实施才行。

## 【诊疗经过】

黄女士，47 岁，出生并长期居住于湖南省永州市。2019 年 12 月因“阴道流血、淋漓不净 $2^+$ 月”，于外院诊断为子宫内膜恶性肿瘤而行手术治疗。手术方式是腹式广泛全子宫切除术 + 双侧附件切除术 + 盆腔、腹主动脉旁淋巴结清扫术。术后病理提示子宫内膜样腺癌，癌组织浸润子宫肌层、约 3/4 宫壁厚，癌组织沿子宫腔向下侵犯子宫下段并累及子宫颈，向上累及双侧输卵管壶腹部黏膜。根据病理分期，诊断为子宫内膜样腺癌Ⅲ a 期（中分化）。医院建议术后补充放化疗。术后分别于 2019 年 12 月、2020 年 1 月、2020 年 2 月完成 3 程 TC 方案化疗，2020 年 2—4 月完成 25 次盆腔外照射，2020 年 4 月、2020 年 5 月行第 4 ~ 5 程 TC 方案化疗。放化疗期间，黄女士曾出现Ⅱ度骨髓抑制，给予相应药物治疗后均能取得良好治疗效果。本次入院后，查黄女士的血常规，提示Ⅲ度骨髓抑制，并且以白细胞与血小板计数下降为主，给予升白及升血小板药后效果不理想，辅助督脉灸后达到了满意效果，顺利完成了第 6 程化疗。

治疗经过及相关检查指标变化：

血常规（6 月 1 日）检查提示白细胞计数 $2.36 \times 10^9$/L，中性粒细胞计数 $1.75 \times 10^9$/L，血红蛋白 79g/L，血小板计数 $80 \times 10^9$/L。予特尔津 + 地榆升白片升白细胞，巨和粒升血小板，多糖体复合物等纠正贫血；黄女士平素怕冷，胃纳差，入院时有疲倦乏力、小便清长等不适，同时配合艾灸关元、气海及健脾益气养血中药口服。

血常规（6 月 2 日）检查提示白细胞计数 $10.41 \times 10^9$/L，中性粒细胞计数 $9.52 \times 10^9$/L，血红蛋白 79g/L，血小板计数 $65 \times 10^9$/L。继续予巨和粒升血小板，多糖铁复合物等纠正贫血，同时配合艾灸关元、气海及健脾益气养血中药口服。

血常规（6 月 4 日）检查提示白细胞计数 $3.74 \times 10^9$/L，中性粒细胞计数 $2.99 \times 10^9$/L，血红蛋白 77g/L，血小板计数 $78 \times 10^9$/L。考虑患者血小板计数上升欠理想且中性粒细胞计数又有下降趋势，加之患者腰背部怕冷明显，小便清长，中医辨证考虑肾阳虚之征比较明显，于是在原治疗方案基础上加督脉灸。

血常规（6 月 8 日）检查提示白细胞计数 $8.55\times10^9$/L，中性粒细胞计数 $7.89\times10^9$/L，血红蛋白 78g/L，血小板计数 $106\times10^9$/L。

血常规（6 月 11 日）检查提示白细胞计数 $10.57\times10^9$/L，中性粒细胞计数 $9.83\times10^9$/L，血红蛋白 83g/L，血小板计数 $130\times10^9$/L。患者各项指标合格，顺利完成第 6 程化疗（血常规各指标变化见图 1-49、图 1-50）。

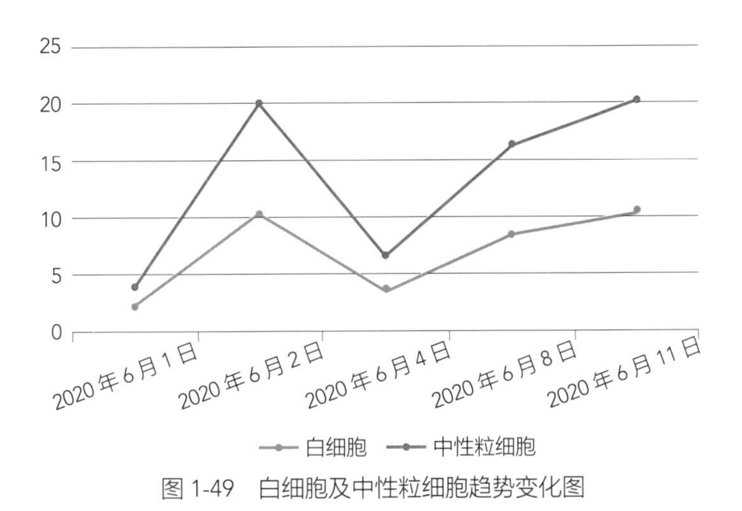


图 1-49　白细胞及中性粒细胞趋势变化图

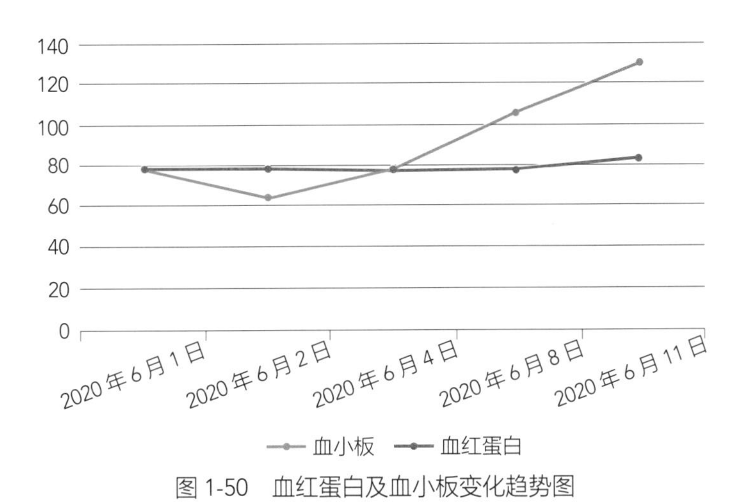


图 1-50　血红蛋白及血小板变化趋势图

## 【专家评述】

放化疗是妇科恶性肿瘤治疗中不可替代的一线治疗策略。放化疗药物作用于癌细胞增殖周期的不同环节，可抑制 DNA 复制及癌细胞分裂，但这类药物缺乏选择性，会不同程度地抑制处于增殖旺盛和分化程度低的骨髓造血干细胞和仍具有增殖功能的各系幼稚细胞，导致骨髓抑制，而白细胞计数下降可能使患者发生严重感染，血小板水平下降可能使患者并发严重出血，血红蛋白水平下降可能使患者发生严重贫血，这些情况常导致治疗过

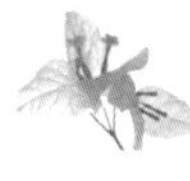


程不顺利，导致化疗药物剂量减少，化疗延迟或更换化疗方案；骨髓抑制严重者，甚至导致化疗必须终止，严重影响化疗效果和肿瘤预后。

针对放化疗后的骨髓抑制，目前临床上常使用重组人粒细胞刺激因子、重组人血小板生成素、重组人促红素来刺激骨髓造血系统，以提高白细胞、血小板、血红蛋白水平。以上药物有的费用昂贵，有的见效较慢，且不能与化疗同时进行；成分输血成本较高，也存在一些不利因素，且我国血液资源紧张，尤其是血小板缺乏，因此寻找安全、有效、价格低廉的对抗化疗后骨髓抑制的手段十分重要。

临床上，使用中医综合治疗，能一定程度上预防和改善患者骨髓抑制及伴随的整体虚劳状态。

中医认为，恶性肿瘤的发生是由于素体先天不足、正气亏虚，加之气血瘀滞、气郁痰凝与癌毒等病理因素互相胶结而形成包块、癥瘕、积聚等，使用具有热毒、邪毒、药毒的物理放疗及化疗药物，以毒攻毒，消癥散结，损耗机体正气而使瘀毒互结加重，进而出现阴阳失和、脏腑亏损、气血俱虚、肾精不足、骨髓亏虚，导致精血互化失能，血液生化失源，出现气血亏虚症状，因而中医多将放化疗后骨髓抑制归于“血虚”“虚劳”等范畴。

中医学理论认为，肾主骨生髓，脾胃为后天之本、气血化生之源，而妇科肿瘤患者经过手术及放射治疗、化学治疗后，各脏腑功能均受到损失，其中以脾、肾两脏明显，这一点与临床上放化疗后患者最常见的并发症骨髓抑制和消化道相关症状相符合。

中医治病，首辨阴阳。妇科肿瘤的肿瘤病灶，属中医的有形之物，属“阴盛”；阴实之物形成，多由于机体内阳气推动、温煦力量不够所致；故肿瘤患者病本在阳虚，治疗多重视扶阳。

“虚则补之”是基本治疗思想。放化疗后，患者脾肾皆虚，治疗重在健脾和胃、补肾填髓、益气生血、扶正固本（阳）。为何艾灸部位取督脉？乃因督脉为“阳脉之海”，通督一身阳气，具有调节人体脏腑之阳气、平衡阴阳的作用；另外，督脉上达脑络，营养髓海，且在体内可与心、肾、脑、脾等脏器相通，因此督脉是气、血、津、液、神汇集且所运行之路，因而通过刺激督脉可以达到调整脏腑，促进气血津液形成与运行的效果。

督脉灸法是一种在督脉经络上采取艾灸治疗的中医疗法。艾灸（所采用的是中药艾叶，是治疗虚寒性疾病的常用药物）通过在督脉上采用灸法，以热传递的作用，刺激督脉穴位，起到促进脾肾功能及扶阳的作用，最终达到生髓、养气血、阴阳平衡的状态。

本患者已经通过手术切除肿瘤病灶——“阴实之物”，但手术、放化疗同时损伤了脾肾功能，从而影响人体气血津液的生成，故入院后一直通过口服补气养血之品来补充损失，同时又通过督脉灸来促进身体气血津液的生成，补阴又壮阳，达到满意治疗效果。

督脉灸多应用于虚寒性疾病。广东省中医院大学城医院妇科不仅仅将督脉灸用于放化疗后的骨髓抑制，对于围手术期、围放化疗期胃肠功能差者、疼痛，且辨证为寒证者，我们都应用过督脉灸来治疗，且能取得良好疗效；对于放化疗后骨髓抑制者，辨证不属寒证者，也可用微针针刺、切脉针灸、电针等，建议在针刺治疗过程中配合中药的使用，如四君子汤、四物汤、八珍汤、左归丸、右归丸、肾气丸等均是扶正益气养血常用方，可配合化痰、祛瘀、消癥中药。中医外治法联合内服中药，双管齐下，疗效显著。

## 【相关知识】

### （一）骨髓抑制分度

骨髓抑制分度见表 1-10。

表 1-10 骨髓抑制分度

| | 0 度 | 1 度 | 2 度 | 3 度 | 4 度 |
|---|---|---|---|---|---|
| 血红蛋白（g/L） | ≥ 110 | 100 ~ 95 | 94 ~ 80 | 79 ~ 65 | < 65 |
| 白细胞计数（$\times 10^9$/L） | ≥ 4.0 | 3.9 ~ 3.0 | 2. 9 ~ 2.0 | 1.9 ~ 1.0 | < 1.0 |
| 中性粒细胞计数（$\times 10^9$/L） | ≥ 2.0 | 1.9 ~ 1.5 | 1.4 ~ 1.0 | 0.9 ~ 0.5 | < 0.5 |
| 血小板计数（$\times 10^9$/L） | ≥ 100 | 99 ~ 75 | 74 ~ 50 | 49 ~ 25 | < 25 |

### （二）化疗导致的中性粒细胞减少的相关知识

**1. 化疗导致的中性粒细胞减少的诊断** 化疗导致的中性粒细胞减少是指使用骨髓抑制性化疗药物后，引发外周血绝对中性粒细胞计数（ANC）的降低，即基于实验室的血常规结果提示 ANC < $2.0 \times 10^9$/L。化疗导致中性粒细胞减少的谷值通常出现在化疗后 7 ~ 14 天。为了避免检测方法所致的误差，对检测结果存疑时，可多次复查血常规确认。

**2. 化疗导致的中性粒细胞减少的特点** 骨髓是人体主要的造血器官，包含造血细胞和造血微环境两部分。造血细胞包括造血干细胞（HSC）、造血祖细胞（HPC）以及各系前体细胞等。HSC 是骨髓内自卵黄囊间叶全能细胞分化而来的最原始造血细胞，有高度的自我更新和自我复制能力，并可进一步分化成各系 HPC。HSC 是成人各类血细胞的起源，各种造血细胞发育与成熟的过程即是造血过程。原始粒细胞是目前最早可被识别的中性粒细胞，随后其逐渐发育成早幼粒细胞、中幼粒细胞和晚幼粒细胞，最终分化为成熟中性粒细胞，并释放至外周血液中。从原始粒细胞发育分化至成熟中性粒细胞需要 7 ~ 14 天。一般情况下，未受损骨髓每天可以产生 $6 \times 10^8$ ~ $4 \times 10^9$ 个成熟中性粒细胞，骨髓中成熟中性粒细胞的储备量约为 $2.5 \times 10^{12}$ 个，为外周血成熟中性粒细胞总数目的 12 ~ 20 倍。中性粒细胞释放至循环血中后的半衰期为 8 ~ 12 小时。

生理情况下，HSC 能保护造血系统免于不同原因所致的耗竭。与 HPC 相比，HSC 对各类细胞毒药物有更强的抵御能力。然而，HPC 自我更新能力有限，一般情况下，其分化和增生速度可满足正常造血以及各种造血危机（如失血、溶血或感染）时对血细胞再生的需求。

化疗引起的骨髓抑制可分为急性骨髓抑制和潜在骨髓损伤两类。化疗致 HPC 耗竭时，即出现急性骨髓抑制，此时 HSC 启动自我更新并增殖分化成 HPC，从而维持造血系统稳态。然而，当化学药物引起 HSC 自我更新能力障碍时，将会继发潜在骨髓损伤。现有的多数化学药物如烷化剂类、蒽环类、嘧啶类似物、亚硝脲类、丝裂霉素 C、甲氨蝶呤等，对骨髓细胞均具有骨髓毒性作用，常引发 HPC 耗竭，而致急性骨髓抑制。

中性粒细胞最低值与使用的药物种类和剂量相关。高剂量或密集方案化疗时，若得不到多能干细胞快速补给，外周血 ANC 将呈现低于正常范围的长时间低谷。用药后 14 ~ 21

天，中性粒细胞数量逐渐恢复。而在使用细胞周期非特异性药物（如环磷酰胺、多柔比星等）时，中性粒细胞减少通常在用药后 10 ~ 14 天出现，至用药后 21 ~ 24 天，中性粒细胞计数逐渐恢复至正常值以上。

3. 常用的升白细胞药物

（1）重组人粒细胞刺激因子：该类药物属多肽生长因子，能促进骨髓调节造血、提升白细胞计数及功能，同时可以与粒细胞等特异性结合，随后刺激粒细胞生长和成熟，发挥其固定和杀菌作用，减少化疗过程中的不良反应，对红细胞的生产也有辅助作用。

（2）地榆升白片：地榆升白片的主要成分为地榆、皂苷等，具有活血化瘀、益气养血的功效，用药后能够促进造血干细胞的增殖，从而提升了外周血白细胞的含量，且地榆升白片用药后能够改善患者的骨髓造血微循环，帮助患者恢复机体造血功能。

（3）鲨肝醇：鲨肝醇一般在机体的骨髓造血中存在，可预防肿瘤患者的骨髓抑制，影响造血功能。但使用该药物的治疗周期较长。通常在治疗肿瘤患者时，与维生素 $B_4$、利可君等药物联合使用，会达到较好的治疗效果。

（4）利可君：利可君是常用的噻唑羧酸类升白药物，能够促进骨髓中粒细胞的生长。由于该药物在临床上使用方便，价格便宜，因此经常在化疗、放疗开始前 1 周开始服用，这样可以有效预防放疗毒副作用引起的骨髓抑制。

（5）小檗胺：该类药物是来自小檗胺属植物的一种生物碱，常用于治疗恶性肿瘤，具有提升白细胞数量、改善机体免疫系统、降血压等作用。该药物可以提高造血干细胞的数量，从而刺激骨髓增殖；患者在化疗时，加服小檗胺药物，可以明显减少化疗过程中的毒副作用，有效缓解病痛，并能延缓白细胞减少的时间。另，小檗胺由于天然提取物的属性，副反应小且毒性低，疗效好，目前在临床上属于常用升白药物。

## （三）化疗导致血小板减少的相关知识

1. 化疗导致血小板减少的诊断　诊断标准如下：

（1）外周血：血小板计数 $< 100 \times 10^9/L$。

（2）发病前有确切应用某种可能引起血小板减少的化疗药物，且停药后血小板减少症状逐渐减轻或恢复正常。

（3）排除了其他可导致血小板减少的原因，如再生障碍性贫血、急性白血病、放射病、免疫性血小板减少性紫癜、肿瘤的骨髓侵犯和脾功能亢进等。

（4）未使用可能引起血小板减少的非化疗药物，如磺胺类药物等。

（5）排除由于乙二胺四乙酸（EDTA）作为检测样本抗凝剂所致的假性血小板减少。

（6）患者伴或不伴出血倾向，如皮肤瘀点、红斑或鼻衄，甚至内脏出血。

（7）再次使用该化疗药后，血小板减少症再现。

2. 常用的升血小板治疗

（1）输注血小板：输注血小板为治疗重度血小板减少症的最快、最有效治疗方法，能够有效降低大出血的风险和死亡率。

（2）促血小板生长因子的应用：重组人白细胞介素 -11（rhIL-11）、rhIL-11 衍生物 [rhIL-11（Ⅰ）] 和重组人血小板生成素（rhTPO），为目前国家药品监督管理局批准的促血小板细胞因子药物。临床应用此类药物，应根据使用药品的说明书和相关文献进行全程监测并及时处理不良反应，以保证临床用药的安全性。

### （四）肿瘤化疗相关贫血的相关知识

**1. 诊断**　肿瘤化疗相关贫血指肿瘤患者在疾病化疗过程中或化疗后发生的贫血。参照血红蛋白正常值下限（女性 110g/L，男性 120g/L），目前中国诊断标准及分级为：

0 级：> 正常值下限；1 级：90g/L ~ < 正常值下限；2 级：60 ~ < 90g/L；3 级：30 ~ < 60g/L；4 级：< 30g/L。

**2. 化疗后贫血的治疗**　肿瘤化疗相关贫血的治疗方法主要包括输血治疗、促红细胞生成治疗和补充铁剂等。

（1）输血治疗：输注红细胞或全血是临床上治疗肿瘤化疗相关贫血的主要方法，优点为可以迅速升高血红蛋白浓度，可用于严重贫血或急性出血引发贫血的肿瘤患者，合并心脏病、慢性肺病、脑血管病的无症状性贫血患者。在不伴随同时失血的情况下，每输注 1U 浓缩红细胞约可提升 10g/L 血红蛋白水平。

但不应依据患者的血红蛋白水平是否达到规定的阈值（60g/L）而输血。其应用情形可分为下述 3 类：①无症状且无明显合并症，此时适合观察和定期再评价。对于血流动力学稳定的慢性贫血，输血目标是使血红蛋白 > 70g/L。②高危，如血红蛋白水平进行性下降且近期进行过强化疗或放疗，或无症状但有合并症（如心脏病、慢性肺病和脑血管病等），可考虑输血。输血目标根据预防症状及需要维持血红蛋白水平而定。③有症状，如持续性心动过速、呼吸急促、胸痛、劳力性呼吸困难、头晕、晕厥、重度乏力妨碍工作和日常活动等，此时患者应接受输血。经证实，对血流动力学不稳定或输氧能力不足的急性失血，应及时输血以纠正血流动力学异常，并维持充足供氧。

（2）促红细胞生成治疗：红细胞的生成受促红细胞生成素（EPO）的调控。EPO 为一种在肾内生成的细胞因子，在临床上的广泛应用已被证实能改善贫血症状和降低肿瘤化疗患者对输注浓缩红细胞的需要。促红细胞生成治疗为目前治疗肿瘤化疗后贫血的重要方法。

（3）补铁剂：在肿瘤或化疗引起的肾衰竭患者中，持续使用 EPO 会引起功能性缺铁（铁蛋白≤ 500μg/L，并且转铁蛋白饱和度 < 50%），储备于网状内皮系统中的铁在受到 EPO 刺激后快速产生，在红细胞生成过程中被大量转运到骨髓而导致血清铁降低，无法支持进一步的造血功能，影响后续治疗效果。对于绝对性缺铁患者（铁蛋白≤ 30μg/L 且转铁蛋白饱和度 < 20%），须行补铁治疗。目前，补充铁剂的方法主要为口服和肠道外补充铁剂。肠道外铁剂优于口服铁剂，能够完全被人体吸收、起效快，无胃肠道刺激症状。口服铁剂的不良反应主要为胃肠道刺激症状和过敏。胃肠道症状与剂量相关，餐后服用可减少胃肠道不良反应。维生素 C 可增强口服铁剂吸收，磷酸盐可影响铁剂吸收。对于口服铁剂不耐受或补铁治疗反应较弱的患者，推荐使用肠道外铁剂。

（胡玲娟）

## 六、化疗后周围神经损伤——手足麻木触觉减，十宣放血显奇效

### 【治疗实录】

2017 年 12 月 25 日下午 3 点左右，庄女士和陪同的儿子笑盈盈地出现在我们护士接诊台，准备办理入院手续。现在的庄女士，身体状态比 2 个月前初次来我们科就诊的时候

好多了，那会儿腹部胀满膨隆如孕6个月左右，胃纳差，行走困难，经在我科诊治确诊为卵巢癌。经手术以及3程的化疗后，现在庄女士精神状态可好了。主管医生陈医生到病房询问庄女士近况时，庄女士面带愁容地说："陈医生，我最近不觉得累，吃得好，睡得香，大小便也正常，可是呢，有一个事情让我好苦恼，就是我这十个手指麻木刺痛，感觉这双手好像被戴了手套一样，您说这是为什么呢？"陈医生一听，握着庄女士的手说："您别担心，我帮您做个治疗后，您就会好多了。"

随后，陈医生马上给庄女士进行十宣放血，挤出一些暗红色的血污，庄女士十指麻木刺痛的感觉瞬间减少了，"手套"也感觉被人取下来了，把庄女士高兴坏了。（穴位及十宣放血操作见图1-51、图1-52）

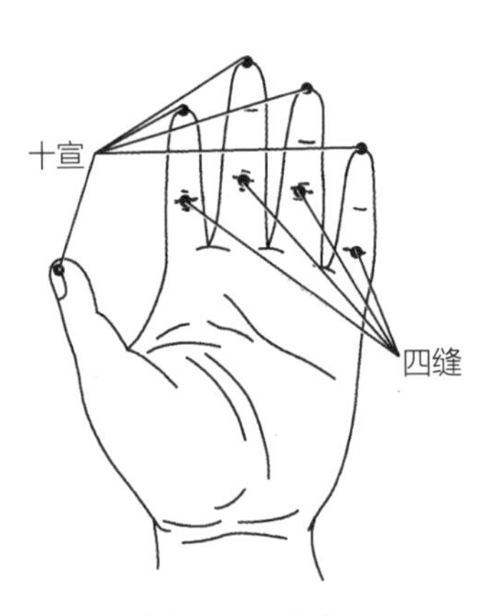

图1-51 十宣

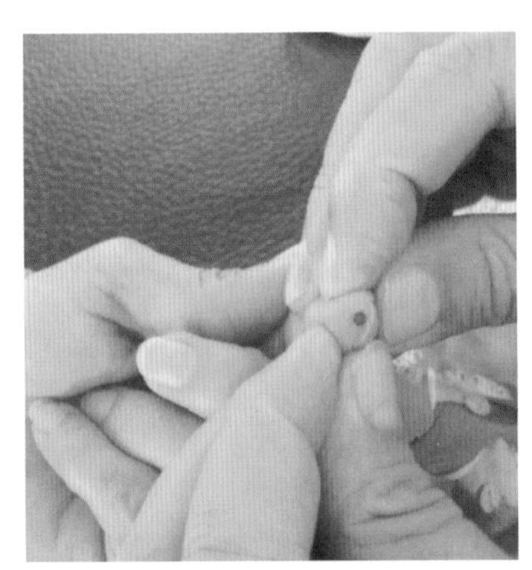
图1-52 十宣放血

## 【诊疗经过】

庄女士，61岁。广东省揭阳市普宁人。2017年8月于普宁市人民医院就诊，查肿瘤标志物CA12-5：586.27U/ml；全腹部CT平扫+增强提示子宫后方肿块（89mm×86mm），恶性，考虑卵巢来源可能性大，病灶与子宫关系密切，腹膜后可见多发小淋巴结，大网膜肠系膜呈污垢样，考虑转移。排除禁忌证后，2017年9月11日于广东省中医院大学城医院妇科行开腹盆腹腔肿瘤细胞减灭术，根据术中所见以及术后病理分期，诊断为卵巢高级别浆液性乳头状囊腺癌Ⅳ期。术后于2017年9月13日行腹腔热灌注化疗，2017年9月27日至2018年1月23日行术后7程化疗（紫杉醇+顺铂）。

第一阶段：2017年12月25日。患者已经完成术后4程TP方案化疗，自诉近期开始出现十指麻木刺痛感，感觉双手好像被戴了手套一样，接触东西的时候都感觉不清楚具体的温度。根据患者病史，已经所用的TP方案化疗，考虑为化疗后所致周围神经损伤；住院期间予以十宣放血治疗后，症状即刻缓解。

第二阶段：2017年12月至第7程化疗结束，每次化疗后均给予患者十宣放血治疗，同时嘱咐患者中药汤剂外用泡手，患者自行配合手指功能锻炼。患者化疗期间症状逐渐缓解，未加重。

第三阶段：出院后随访，患者停化疗后月余，十指感觉异常明显缓解。

## 【专家评述】

化疗是目前妇科恶性肿瘤极为重要的治疗方法之一。化疗药物在杀伤或抑制肿瘤细胞的同时，对机体自身也产生一定的毒理作用。化疗引起的周围神经病变（chemotherapy-induced peripheral neuropathy，CIPN）是癌症治疗中最普遍的神经系统并发症，影响了近1/3接受化疗的患者，导致化疗剂量的减少或中止。具有明显神经毒性的化疗药有铂类、紫杉类、烷化剂、长春碱类等。CIPN多数在治疗早期出现，停药后3～6个月多数患者症状可缓解。多数化疗药物的周围神经毒性和药物使用的累积剂量呈正相关。

目前，妇科肿瘤较常见的化疗方案为紫杉醇＋铂类方案，常用于宫颈浸润癌、子宫内膜癌、卵巢上皮性恶性肿瘤的治疗。当紫杉醇联合铂类时，神经毒性有协同作用。主要临床特征是肢端呈手套或袜子状的麻木、灼热感，振动感下降，深腱反射消失，进一步发展则可产生运动神经受损。其反应有较大个体差异，及时有效地控制化疗药物引起的周围神经毒性，关键在于预防。同时，缓解化疗引起的不良反应能增强患者对治疗的信心，提高化疗完成率，使其在有限的生存期内获得较好的生存质量。

西医抗神经毒性药物主要是神经营养药物，如维生素类、核苷酸类、抗氧化剂、神经生长因子、钙镁合剂等等。目前，临床应用较常见、较多的药物是维生素类。维生素类参与周围神经髓鞘的生理代谢和神经递质的代谢，有助于保护神经髓鞘的完整性，维持正常的神经传导功能，但是该患者在服用维生素类药物如甲钴胺片的过程中，周围神经损伤的症状仍不能完全缓解。

中医学病症中虽没有周围神经病变的病名，但从疾病表现的证候来讲，该病的不同阶段分别在“痹证”和“痿证”中有相应描述。周围神经病所表现出来的肢体麻木、酸楚、重着、关节疼痛、活动障碍较早期表现，视为“痹证”。其中有些病例，随着疾病的进展表现为肢体筋脉迟缓，手足痿软无力，运动不灵，手不能握物，足不能任身，日久因不能随意运动而致肌肉萎缩的一类病证，归于痿证。《素问·五脏生成》曰：“血凝于肤者为痹。”《素问·痹论》曰：“其不痛不仁者，病久入深，荣卫之行涩，经络时疏，故不通，皮肤不营，故为不仁。”《黄帝内经》云：“邪之所凑，其气必虚。”化疗药物所致周围神经损害的基本病机为：一方面，化疗药物乃大毒之品，其性峻烈，易伤人之阳气，造成元阳亏损，温煦不足，推动无力，而致瘀血阻络。另一方面，肿瘤患者正气不足，气血亏虚，日久瘀血阻络，筋脉失养，加之病邪作用时间过久，化疗药物毒性过强，导致风、寒、湿等外邪乘虚侵入人体，留滞于肌肉、筋骨、关节之间，致使经络闭阻不通而成。总之，周围神经损伤病机的核心为气血功能障碍，病理基础是气血失调，本虚而标实，以气（血）虚为本，血瘀为标，气血功能失常贯穿周围神经损伤疾病病机的始终。

放血疗法最早源于《黄帝内经》一书。《灵枢·官针》记载：“络刺者，刺小络之血脉也。”《素问·针解》说：“菀陈则除之者，出恶血也。”书中指出祛除血脉中的瘀血后，可使机体血脉通畅，祛瘀生新，气机条达，阴阳平衡，达到“出血以养血”的目的。十宣属于经外奇穴，位于十指尖端处，指甲边缘。点刺放血十宣，祛除瘀阻恶血，产生新血，使经脉气血畅达，以滋养筋脉关节，从而达到治疗手指麻木刺痛的目的。

从经络角度讲，阴经和阳经交汇于手末端，即是十宣所邻近位置。对十宣点刺放血，能够起到调气和血、平衡阴阳、疏通经络的作用，而经筋得以调节后，手部麻木刺痛状态得以改善。此外，从局部解剖角度来看，十宣穴位处分布正中神经、尺神经、指掌侧固有神经，亦分布动、静脉网，通过点刺十宣放血，作用于末梢神经，产生强刺激，以加速血液循环，促使手指部加强供血及营养，进而改善手指麻木刺痛的状态。十宣放血法操作简便，取材较少，疗效快速，得到了患者及家属们的肯定，具有临床应用价值，可进一步推广应用。

（陈小凤）

## 七、化疗后面部色素沉着——药后面部色素召，切脉针灸暗斑消

### 【治疗实录】

周女士于2015年10月因卵巢恶性肿瘤，行全子宫切除术 + 双附件切除术 + 盆腔淋巴结清扫术 + 阑尾切除术。术后病理诊断：左侧卵巢浆液性乳头状囊腺癌。术后TC化疗6程，后定期复查，未见肿瘤复发征象。但心结一直盘绕着周女士，她担心肿瘤复发，担心再经受一次痛苦的治疗过程，于是开始在网上搜寻食疗或调理方案，十分焦虑，夜不能寐。2019年12月的一个夜晚，周女士晚饭后出现腹胀、腹部绞痛，遂至我院急诊就诊，诊断考虑小肠不完全性梗阻；经中西医综合治疗后，腹胀明显缓解。而后患者规律就诊于肖静主任专家门诊，在得到肖静主任专业指导后，周女士悬着的心终于放了下来，感叹终于可以安心睡个好觉。

在周女士就诊期间，肖静主任面诊患者面色黄而晦暗，伴双颊散在片状褐色斑块。追问病史，周女士自述面部散在性片状褐色斑块为化疗后出现，已有3年余，并有进行性加重的趋势。周女士平素多思多虑，一直苦恼于肿瘤的发生以及治疗过程，也不太愿意与家人和朋友沟通。肖静主任了解到病人症结，建议周女士进行中药以及针灸调理，一方面可以对卵巢恶性肿瘤进行治疗，一方面也希望能改善周女士面色以及色斑，治疗她的心疾。周女士欣然答应，跟随肖静主任进行系统治疗。在经过3个月每周1次的针灸、中药调理之后，周女士的色斑较前变淡，整个人的精气神明显提升，乏力以及心情焦虑明显改善。还因症状改善，睡眠胃口好转，体重都明显增加了。

### 【诊疗经过】

周女士，58岁，因卵巢浆液性囊腺癌于2015年行手术治疗，术后TC化疗6程。2019年12月饭后出现腹胀，遂就诊于广东省中医院大学城医院妇科专家门诊，既往无风湿免疫疾病病史。专科检查：面色黄而晦暗，双颊散在片状褐色斑块，直径约0.1～0.3cm不等，未突出于皮面，无溃疡红肿，全身浅表淋巴结未扪及肿大，腹部平软，未扪及肿物，无压痛。妇科检查：外阴正常，阴道通畅，阴道残端愈合好；三合诊：盆腔空虚，未触及明显肿物，无压痛，直肠黏膜光滑，退出指套无血污。

刻下：焦虑，口微苦，面色黄，疲倦，稍头晕，四肢乏力，胃纳欠佳，眠可，二便调。舌象：舌质淡偏暗，舌苔白腻。脉象：人迎弱，寸口弱，趺阳弱，太溪弱。

中医诊断：卵巢癌术后，黄褐斑。

证候诊断：肝郁脾虚。

中药处方：苍术5g，炒白术15g，党参15g，山药15g，炙甘草10g，陈皮5g，柴胡6g，车前子15g，白芍15g，荆芥穗10g，茯苓15g，干姜10g。

切脉针灸取穴（金针、银针）处方及顺序：

金针：百会、四神聪→双侧迎香、地仓、颧髎→双侧翳风→胃五针（以中脘为中心，上1寸，下左右各2寸）→中脘上0.3寸→脐小四针（脐周各旁开0.5寸）→腹四针（中脘、双天枢、气海）→双季肋三针（章门、京门、带脉）→双侧内关→双血海三针（血海、血海上2寸、血海上4寸）→双阴陵泉三针（阴陵泉、阴陵泉下1.5寸、阴陵泉下0.5寸靠骨侧）→双足三里→肾四针（双太溪、照海、复溜、三阴交）→双太冲。

银针：无。

二诊：服药及经上诊治疗后，色斑稳定，胃纳好转，眠可，仍有乏力，心情焦虑。舌象：舌淡红，舌苔白微腻。脉象：人迎弱，寸口平，趺阳平，太溪弱。

方药同前，7剂，水煎服；切脉针灸同前。

3个月后复诊：患者色斑较前变淡，乏力以及心情焦虑明显改善，睡眠胃口好转，体重增加。面部针刺照片及治疗后情况见图1-53、图1-54。

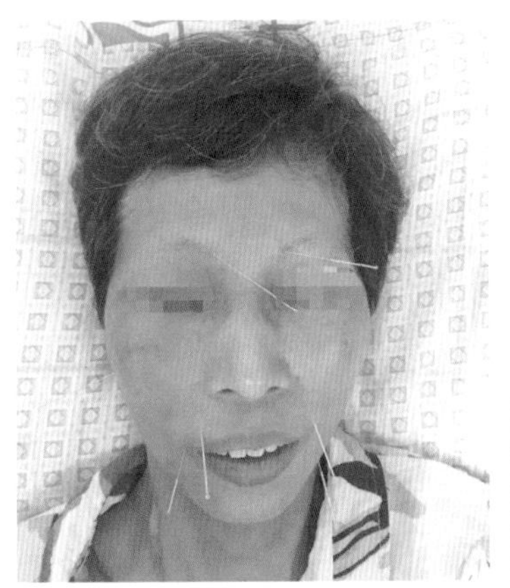

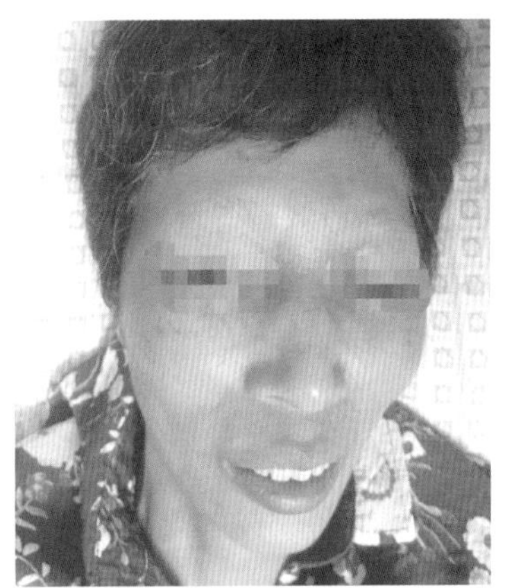

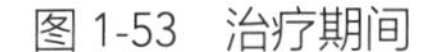

图1-53 治疗期间

图1-54 治疗3个月后

## 【专家评述】

肖静主任讲述，辨证准确是临床疗效的基础。该患者焦虑，口微苦，予柴胡、白芍疏肝行气；面色黄，疲倦，四肢乏力，胃纳欠佳，予白术、苍术健脾化湿。针对其他不适症状，对症加减后，患者不适症状明显好转。切脉针灸重视切脉指导治疗，除了重视太渊（寸口）脉外，还结合人迎、太溪、趺阳脉（又称冲阳脉），通过四部脉象不同进行辨证。初诊时，患者四部脉象均偏弱，尤以人迎和太溪为弱。切脉针灸处方中，百会、四神聪、翳风均起到提升全身气血、升阳益气、加强人迎脉的作用。双侧迎香、地仓、颧髎调整面部气血，胃五针和腹四针调整胃肠道气血，肾四针以及阴陵泉三针调整脾肾经气血，提高机体免疫功能。经治疗后，患者四部脉象逐渐趋于平和，不适症状亦得到缓解。图片1-54显示，患者色斑较前变淡，面色较前增添光泽。如此，切脉针灸配合中药通过调动全身免疫力从而达到治疗的目标。同时，也应嘱咐患者日常加强生活护理，要戒忧思、动火、劳伤，并注意饮食宜忌，预防复发。

## 【相关知识】

黄褐斑，也称肝斑、蝴蝶斑，是一种发生在面部的常见色素沉着病，主要表现为色素沉着，好发于额、颧、颊、鼻、上唇等部位，对称分布，呈黄褐色、淡褐色或咖啡色，形状不规则，一般边缘更为明显。色斑深浅与季节、日晒有关，且精神紧张、熬夜、劳累可加重皮损，也与妊娠、长期口服避孕药、月经紊乱、生殖系统炎症、肿瘤等有关，而性激素紊乱在黄褐斑的发病因素中占有主要地位。从世界范围看，黄褐斑倾向于影响皮肤毛发深色的个体，好发于拉丁美洲和亚洲的妇女，亚洲裔中年女性患病率可高达30%。随着社会发展，人们开始出现许多不良的生活和饮食习惯，如熬夜、暴饮暴食、嗜食辛辣刺激食物、久坐使用电脑、长期使用化妆品、长期服用某些药物（如避孕药）等，再加上普遍的工作及生活压力增大和环境污染的加剧，从而导致了广大人群体质偏颇的加重及黄褐斑患者病情的恶化。黄褐斑缠绵难愈，是一种在临床上常见而难以治疗的疾病。虽然多数患者无主观症状和全身不适，但是因严重影响面部美观，故而常造成患者沉重的心理负担。

### （一）西医病因

西医认为，黄褐斑的致病因素可能包括紫外线照射、内分泌因素、氧自由基、遗传因素、局部微生态失衡及微量元素异常、血液流变异常、精神因素、化妆品、某些长期慢性病等。其中，紫外线照射、内分泌失调、遗传可能是最主要的原因。紫外线照射是引起黄褐斑的一种外源性刺激。人体的一些具有激素分泌功能的器官，如肾上腺皮质、脑垂体、卵巢、睾丸等分泌的激素，均可直接作用于黑素细胞，产生黑色素。黄褐斑患者有一定的家族遗传史，而日晒、不当的美容和精神因素（包括工作压力、夫妻感情不和、亲人去世）等，均会加重色斑的形成。

### （二）中医病机

中医将黄褐斑称之为“肝斑”“黧黑斑”等。黄褐斑虽发生于体表，但与肝胆、肾、脾胃等内在脏腑的功能失调有着密切关系，正如古人所说“有诸内必形诸外”。古代医家认为，黄褐斑的发生原因主要是情志抑郁、饮食失节、劳欲过度、外受风邪、燥邪等导致脏腑、经络功能失调，可源于脏腑、气血、痰湿、外邪等。多数患者由于工作或生活压力大、心情抑郁或焦虑紧张，导致肝气郁结、气滞血瘀，或肝郁化火、灼伤阴血，一方面精血亏虚不能濡养面部致颜面失润，另一方面气滞血瘀，脉络不通，气血不能上荣于面导致颜面肌肤失养，色素沉着，积为暗斑。《灵枢·经脉》所言“血不流则髦色不泽，故其面黑如漆柴者”，提示面部色泽的加深与血瘀有关。黄褐斑是一种慢性皮肤病，常继发或伴发于某些慢性病，如妇科病、肝病或肿瘤等。中医学认为“久病成瘀”，故无论何种慢性病，病久均可导致气血运行不畅，气滞血瘀，血瘀于颜面，而成斑片。

### （三）西医治疗

目前，西医治疗黄褐斑尚无满意的疗法与药物。治疗的原理主要包括抑制黑素细胞活性、抑制黑素合成、去除已经生成的黑素、破坏黑素颗粒及运用具有防光效应的遮光剂等。糖皮质激素类药物外用，是最简单和最常用的治疗方法；内服维生素C或维生素E，外用脱色剂如维A酸、壬二酸等，可取得一定疗效。此外，用三氯醋酸溶液局部涂搽可使表皮剥脱，而除去色素斑。目前，还有面膜疗法、激光或强脉冲光治疗等手段。但是，临床上普遍认为，西医在治疗黄褐斑时存在的副作用明显且易复发，这一系列问题仍需得到进一步解决。

### （四）中医治疗

中医治疗上强调内治与外治相结合，内服中药宜疏肝、清肺、滋肾、健脾、化瘀等，可促进面部血液循环，改善面部皮肤代谢，使面部色素逐渐消散。历代医籍也同时记载了很多黄褐斑的外治方法，其中论述最多的是外用方药，包括各种剂型如洗剂、面脂、面膏等；其次是针灸推拿等方法，尤其针灸疗法具有多样性，包括针刺疗法、放血疗法、推拿疗法、走罐疗法、耳穴疗法、闪罐疗法、穴位注射等，疗效确切且副作用小，广泛应用于临床。黄褐斑类型的多变性、治疗的困难性，由体质的复杂性和偏颇程度所决定。不同体质类型的黄褐斑，表现各不相同。在治疗黄褐斑时，应该结合个人体质、性格心理、地域气候及四时节气等因素，从而取得更好的疗效。

黄褐斑因其常发生于面部而影响容貌，给患者带来了一定的心理压力，在社交、情绪等方面对患者的影响亦甚大。广东省中医院大学城医院妇科在切脉针灸专家俞云的指导下，将切脉针灸疗法应用于治疗妇科疾病合并黄褐斑者，通过切脉了解疾病的“开关”（亦即穴位），通过切脉指导辨证，通过切脉指导针刺取穴、补泻，通过切脉判断针灸疗效。针对面部色斑，切脉针灸应用祛斑八穴（主穴额部为攒竹，鼻部为迎香，颊部为颧髎，唇周为地仓），再取斑重部位围针浅刺于皮下；据辨证、患者症状以及四部脉象，在远端取配穴。肝郁者加太冲、行间、肝俞，脾虚者加天枢、中脘、三阴交、脾俞，肾阴亏虚者加阴陵三穴，气血不畅者加血海三针。同时可以联合中药汤剂辨证治疗，整体调和人体阴阳，运行气血。患者除了面部黄褐斑的淡化，一系列身心疾病也得到一定改善，从而提高临床疗效、降低复发率。

祛斑八穴（图 1-55）：双攒竹 + 双颧髎 + 双迎香 + 双地仓。

攒竹：在面部，眉头凹陷中，眶上切迹处。

颧髎：在面部，目外眦直下，颧骨下缘凹陷处。

迎香：在鼻翼外缘中点旁，当鼻唇沟中。

地仓：在面部，口角外侧，上直对瞳孔。

作用：调和气血，化瘀祛斑。

主治病症：面失所养导致的面部色斑、面色萎黄、黧黑等。

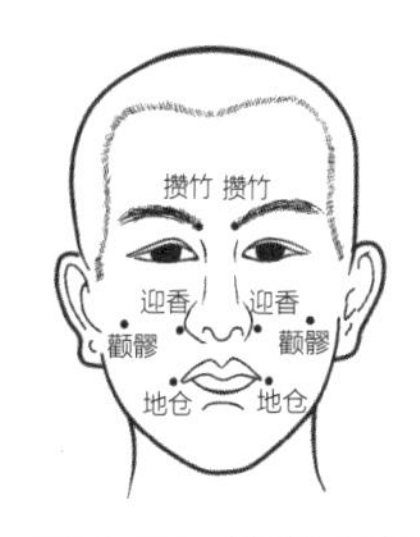

图 1-55　祛斑八穴

（唐虹）

## 八、围化疗期疲劳——化疗疲劳综合征，火龙燃烧显神效

### 【治疗实录】

2020 年 4 月的某个上午，病房里出现了一个熟悉又漂亮的身影，还没等我反应过来，我的左肩被轻轻拍了一下，原来是我们熟悉的病友冼女士回来复查了。还未等我寒暄几句，冼女士马上笑嘻嘻地问，今天可以帮我安排一次火龙灸治疗吗？我马上应下了，心里不禁想起了她一路走来的种种，还记得她第一个周期化疗后第一天的样子，眼神暗淡，疲乏无力，这哪里还是第一次见到她时，在心里不禁默默感叹端庄美丽、精气十足的她呢？于是我马上询问她有什么不适症状，原来她最想解决的就是疲劳感的问题。当日根据她的主诉，排除禁忌证，立即为她安排了一次火龙灸治疗，并在第二天一大早就来到她的病

房，迎接我的是一张笑盈盈的脸庞，她握住我的双手，告诉我她做完治疗后的惊喜改善，疲劳感改善了，精气神也有了……我们一起欣喜着症状的改善。于是就这样 8 次的化疗周期，伴随着每一期的火龙灸治疗，她顺利地坚持完成了整个化疗周期。

## 【诊疗经过】

冼女士，52 岁，祖籍广东，长期居住在广州，2017 年因“绝经后出血”在我院行宫腔镜检查 + 诊刮术，术后病理诊断为子宫内膜低分化腺癌。行全身 PET-CT 检查，提示左锁骨上区、（约平 $L_1$ 水平）左侧膈肌角后间隙多个轻度增大淋巴结，考虑多发性淋巴结转移。排除手术禁忌证后，于 2017 年 12 月 16 日行左颈淋巴结切除术 + 腹腔下子宫全切除术 + 双侧输卵管卵巢切除术 + 盆腔粘连松解术。术后病理示（全子宫）子宫内膜样腺癌，中 - 低分化；（左侧颈部淋巴结）可见腺癌转移，符合子宫内膜癌来源。最终诊断及分期为子宫内膜样腺癌（Ⅳ b 期，低分化）。于 2017 年 12 月 21 日至 2018 年 5 月 21 日完成 8 程 TC 方案化疗，后于我科定期复查。现患者为求中医治疗，遂由门诊拟“恶性肿瘤中医治疗”收入院。入院见：精神疲倦，腰背部少许酸痛，无腹痛腹胀，无阴道流血等其他不适，纳一般，眠差，大便稀烂，小便调，舌淡暗，苔薄白，脉沉细。

辨病辨证：患者年过七七，经历手术和化疗后损伤，脾肾之气渐亏，气虚无力行气，血行不畅，瘀血内阻，发为本病。腰为肾之府，肾主骨，腰背部骨痛为肾虚腰府失养之象；心肾不交，故见眠差；纳一般，为脾虚之象；精神疲倦，为气虚之象。舌淡暗，苔薄白，脉沉细，均为脾肾两虚血瘀之象。四诊合参，病机为脾肾两虚血瘀，病症在冲任，病情属本虚标实。患者四诊情况见表 1-11。

表 1-11　患者四诊情况

| 四诊 | 项目 | 具体情况 |
|---|---|---|
| 望诊 | 望神 | 精神疲倦 |
| | 望色 | 脸色白 |
| | 望体态 | 匀称 |
| | 望舌 | 瘀血舌(舌淡暗,苔薄白) |
| | 望眼睑 | 眼睑色稍白 |
| | 局部 | 阳虚血瘀 |
| 闻诊 | 声音 | 说话语音可 |
| 问诊 | 饮食 | 纳一般 |
| | 二便 | 大便稀烂、小便调 |
| | 寒热 | 平素畏寒 |
| | 口渴 | 口渴不喜饮 |
| | 经期 | 绝经 |
| 切诊 | 脉诊 | 脉沉细 |
| | 腹诊 | 腹部松软 |

根据以上辨证，予温阳益气、活血化瘀治疗为主，并选用外治法火龙灸。

第一次，针对患者病情选取腰背部穴位，将温阳活血化瘀作用的药酒纱布循经覆盖在督脉及足太阳膀胱经上，施治 5 壮，并加以按压，患者全身微出汗。第 2 日，患者自诉疲乏症状改善，睡眠质量也有所提高，简易疲劳量表（BFI）（表 1-12）示疲劳评分由 7 分降为 4 分。

第二次，继续选取腰背部穴位，同上法行火龙灸治疗，共施治 5 壮，使药物渗透到相应穴位，药力浸透，患者的精神状态好转，疲乏感消失，睡眠质量改善。患者对整个治疗过程满意，疗效显著，BFI 示疲劳评分由 4 分降为 0 分。

效果评价：患者施治 2 次火龙灸，过程顺利，配合度好，自诉舒适度增加，精神可，疲乏感消失。此为温阳益气，固本强身之效。

施治完毕后，嘱患者灸后 4 小时内注意保暖，避免受凉，严禁湿水、吹空调，适当饮温开水。

表 1-12　简易疲劳量表（BFI）

| 分数 | 疲劳程度 / 对日常生活的影响 |
|---|---|
| 0 | 没有疲劳 / 没有影响 |
| 0 ~ 3 | 轻度疲劳或影响 |
| 3 ~ 6 | 中度疲劳或影响 |
| 6 ~ 10 | 重度疲劳或影响 |
| 10 | 所能想象最严重的疲劳 / 彻底的影响 |

## 【专家评述】

化疗是癌症患者最常见的治疗方法之一。然而，化疗药物在抗癌的同时也会带来各种副作用，如疲劳、胃肠道反应、骨髓抑制等问题。据报道，接受化疗的患者中有 50% ~ 75% 会发生不同程度的疲劳。围化疗期的疲劳综合征是以疲劳为主要表现，或伴有头痛、睡眠障碍等不适，且与化疗相关的疲劳是指癌症患者化疗过程中一种主观、持久的体力及脑力上的疲劳体验，这种疲劳与近期活动量的大小无明显的相关，且充足的睡眠或休息并不能缓解患者主观上的疲劳感觉，给患者的身心健康及生活质量带来极其严重的负面影响。化疗药物虽然可抑制肿瘤的进展且延续患者的生命，但也具有一定的副作用。而针对化疗引起的癌性疲乏，目前治疗的手段很多，主要包括西药治疗和中医治疗两方面。

西药治疗主要是针对解决化疗药物副作用或应用精神类药物如中枢神经兴奋药来缓解患者的抑郁或焦虑情绪，但治疗药物本身也存在一定的副作用，且中枢神经兴奋药长期服用有成瘾性的风险。西医主要采用药物治疗，但难以获得满意的治疗效果，如果患者长时间处于疲劳程度，可能引起患者的焦虑、抑郁情绪和生活质量的下降。

而中医治疗的方法，如火龙灸具有成本小、不良反应小且患者易于接受的特点。中医认为，疲劳综合征可归为“疲劳”范畴，而火龙灸作为中医的一种治疗方法，可以一定程度上缓解化疗引起的疲劳，并有助于缓解焦虑和抑郁，从而改善生活质量。阴阳学说在中医学理论中扮演着重要角色。脾肾两虚是指人体阳气不足而造成的脏腑功能衰退，机体抵抗力和应变力下降的证候，在临床中较为常见，多表现为易疲劳、睡眠质量差等症状。火龙灸的作用机制有赖于其强大的温阳作用。《黄帝内经》非常强调阴阳平衡及阳气的重要性。《素问·生气通天论》云："夫自古通天者，生之本，本于阴阳。""阳气者，精则养神，柔则养筋。""阳气者，若天与日，失其所则折寿而不彰。""凡阴阳之要，阳密乃固……故阳强不能密，阴气乃绝。"总结下来，阳气的主要生理功能主要包括以下两方面：①"阳因而上，卫外者也"：阳气从早上开始生发，日中最为旺盛，日落时衰减，机体汗孔关闭，身体的活动量相对减少。晚上阳气潜藏于内，运行于五脏，是人体休养生息的时候，阳气用事，卫外抗邪，故各种气化活动完成人体与外界环境进行物质交换的过程。②"阳气者，精则养神，柔则养筋"：阳气的活动上升于头面五官，扩散于躯干体表，温养形神，使人精神焕发，意识清醒，感觉敏锐，能随着外界环境的变化而作出相应调整。因此，固护人体阳气，对疾病的预防与治疗具有十分重要的意义。火龙灸通过大面积深透性灸，激发人体阳气，调整脏腑功能，祛邪外出，达到防病治病的目的。其次，火龙灸的施术部位多在人体背部督脉、膀胱经所循行处。《脉经》吕广注："督脉者，阳脉之海也。"王亦冰："所以谓之督脉者，以其督领经脉之海也。"督脉是阳脉之海，总督一身之阳气。膀胱经与阳脉之海的督脉共同循行于背部，交于百会、风府。《黄帝内经素问吴注》云："巨阳、太阳，言其统摄诸阳，为诸阳之所宗属也。"《血证论》云："膀胱称为太阳经，谓水中之阳，达于外以为卫气，乃阳之最大者也。"由此可知，膀胱经得到督脉阳气的资助，故阳气最大，其为人体之藩篱，抵抗风寒等邪气的侵袭。火龙灸通过其面积大而深透的温热作用，不仅激发和温补督脉、膀胱经的阳气，还能促进人体对温阳活血药物的吸收，提高疗效，共同达到强壮真元、调和阴阳、温通气血、通络开痹、活血化瘀、引邪外出的效用。

本例患者属肾阳虚型。肾为先天之本，肾的精气是构成胚胎发育的原始物质，也是促进生殖功能成熟的物质基础。阳气虚损，则不能制阴，致使脏腑功能减退，故见腰膝酸软、乏力等症状。应用火龙灸予对症处理，患者的疲劳症状很快得到改善。

有研究报告显示，子宫内膜癌患者术后接受化疗治疗，较易发生疲劳综合征。相关研究表明，停止化疗后，虽然各项生化指标已经恢复，但仍有疲劳感存在，且可能持续较长时间。由于化疗对健康组织也具有影响，造成大量正常细胞的损伤和凋亡，机体修复消耗营养物质增加，诱发和加重疲乏感。疲劳综合征已经成为困扰肿瘤患者的一个首要症状。手术及同步化疗是治疗肿瘤疾病的主要方式，因此患者的疲劳水平应得到足够重视。由于疲劳综合征是患者主观上的一种感受，患者多认为是治疗过程必须经历的感受，常常不主动诉说，而疲乏又与患者的恢复情况关系密切，因此，在临床工作中，医务人员必须给予足够重视，提高对疲劳综合征的认识，积极改善患者的这种不适，提高生活质量，帮助其顺利完成治疗疗程。

（刘婉钰，贺海霞）

## 九、放射性直肠炎——放疗肠炎痛泻苦，塞肛灌肠来帮助

### 【治疗实录】

梁女士，因宫颈恶性肿瘤行放化疗治疗，放疗期间曾出现大便次数增多、伴黏液性便，每日大便 3～4 次。患者曾多次求诊于外院门诊，治疗效果不明显。

后患者转诊至广东省中医院大学城医院妇科门诊，建议患者在每次后装治疗前予苦参凝胶塞肛。苦参凝胶经肛门推注入直肠，使药物在局部组织中起到清热解毒的作用，保护肠道黏膜，减轻射线危害。后患者在每次后装治疗前予苦参凝胶塞肛，每次 1 支。经上述治疗后，患者大便好转。

半年后，患者再次出现大便次数增多，伴脓血便，便时肛门紧迫刺痛感，曾至当地医院治疗，症状未见明显改善，后转诊我院治疗。入院后予中药（复方毛冬青灌肠液）保留灌肠、联合中药汤剂口服治疗 10 余天，患者大便次数减少，无脓血便，无肛门刺痛感等不适。后定期随访，患者大便正常、1 ~ 2 次 /d，排便前无不适症状。

## 【诊疗经过】

梁女士，45 岁，祖籍广东，长期居住在阳江。2015 年 2 月，患者开始出现同房后少量阴道流血，曾至阳江市人民医院就诊，宫颈活检病理结果提示鳞状细胞癌，部分区域似有腺样分化。后患者于 2015 年 5 月至我院住院治疗，妇科检查：外阴正常，阴道通畅，宫颈表面呈菜花样、大小约 5cm × 5m，接触性出血明显，穹窿消失，阴道前壁受侵犯，累及阴道下 1/3，病灶达右侧盆壁，左侧宫旁间隙变窄，宫体前位，稍大，活动可，压痛（−）；三合诊：直肠黏膜光滑、未及赘生物，指套退出无血染。胸腹部 CT 平扫 + 增强：符合宫颈癌（3.6cm × 4.5cm × 4.0cm），累及阴道上段，伴盆腔淋巴结肿大（Ⅲ b）（右侧髂内外淋巴结 1.2cm × 0.9cm，左侧髂外淋巴结 0.6cm × 0.6cm），未侵及泌尿系及胸腔；外院病理玻片在我院会诊结果：（宫颈）鳞状细胞癌，中分化。诊断为宫颈中分化鳞状细胞癌（Ⅲ b 期）。治疗上，予根治性放化疗。2015 年 5 月 22 日、6 月 13 日行 2 程 TP 方案化疗（紫杉醇 210mg+ 奈达铂 120mg），2015 年 7 月 7 日—8 月 14 日行盆腔的调强放疗，共 25 次；2015 年 6 月 12 日、7 月 3 日、7 月 10 日、8 月 12 日行后装治疗。后定期复查。

第一阶段：2015 年 7 月，患者在放疗过程中，诉大便次数增多、伴黏液性便，每日大便 3 ~ 4 次。后患者在每次后装治疗前予苦参凝胶塞肛，每次 1 支，使药物在局部组织中起到清热解毒的作用，减少直肠在照射范围内的暴露。经上述治疗后，患者大便好转。

第二阶段：2016 年 3 月 1 日，患者再次出现大便次数增多，4 ~ 5 次 /d，排便时肛门紧迫刺痛感明显，伴脓血便。患者曾在阳江市人民医院就诊，当地医生曾予百令胶囊、叶酸片、胸腺肽、力可君等药物治疗，经治疗后症状无明显改善，患者百般苦恼。

第三阶段：2016 年 3 月 16 日至我院住院治疗。住院期间予中药（复方毛冬青灌肠液）保留灌肠、联合中药汤剂口服治疗，中药保留灌肠每天 1 次，共 10 天。治疗后，患者大便次数减少，无脓血，无肛门刺痛感等不适。后定期随访，患者大便正常，无黏液脓血便，排便时无肛门刺痛感等不适。

## 【专家评述】

放射性直肠炎（radiation proctitis，RP）是指因盆腔恶性肿瘤（如宫颈癌、子宫内膜癌、卵巢癌、前列腺癌、直肠癌、膀胱癌等）接受放疗后引起的直肠放射性损伤。直肠暴露于高剂量放射区域与放射性直肠炎的发病呈正相关。根据起病时间及病程变化情况，可分为急性放射性直肠炎（acute radiation proctitis，ARP）和慢性放射性直肠炎（chronic radiation proctitis，CRP），通常以 3 个月为急慢性分界。超过 75% 的接受盆腔放疗的患者会发生 ARP，5% ~ 20% 的患者会发展为 CRP。实际上，CRP 的发病率极有可能被低估，因为不是每位出现症状的患者都会及时就诊。CRP患者症状迁延反复，已出现晚期严重并发症，如消化道大出血、穿孔、梗阻、肠瘘等，临床诊治难度大，患者生活质量受到严重影响。

现代医学认为，RP的预防措施主要包括药物干预和物理防护。药物干预是使用抗辐射细胞保护剂，如氨磷汀；物理防护可减少正常组织少照射剂量，其中包括腹带、膀胱充盈和手术悬吊肠管等。出现RP后，治疗措施包括常规对患者进行病情教育和心理疏导，适当的营养支持，非甾体类和类固醇类消炎药、抗生素、益生菌等药物口服，肠黏膜保护剂、类固醇激素、短链脂肪酸等药物保留灌肠，以及内镜治疗、高压氧治疗、手术治疗等。但是，RP目前仍缺乏公认且标准的治疗策略及流程。

古代并无“放射性直肠炎”这一病名的记载，但根据其症状可归属中医“腹泻”“肠澼”等范畴。中医界普遍认为，放射线属于热邪、毒邪。接受放疗的患者大都是恶性肿瘤侵袭机体，正气亏虚，又受外来放射线的热毒之邪，蕴结于脏腑肠络，伤及血脉，阻滞经络，气机升降失司，大肠传导受阻，热与血相搏，故见便血；邪盛正虚，脾胃运化失职，湿从中来，湿热互结，蕴积于下焦，湿热下注而见腹泻、里急后重等。处于不同阶段的放射性直肠炎的病机不同，急性期肠道受到放射线的损伤，以火、热、毒邪的实证为主；慢性期以热、毒、湿为主。本病以虚为本，实证为标，属本虚标实之证。

中医认为，在未病先防阶段，根据患者证候选用中药制剂塞肛，使药物直达肠道起到补虚泻实、调节局部功能的作用的同时，增加直肠与靶区之间的距离，减少直肠后壁暴露，达到保护直肠的目的。在已病防变阶段，中药汤剂、中药灌肠、针灸、推拿等对改善放射性直肠炎临床症状、提高疗效具有显著的效果。其中，中药保留灌肠在临床应用较广泛，以“清热解毒”为主要治法，使药物有效地到达局部病灶，经肠黏膜吸收，避免了肠肝循环对药物的破坏，更大程度地将药物作用在局部病灶，因其具有吸收快、副作用小的特点，临床疗效值得肯定。本病例患者在放疗期间及放疗半年后，出现大便次数增多，伴脓血便，热、毒、湿蕴结脏腑，缠绵难愈，久经不治。广东省中医院大学城医院妇科结合药物干预和物理防护方法防治该病。在患者每次后装放疗前，使用苦参凝胶经肛门注入直肠，利用其清热燥湿之功效中和放射线热、毒、湿的属性，同时作为直肠间隔物，增加直肠与靶区之间的距离而减少放疗给直肠造成的直接损伤。当患者已经出现放射性直肠炎症状后，应用中药保留灌肠，配合辨证施予中药汤剂和针灸，加速肠道黏膜的修复，修复肠道蠕动能力，临床疗效佳，且安全、价廉、方便。

## 【相关知识】

### （一）放射性直肠炎的评估

临床症状的评估可通过RTOG/EORTC（European Organization for Research and Treatment of Cancer-Radiation Therapy Oncology Group）评分标准评估（表1-13）。

表1-13 RTOG/EORTC评分标准

| 分级 | 症状描述 |
| --- | --- |
| 0级 | 无变化 |
| 1级 | 轻微腹泻/轻微痉挛/每天排便5次/轻微直肠渗液或出血 |

续表

| 分级 | 症状描述 |
| --- | --- |
| 2 级 | 中度腹泻 / 中度痉挛 / 每天排便 > 5 次 / 过多直肠渗液或间歇出血 |
| 3 级 | 需外科处理的阻塞或出血 |
| 4 级 | 坏死 / 穿孔 / 窦道 |

注：RTOG/EORTC 评分标准是 Herrmann 等于 1987 年首次提出的，至今仍是临床症状评估方面公认的放射反应评分标准。

除此以外，放射性直肠炎的病变程度还可根据影像学（内镜、MR、CT 等）表现、病理评估。内镜下，放射性直肠炎的典型表现包括毛细血管扩张、黏膜充血、溃疡、狭窄及坏死；CRP 的 MRI 表现包括病变肠壁明显增厚，在 T2WI 和 DWI 上因黏膜下层水肿增厚而呈现特征性的“同心圆”（靶征样）分层高信号，T1WI 呈等信号，增强扫描后呈现明显的“同心圆”分层环形强化，合并溃疡时肠壁内缘可表现不规整，同时可见是否合并狭窄、瘘管形成等。

病理方面，ARP 的镜下病理特点包括：①肠黏膜腺体缩短、扭曲甚至消失，杯状细胞数量减少，隐窝数量减少，可见隐窝脓肿及黏膜小溃疡；②黏膜固有层及黏膜下层较多组织细胞及中性粒细胞浸润；③黏膜及黏膜下层血管扩张充血，间质水肿。CRP 的镜下病理特点包括：①黏膜脱落、糜烂、溃疡、隐窝结构扭曲消失、帕内特细胞（潘氏细胞）化生；②黏膜及黏膜下层炎症细胞浸润，包括浆细胞、淋巴细胞、嗜酸性粒细胞等；③黏膜及黏膜下层进行性闭塞性小动脉炎，伴或不伴黏膜层毛细血管异常扭曲扩张；④肠壁间质纤维化，Masson 染色可见黏膜下层粗大紊乱胶原纤维及散在的不典型星形成纤维细胞。其中，黏膜及黏膜下层进行性闭塞性小动脉炎与间质纤维化是 CRP 最典型的病理特征。

### （二）放射性直肠炎的治疗流程

在 RP 的治疗决策中，应充分考虑疾病的自限性特点，综合临床症状与内镜表现，尽可能通过非手术治疗缓解主要症状，避免严重并发症的发生。而对于病情反复、病变进展的患者，转流性肠造口是安全有效的外科干预措施，有助于 CRP 的良性转归，包括迅速缓解顽固性直肠出血、直肠溃疡的坏死或穿孔等。病变肠管切除作为一把“双刃剑”，是处理 CRP 合并严重并发症的主要手段，但需严格把握适应证，完善围手术期准备，提高手术的质量和安全性。RP 的临床决策要根据患者的主要问题选择治疗方式，把改善患者的长期生活质量作为治疗的最终目标。放射性直肠炎的西医诊治流程见图 1-56。

### （三）苦参凝胶作为物理屏障的优点

苦参凝胶是卡波姆与苦参生物碱混合而成的凝胶剂，主要成分是提取自中药苦参的苦参碱。苦参碱已经被证实具有抗肿瘤、抗炎、抗病毒和抗菌等作用。卡波姆凝胶剂为水性凝胶，因为凝胶的化学和物理特性，与其他材料相比黏附性强，在黏膜表面有良好延展性，可以根据直肠的形状附壁黏附，帮助苦参凝胶克服了栓剂的小接触面积、难以渗透黏膜的缺点。相比于中药保留灌肠，苦参凝胶成分单一，药理较中药复方剂明确，且具有强的稳定性及短流性，而且药物释放速度快，生物利用度高，在低用量时可缓慢释放。同时，苦参凝胶不抑制正常菌群，是无刺激性、无毒的，也无免疫原性，加上良好的生物黏附性，便于在肠中保留并改善直肠局部给药的生物利用度，克服中药灌肠不利于保留的缺点。就患者舒适度而言，苦参凝胶操作时间短，整个操作过程大约1分钟，较直肠间隔物或直肠球囊的使用，操作简单，使用便捷，患者接受程度高，同时在每次治疗时使用，不影响放疗的精准度，伴随的并发症风险小。

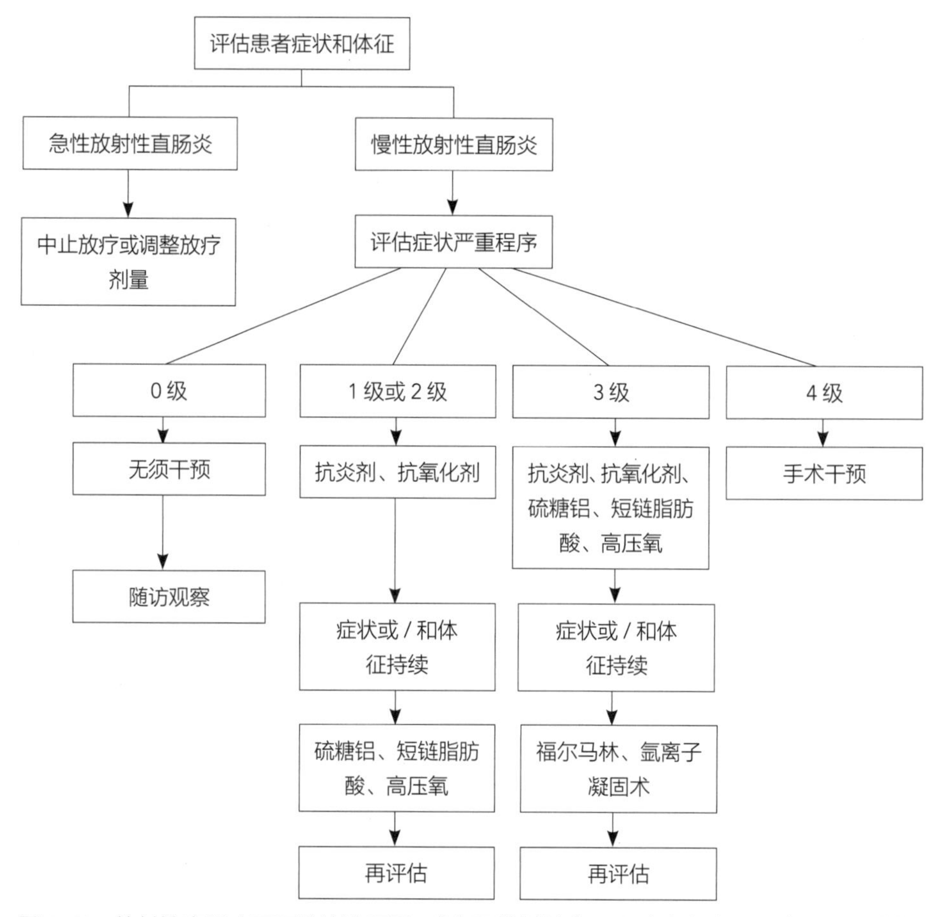

图1-56　放射性直肠炎西医诊治流程图[《中国放射性直肠炎诊治专家共识（2018版）》]

（林浣妹）

## 十、化疗后脱发——化疗脱发真苦恼，切脉针灸来奏效

### 【治疗实录】

“哎，梁女士怎么到时间都没有回来化疗？”主管护士问我，我愣了一下，对哦，那个年轻的、做了全面分期手术的卵巢癌患者，进行了1个疗程TC方案化疗，已告知她这周要回来住院进行第2疗程化疗，怎么不见人回来？于是我拨通了梁女士的电话。梁女士支支吾吾地说：“医生，我不想化疗了……”我连忙问道：“为什么呀？你这是早期卵巢癌，手术做得很好了，术后做好化疗，可以进一步降低复发率呀。”她回答：“我上次出院回家后，头发大把大把地掉，家里地板上全是我的头发，我不要做秃子，我也不想见任何人，也不想出门了。”原来她是爱美之人，现因化疗后脱发，影响美观，拒绝继续化疗。

跟患者解释，化疗后脱发是正常现象，可以考虑把头发剃了，买一顶自己喜欢的或跟以前发型相仿的假发。另外，我们还可以配合中医中药、切脉针灸治疗，可以延缓头发脱落速度或辅助头发生长。

患者疑虑得到解决后，决定返院继续化疗。经过中药辨证口服、切脉针灸治疗，患者脱发较同类型患者轻，还因脱发症状改善，每次都准时返院化疗，化疗过程均顺利，未见重度骨髓抑制等并发症。

## 【诊疗经过】

梁女士，30 岁，已婚，育有 1 子。2017 年 3 月因腹部胀满不适在我院门诊就诊，B 超提示盆腔液实相混包块直径约 15cm，入院完善 CT 和肿瘤标志物等检查后，考虑盆腔包块为卵巢来源恶性肿瘤。在我院气管插管全麻下开腹行左侧附件切除术，术中冰冻病理结果示腺癌，符合黏液性囊腺癌，待与家属沟通病情后，遂行全面分期手术（全子宫切除术 + 双侧输卵管卵巢切除术 + 盆腔淋巴结清扫术 + 阑尾切除术 + 大网膜切除术 + 盆腔粘连松解术）。术后病理提示（左附件）中分化腺癌，符合黏液性囊腺癌；输卵管未见癌累及。免疫组化结果：CK7（+），CK20（+），CDX2（-），ER（间质部分 +），PR（间质 +），P53（+），WT-1（-），PAX8（-）。（左侧骨盆漏斗韧带）未见癌；（右髂总淋巴结）1 枚，未见癌；（右盆腔淋巴结）8 枚，未见癌；（左侧膀胱腹膜反折结节）炎性肉芽组织；（子宫 + 右附件）增生期子宫内膜，慢性子宫颈炎；卵巢囊状滤泡；输卵管未见癌；（左盆腔淋巴结）6 枚，未见癌；（阑尾）慢性阑尾炎；（大网膜）未见癌。（腹水细胞块）未见明显异型的肿瘤细胞。（腹水）可见中性粒细胞和淋巴细胞，未见明显异型的肿瘤细胞。术后诊断考虑为卵巢恶性肿瘤黏液性囊腺癌（Ⅰa 期，中分化）。术后 1 个月，复查肿瘤标志物下降幅度欠理想，遂于 2017 年 4 月至 2017 年 12 月完成 8 程 TC 方案化疗。

第一阶段：2017 年 4 月，第 1 个疗程化疗后患者出现Ⅱ级脱发。

第二阶段：2017 年 5—12 月，患者继续第 2 ~ 8 程 TC 方案化疗，配合中药汤剂辨证内服，切脉针灸调整脏腑功能 + 头十七针局部治疗 [ 主穴：头五针（百会 + 四神聪）、抑瘤针法、脐小四针（脐上下左右各 5 分）、肾四针（太溪、照海、复溜、三阴交）、卵巢三针（章门、京门、带脉）、四关穴（翳风、肩井、合谷、太冲）、气海、血海、阴陵泉、阳陵泉等 ]，每周 3 次，每次留针 40 分钟，持续 3 个月。

第三阶段：2018 年 1—6 月，患者头发量逐渐恢复至化疗前，余未见特殊不适。

## 【专家评述】

化疗是目前常见的治疗恶性肿瘤的有效方法之一。但是，临床上大多抗癌药物都不能完全避免对正常组织细胞的损害，其中化疗药物所致脱发（chemotherapy induced alopecia，CIA）是肿瘤患者化疗后最为常见的不良反应。化疗药物、针对头颈部及中枢神经系统的放射治疗、靶向药物、免疫检查点抑制剂、内分泌治疗等，都可能导致脱发。多数化疗药物都会导致不同程度的脱发，其中以紫杉类、蒽环类化疗药物较为严重。

目前，肿瘤患者化疗后脱发的发生机制尚未明确阐述。有研究认为，化疗药物对毛囊的直接作用可以导致脱发。化疗药物可能引起鳞茎基质细胞有丝分裂活动突然停止，导致已角化发干的近端部分减弱、变窄，从而发管破裂，引起脱发；此时脱发迅速且量大（80% ~ 90%），并且常发生在化疗后的几天到几周内。既往研究中，约 77% 的肿瘤患者将脱发视为痛苦的症状，恐惧不安，甚至失去治疗信心。它给肿瘤患者造成很大的心理压力，甚至影响到肿瘤的规范治疗，但至今对放化疗引起的脱发没有针对性的预防方法。当前，针对肿瘤患者 CIA 的防治主要有物理干预及药物治疗。物理干预包括头皮止血带及头皮冷却。头皮止血带是一种特殊的止血带，由头带和注气球组成的充气止血带和由扁平、条形橡胶带组成的头皮扎条构成，将它紧贴住头皮区域，以阻断表面血流，从而减少输送到毛囊的药量。有研究显示，长春新碱、环磷酰胺和阿霉素诱导的肿瘤患者通过止血带预防 CIA 有一定疗效。但是，由于施加的高压会导致患者头痛、恶心等不适，因此临床上很少推荐使用。近年来，英国、法国、荷兰和加拿大部分地区，将头皮冷却作为 CIA 预防的常规干预措施。其中，荷兰实体肿瘤患者头皮冷却的使用率高达 80%。但在美国，头皮降温的效果和安全性没有得到共识。直到近期，美国食品药品监督管理局（FDA）才批准头皮冷却治疗可用于 CIA 预防。然而，头皮冷却预防 CIA 在临床推广中也存在一些争议。有研究认为，头皮冷却治疗有导致头皮转移的风险，可能会影响生存。在我国，头皮冷却治疗也没有作为常规手段用于 CIA 预防。此外，人们在药物防治 CIA 方面也进行了多项研究。新型脂质体化疗药物的使用，可减少脱发发生率。局部使用米诺地尔、比马前列素和骨化三醇，已经在人类受试者中进行了初步探索，需要完成进一步Ⅲ期临床研究，以便确定其在防治 CIA 方面是否有可重复性及显著的改进。此外，苯妥英钠、细胞因子、细胞周期调节剂、细胞凋亡抑制剂预防 CIA 的研究，是在动物模型中完成的，需要进一步的研究以证实其疗效。

临床上，多数放化疗引起的脱发在放化疗结束以后还可再生，而在适当的时机给予中医药干预，可以延缓头发脱落速度或辅助头发生长。

中医学认为，“肾者……其华在发”；肝藏血，发为血之余；肾精不足，无以化血，发失所养，则毛发易于枯脱；脾胃为后天之本，气血生化之源。中医认为，脱发乃脏腑衰败的外在表现，化疗药物是偏性较强的药物，利用其治疗恶性肿瘤的同时也会导致各个脏腑和气血津液的功能失调，久之导致肾无以藏精，故而脱发。切脉针灸源自《黄帝内经》。《灵枢·九针十二原》云：“凡将用针，必先诊脉，视气之剧易，乃可以治也。”提出在针灸临证中，必须先切脉，通过切脉察知经络脏腑气血的虚实变化，了解病气的有余、正气的不足，从而指导针灸治疗。以整体观念和辨证论治为指导原则，结合经络学说与脉象理论，根据治疗过程中脉象的变化，辨别机体气血变化，选用适当的穴位进行针刺，通过脉象变化刺激相应经络，从而对机体起到调整作用，达到预防和治疗疾病的一种疗法。近年临床研究报道，切脉针灸对多种慢性疾病如支气管哮喘、冠心病、慢性鼻炎、失眠、类风湿关节炎、月经不调、高血压等，以及一些重症如卵巢癌、鼻咽癌、肝癌、肺癌中晚期及其并发症，均有较满意疗效。本例患者年轻，因卵巢恶性肿瘤行全面分期手术，术后需要后续化疗，但因化疗导致的脱发，令她抗拒继续治疗，这影响了肿瘤的规范治疗。切脉针灸配合使用经脉切脉法和络脉切脉法，可以更加准确地判断经络之气的强弱盛衰，给予相关穴位治疗，加上头十七针局部取穴，可以延缓头发脱落速度或辅助头发生长。同时，切脉针灸具有简便灵活、无痛价廉的优势，易被临床医生与患者接受。

## 【相关知识】

### 1. 按照 WHO 抗癌药物急性和亚急性毒性分级标准评判脱发程度

0 级：头发无明显脱落。

Ⅰ级：脱发< 25%（头发略稀疏，无影响美观）。
Ⅱ级：脱发> 25%但< 50%（中度脱发、斑秃）。
Ⅲ级：脱发> 50%（头皮暴露明显，影响美观，头发可再生）。
Ⅳ级：脱发为不可逆性完全脱发。

**2. Dean 量表主观评分脱发程度**

0分：没有脱发。
1分：脱发0～25%。
2分：脱发25%～50%。
3分：脱发50%～75%。
4分：脱发> 75%。

（冯淑仪，温丹婷）

# 第二章 中医特色疗法介绍

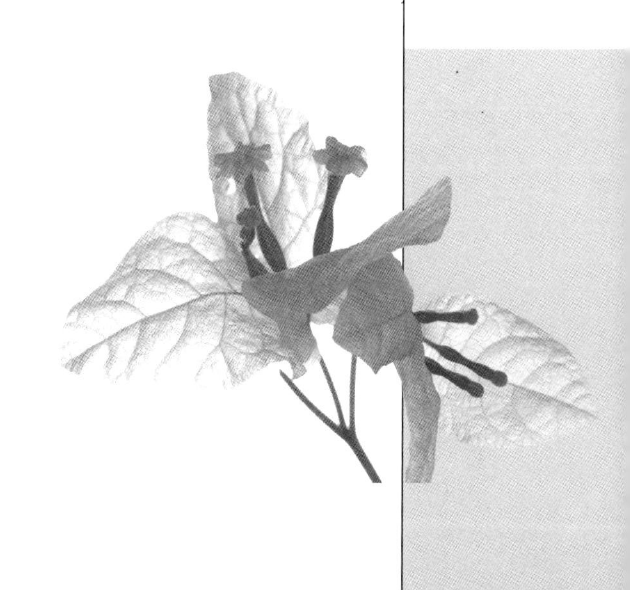

# 第一节　音乐情志疗法

**【名称】**音乐情志疗法。

**【定义】**音乐疗法，又叫音乐治疗，它集音乐、医学和心理学等多种学科的理论与实践为一体，对身心疾病有治疗作用。中医五行音乐疗法是音乐疗法中的一种，是以《黄帝内经》的五音学说和《乐记》的音乐理论相结合为理论基础，逐渐形成的治疗体系。中医五行音乐疗法运用角徵宫商羽五种不同音调的乐曲对应木火土金水五脏，使五音通过与五脏间的互动与共鸣来干预疾病。其原理是利用不同调式的音乐，调和机体的阴阳，调节脏腑和情志，从而达到"阴平阳秘，精神乃治"的平衡状态。

情志疗法，即运用情志相胜或以情胜情理论，治疗情志病证或躯体病证的疗法。

音乐情志疗法，是在中医理论的指导下，将音乐疗法和情志疗法相结合，用于治疗情志疾病的方法。

**【理论基础】**

**1. 音乐的生理作用**　音乐治疗的生理作用较为复杂。有的学者提出共振学说，所谓共振就是指音响透入人体产生共振反应，借助音乐声波的振动力，来调整机体的振动活动，使音乐和机体达到共振效果，从而达到治愈疾病的目的。还有研究表明，大脑边缘系统具有调节躯体运动神经、自主神经以及大脑皮质功能的作用，而音乐活动中枢有部分存在于大脑皮质处，倾听音乐能够刺激大脑边缘系统作出相应反应，从而调节了患者的身心健康。

**2. 音乐的心理作用**　音乐对心理功能的影响主要是能满足人们自我表现的需要，影响人的情绪。许多疾病发生的最初源头多为情绪的压抑，而通过音乐疗法，可使不良情绪在优美的乐曲旋律中得以缓解消散，进而从源头上对疾病进行预防。音乐还能使人产生丰富的联想，有现实的，也有非现实的，让人可以暂时忘却自己的存在，平衡及满足人的情绪，达到治疗目的。

**3. 中医五行音乐**　中医五行音乐疗法的理论指导是五行学说。《黄帝内经》最早依据五行特性，运用抽象思维，找出五行特性，并与五音、五脏及五志相对应，并提出了利用音乐治疗疾病；其详细记载了宫、商、角、徵、羽五种不同的音阶所代表的五脏及五志，对人体发病的病因病机进行了探索。依据《黄帝内经》记载，肝属木，在音为角，在志为怒；心属火，在音为徵，在志为喜；脾属土，在音为宫，在志为思；肺属金，在音为商，在志为忧；肾属水，在音为羽，在志为恐。古人详细观察了五行、五脏与五音的特征，并根据特征进行归纳划分。宫音为土，泥土烧制的乐器主要包括埙与陶笛，这些乐器能够发出来自泥土大地平稳厚重的音调，声音悠扬平和，从而能够顺应人体脾胃之气，健脾益胃，固护中焦；商音为金，古时运用金属制成的乐器有编钟，金属振动的声音清脆而短促，铿锵而肃静，能够肃降肺内燥气，使人呼吸吐纳条达；角音为木，多为箫、笛等木制乐器之音，木制乐器发出的音波给人以草木逢春、欣欣向荣之感，使人闻之心情愉悦，能够疏肝利胆，消愁解郁；徵音为火，为古琴、古筝、箜篌等丝弦乐器之音，此乐有火焰般律动感，其调抑扬顿挫，富有规律，能够通调血脉，使心率平和；羽音为水，以鼓类乐器演奏，又称革音，其音低沉悠远，沉入下焦，顺应肾与膀胱之气。正如《史记·乐书》所载："故音乐者，所以动荡血脉，通流精神而和正心也。"五行之间，互相促进，也相互制约；同样，五音之中亦存在生克之理。运用五音相生相克，补其不足，泻其有余，是中医五行音乐疗疾的理论基础。

**4. 情志相胜**　针对异常情志变化引起脏腑、气血功能紊乱的病机特点，通过调整人体的精神状态、消除不良的情志刺激，恢复脏腑、气血的平衡，达到治疗躯体和精神疾病的目的，是中医情志疗法的主要内容。《素问·阴阳应象大论》云："人有五脏化五气，以生喜怒悲忧恐。"怒喜思悲（忧）恐是人体精神活动的一部分，五志相生相克，共同维持人体功能。若怒喜思悲（忧）恐情志过极，超越机体调节范围就会出现脏腑功能失调，气血失和，导致情志疾病的发生。情志相胜法是根据五行相克的理论，用一种情志去纠正相应所胜的另一种情志的心理治疗方法。此方法最早记载于《黄帝内经》，相关论述为"悲胜怒""恐胜喜""怒胜思""喜胜忧""思胜恐"。

**【适应证】**适用于围手术期、围放化疗期出现焦虑情绪的患者，也适用于围绝经期综合征、处于应激环境（如备考、地震后）出现焦虑情绪的人群。

**【禁忌证】**听力障碍、语言沟通障碍、不能配合治疗者不宜。

**【物品准备】**治疗床（含床单、枕头、薄被）、音乐播放器、耳机、遮光眼罩、饮用水、纸巾。

**【环境准备】**

1. 治疗室要求是一个单独的房间、光线好、视觉明亮、干净、卫生、隔音效果良好、通风良好、安静无干扰，室内温度保持在 24～28℃。

2. 治疗人员说话音调适中，并做好解释工作。

3. 治疗人员在操作前后、接触下一位患者前，均使用快速手消毒剂，做好消毒隔离。

**【操作流程】**

1. 对治疗人员进行培训，包括音乐选择、音量控制、安排听音乐的时间等。

2. 收集患者的客观资料，包括家庭背景、文化层次、性格特征以及音乐喜好。根据"五音对应五脏"理论，选取与之对应的音乐，如"徵为火音通于心"，心火旺的焦虑患者可选取徵调式音乐进行治疗（图 2-1）。

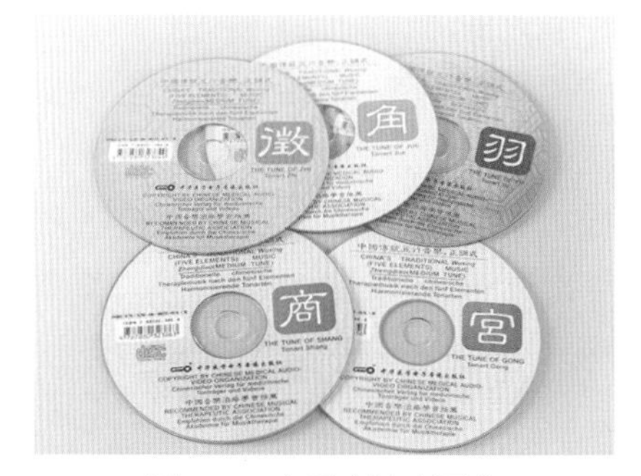


图 2-1　音乐疗法之五音

3. 在治疗前嘱患者排空小便，采取仰卧位，平卧于治疗床，播放五行音乐（石峰作曲，中华医学电子音像出版社出版，中央音乐学院民乐团演奏，《中国传统五行音乐》），治疗时间为 20 分钟。

4. 每次治疗后，与患者讨论音乐治疗的感受和效果，以便及时调整音乐治疗方案，确保疗效和治疗的依从性。对不能坚持音乐疗法的患者，给予鼓励和帮助。

5. 根据患者治疗期间的情绪表现，适时辅以情志疏导，可以达到更好的疗效。方法：提前了解患者的客观背景，针对患者的症结选择谈心法、释疑法等方法。治疗人员通过语言、表情、姿势、态度、行为及专业知识来影响和改善患者的情绪，诱导患者宣泄，以解除患者心理顾虑。广东省中医院王小云把情志治疗的精华总结为三步：第一步，语言诱导，进行心灵交流，诱导患者尽吐其情，了解症结所在；第二步，以悲胜怒，以从其意，引导宣泄，激发患者宣泄哭泣，矫正太过情志所造成的气机紊乱，使邪随泪泻，一哭得舒；第三步，喜胜悲忧，发挥七情的正性效应：通过诱导患者开怀而笑，平衡不良情绪，发挥情志的正性效应。

6. 情志治疗时机的选择。为了有效引导患者宣泄情感，一定要让患者在完全信任的情况下把不良情绪完全释放出来。如果患者情绪较稳定，对治疗人员较信任，可以先进行情志疏导，再进行音乐治疗；如果患者表现为焦虑不安，不愿敞开心扉交谈，则先行音乐治疗，待情绪适应后再进行情志疏导。

**【注意事项】**

1. 一对一治疗，注意空间的私密性，治疗室需做好隔音，治疗期间避免被第三者打扰。

2. 如果使用耳塞或头戴耳机音量过高的话，可能会造成不适或听力损伤，在治疗过程中注意根据患者的感受随时调整耳机的音量。

3. 情志治疗要求治疗人员有一定的社会阅历和心理素质，治疗前对患者的民族、生活习惯、地域、个性、社会地位、行为特征（在治疗中的配合程度、与治疗者的交谈深度）、认知特征（认知障碍的程度、对治疗的理解程度）等做充分了解，才能在治疗过程中起正向和主导作用。

4. 情志治疗须充分尊重患者意愿，不可强行为之。同时，治疗量和度应灵活施治，使患者宣泄有度，切记过犹不及。

音乐情志疗法流程图

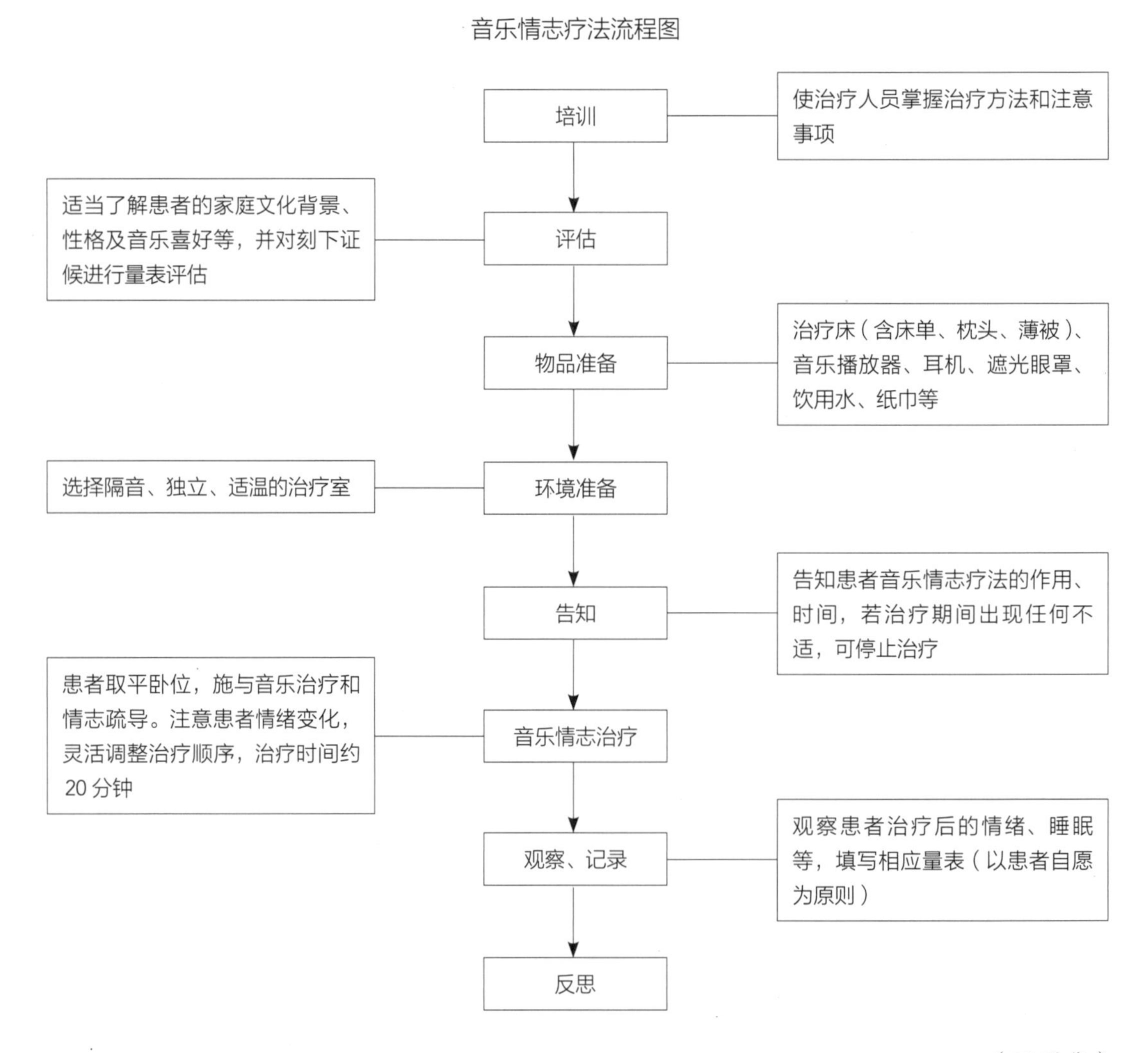


（温明华）

# 第二节　耳穴压豆

【**名称**】耳穴压豆。

【**定义**】耳穴压豆是采用油菜籽、白芥子、王不留行、磁珠等物，附在耳部相应的穴位或阳性反应点上，通过刺激耳部穴位或阳性反应点，以疏通经络、调节脏腑气血功能，促进机体阴阳平衡，达到防治疾病目的的一种特色疗法。

【**适应证**】耳穴压豆具有广泛的适应证，不仅能治疗痛证、神经衰弱、自主神经功能紊乱等功能性疾病，而且对胃炎、肠炎、溃疡病、肝胆肾结石症等器质性疾病，以及细菌、病毒、原虫等感染性疾病如急慢性气管炎，过敏性疾病如过敏性哮喘、过敏性鼻炎等，亦具有较好的治疗效果。

目前，据世界卫生组织初步统计，采用耳穴压豆治疗的病症 249 种，其中对 70 多种病症取得显著疗效。

【**禁忌证**】耳部炎症、耳部冻伤部位，对王不留行过敏者，孕妇慎用。

【**操作流程**】

1. **体位选择**　常采用坐位，年老体弱、病重或精神紧张者采用卧位。

2. **定穴和消毒**　根据服务对象情况选取相关耳穴，用75%乙醇溶液消毒耳廓相应部位。

3. **贴压操作**　根据服务对象的情况选择不同的贴压材料，操作者一手固定耳廓，另一手用镊子将贴有一丸状物（如药籽、磁珠等）的胶布对准穴位贴压。刺激耳穴时，要在穴位处垂直逐渐施加压力，注意刺激强度。

根据服务对象的具体情况，每天自行按压 3 ~ 5 次，每次每穴按压 1 ~ 2 分钟，3 ~ 5 天更换 1 次，双耳交替。

4. **刺激强度**　刺激强度依服务对象具体情况而定，儿童、孕妇、年老体弱、神经衰弱者宜轻刺激，急性疼痛性病证宜强刺激。有时需要超强刺激，患者在按压过程中体验的疼痛评分达到 6 分以上。（物品准备及操作见图 2-2、图 2-3）

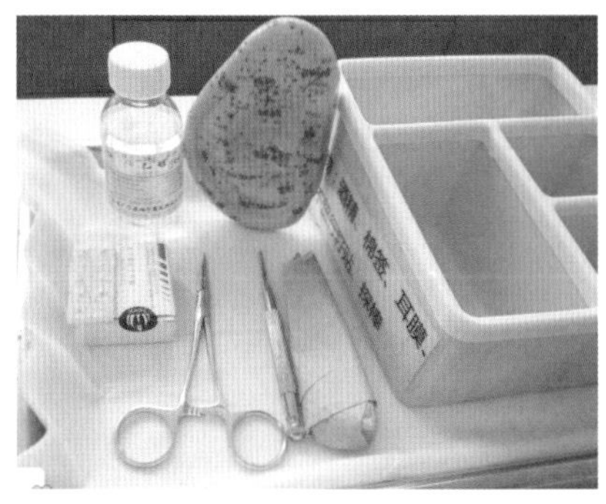

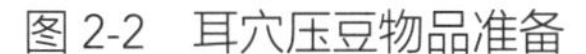

图 2-2　耳穴压豆物品准备

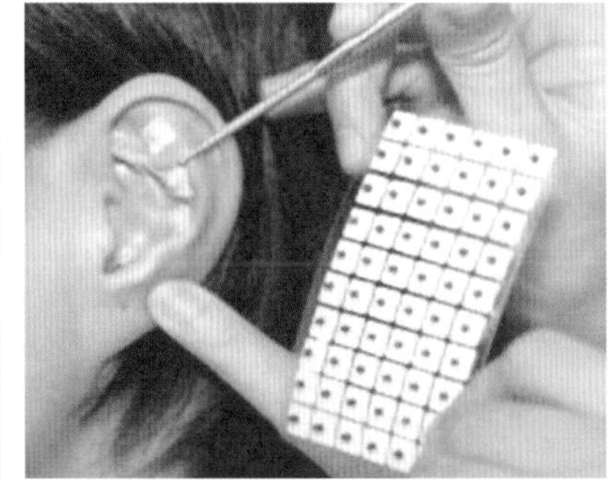

图 2-3　耳穴压豆操作

【**注意事项**】

1. 望诊时要求光线充足，以自然光线为佳。
2. 望诊前勿清洗消毒和按摩耳朵，以免出现假阳性或掩盖阳性反应点。
3. 治疗开始前，严格消毒，以防止施术部位感染。

4. 紧张、疲劳、虚弱患者宜卧位操作，刺激量宜轻。
5. 湿热天气，耳穴压豆留置时间不宜过长。
6. 耳穴压豆留置期间应防止胶布脱落或污染；对普通胶布过敏者宜改用脱敏胶布。

耳穴压豆操作流程图

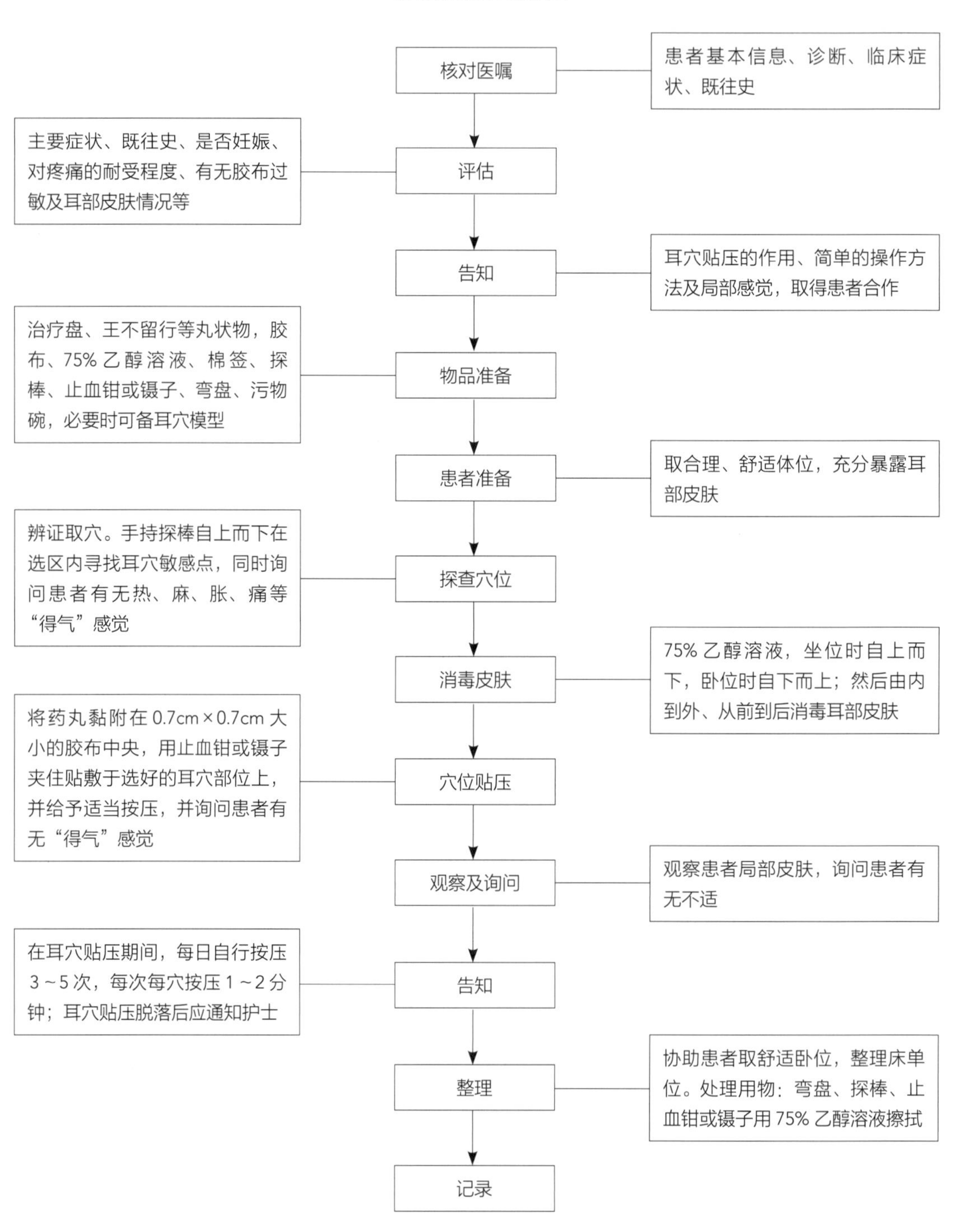


（贺海霞）

# 第三节 余甘子喷雾

**【名称】**余甘子喷雾。

**【定义】**余甘子喷雾指将余甘子干品浸泡于开水后，过滤静置，取上层清液置于喷雾瓶，然后将喷雾瓶喷嘴对准术后口干症或放化疗所致口干症患者口腔两颊内侧黏膜和舌下进行喷雾，以促进口腔唾液分泌，减少口腔细菌滋生，以达到缓解口干、减轻口腔异味的外治方法。

**【适应证】**适用于术后口干及恶性肿瘤放化疗后并发口干，临床疗效佳。也适用于不同原因需要禁食禁饮的患者、气管插管引起的口干患者等。

**【禁忌证】**对余甘子过敏者。

**【操作流程】**

1. 评估患者病情、配合度、过敏史、意识、口腔活动能力、口腔皮肤情况、心理状态等。取合适体位，张口暴露口腔，以便均匀喷雾。

2. **用物准备** 取余甘子干品 30g，100℃的水 150ml，玻璃棒、量杯各 1 个。

3. **药液制备** 称取 30g 左右的余甘子干品，倒入装有 150ml 的 100℃水的量杯中，用玻璃棒搅拌 3 分钟，盖盖浸泡 15 分钟。将医用纱块平铺于空量杯上，过滤浸泡液于量杯中，静置。待药液冷却至室温后，取上层澄清液注入喷雾瓶中待用（图 2-4 ~ 图 2-6）。

4. **喷雾实施** 将喷雾瓶的喷嘴对准患者口腔两颊内侧黏膜和舌下，均匀地将喷雾剂喷于局部黏膜及舌下。每次喷雾的药液量约 0.1ml，一次喷雾使用药液量共约 0.3ml。患者自觉口干时进行喷雾治疗（图 2-7）。

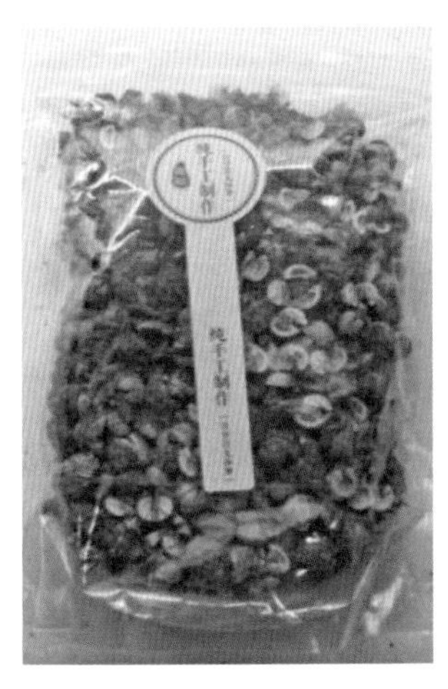

图 2-4 余甘子干品

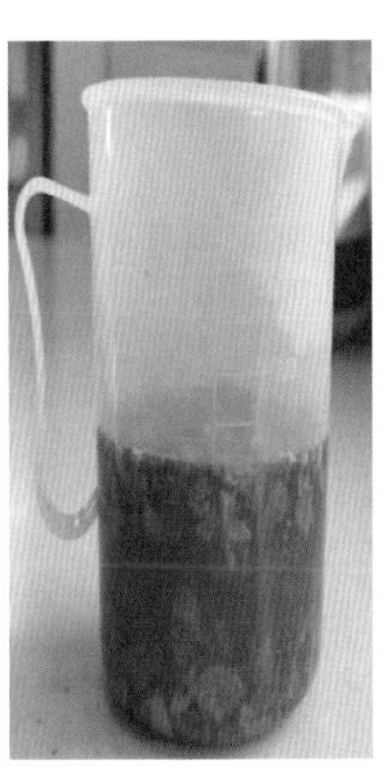

图 2-5 余甘子浸泡

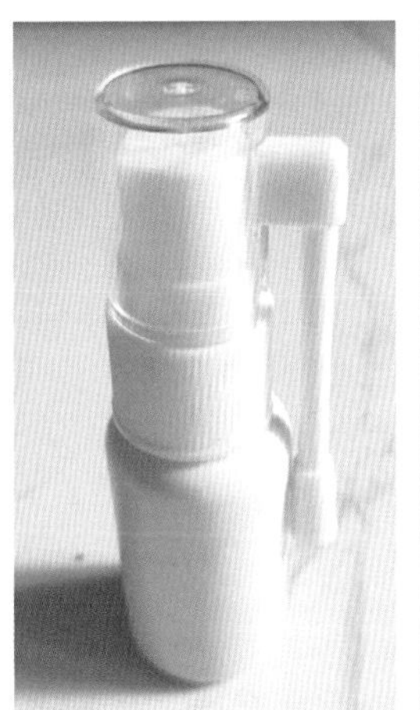

图 2-6 余甘子喷雾装置

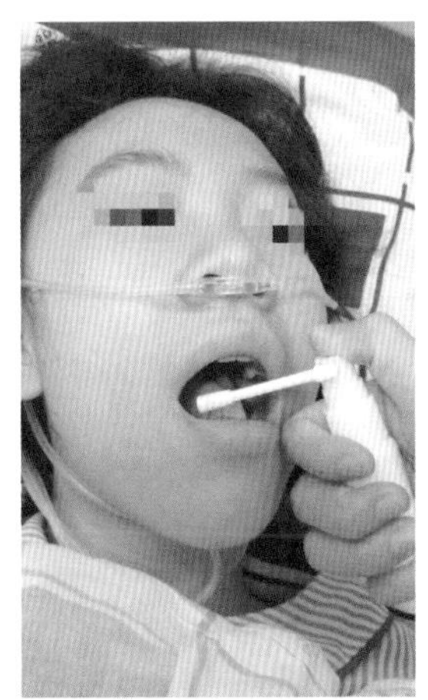

图 2-7 余甘子口腔喷雾

**【注意事项】**

1. 喷雾药液现配现用，药液有效期 4 ~ 6 小时。
2. 喷雾瓶为一次性用物，使用原则为一人一瓶。
3. 每次均匀喷雾约 0.3ml，避免一次性喷雾过量而致患者发生呛咳或误吸。

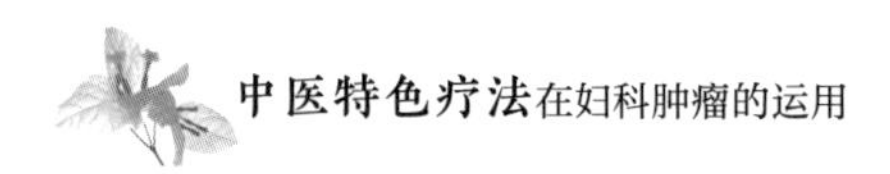


余甘子喷雾操作流程图

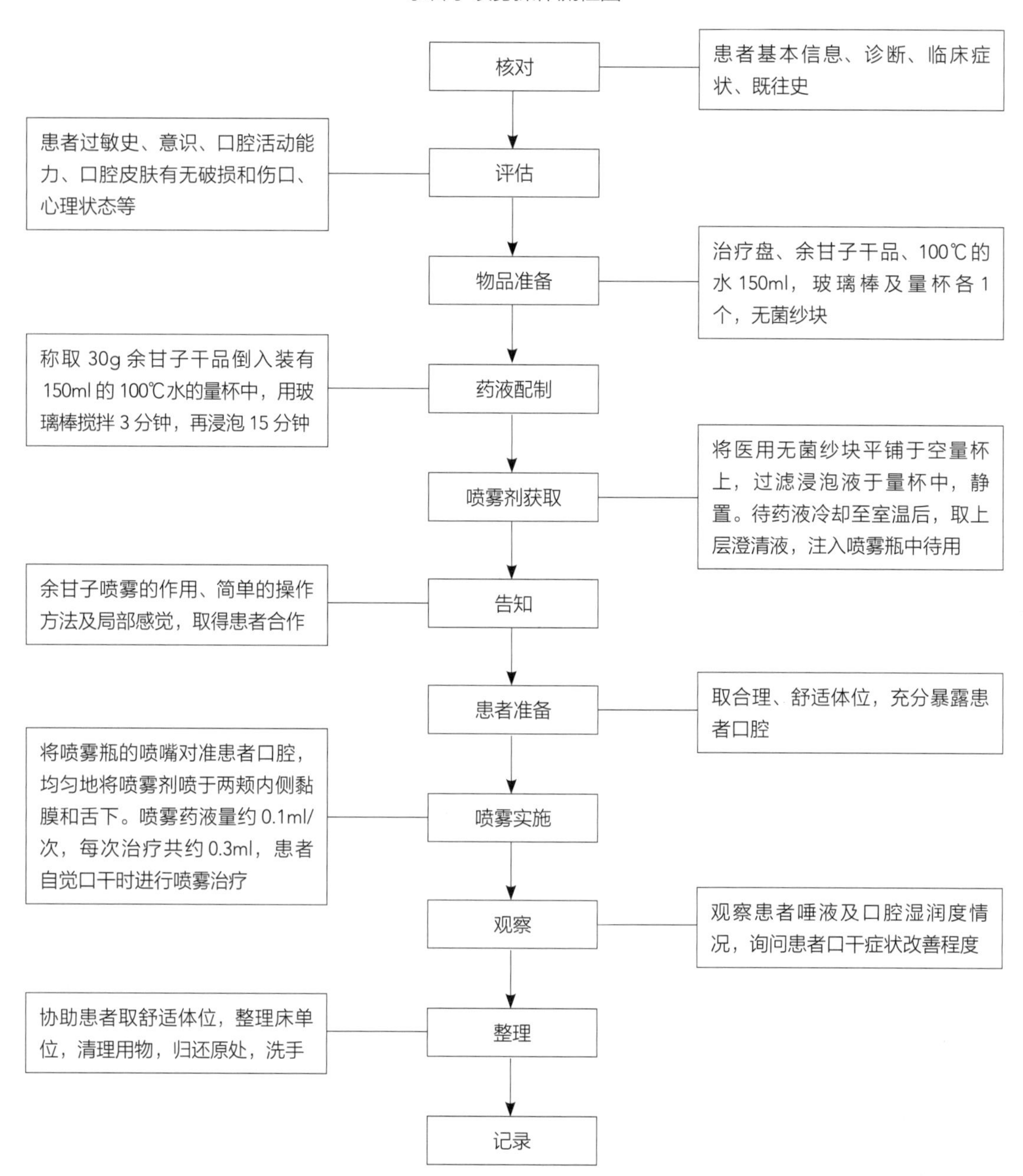


（文希，贺海霞）

# 第四节　中药灌肠

**【名称】**中药灌肠。

**【定义】**中药灌肠是将中药药液从肛门灌入直肠或结肠，使药液保留在肠道内，通过肠黏膜的吸收，达到清热解毒、软坚散结、泄浊排毒、活血化瘀等作用的一种疗法。

**【理论基础】**中药灌肠的中医名称是导法，最早见于张仲景的《伤寒论》，其中所载"阳明病，自汗出……当须自欲大便，宜蜜煎导而通之。若土瓜根及大猪胆汁，皆可为导"，即是采用蜜煎导法、猪胆汁导法，开创了中药灌肠的先河。中药灌肠的操作方法在《四部医典》中有详细记述：灌肠时，患者采取低头屈身体位，先用油润滑肛门口，然后将肛门药筒插入，筒后连盛药容器，加压挤入药液。中药灌肠的作用部位在直肠、结肠，属中医学大肠范畴。大肠为中医六腑之一，与肺相为表里。肺者，五脏六腑之华盖，百脉之所朝会。中药灌肠时，药物从直肠吸收后通过经脉上输于肺，再通过肺的宣发肃降、朝百脉的功能输布全身，到达五脏六腑、四肢百骸，达到治疗效果。灌肠不仅可发挥药物的功效，而且能直达病所，克服口服药物带来的不良反应。

直肠黏膜血液循环丰富，吸收能力很强。药物通过直肠吸收主要有 3 条途径：一是通过直肠中静脉、下静脉和肛管静脉直接吸收进入大循环，既可避免肝脏首过解毒效应以提高血药浓度，又避免了胃和小肠对药物的影响；二是通过直肠上静脉，经门静脉进入肝脏代谢后，再循环至全身；三是通过直肠淋巴系统吸收后，通过乳糜池、胸导管进入血液循环，提高了生物利用度。

**【适应证】**适用于腹部手术后并发肠梗阻、便秘等，临床疗效佳。也适用于慢性疾病所致的腹痛、腹泻、带下等症状。

**【禁忌证】**妇科肿瘤患者手术范围涉及肛门、直肠、结肠，手术后下消化道出血者禁用；月经期不宜使用。

**【药物准备】**治疗包、温开水 10ml、50ml 注射器 1 支、水温计、一次性治疗巾、肛管或吸痰管 1 条、一次性乳胶手套、纸巾、屏风、灌肠液 [ 中药灌肠方剂要根据患者寒热状况辨证运用。若患者属热证，则选用大承气汤灌肠，方剂组成为大黄 30g、枳实 30g、厚朴 30g、芒硝 10g（冲），水煎至 300ml，每日 2 ~ 3 次，每次 100ml；若患者属寒证，则选用生姜水灌肠，中药处方为生姜 20 ~ 30g，水浓煎至 100ml，每日 1 次 ]。

**【环境准备】**灌肠时要注意屏风遮挡。

**【操作流程】**

1. 操作前，嘱患者排空二便，评估患者配合程度，了解目的及患者病变部位，协助患者取左侧卧位，并在臀下垫高 10cm。

2. 用灌洗器抽吸药液连接肛管 / 吸痰管并排气，润滑肛管 / 吸痰管前端。

3. 嘱患者放松，深呼吸，将肛管 / 吸痰管插入 15 ~ 20cm/40 ~ 50cm，固定肛管 / 吸痰管。

4. 缓慢注入药液后，再注入温水 5 ~ 10ml，边灌注边观察患者反应。

5. 夹闭肛管 / 吸痰管，轻轻拔出，擦净肛门，嘱患者卧床休息，尽量保留 1 ~ 2 小时后再排便。

6. 整理床单位，观察患者反应。

7. 清理用物，洗手，记录并签名。（物品准备及操作见图 2-8 ~ 图 2-10）

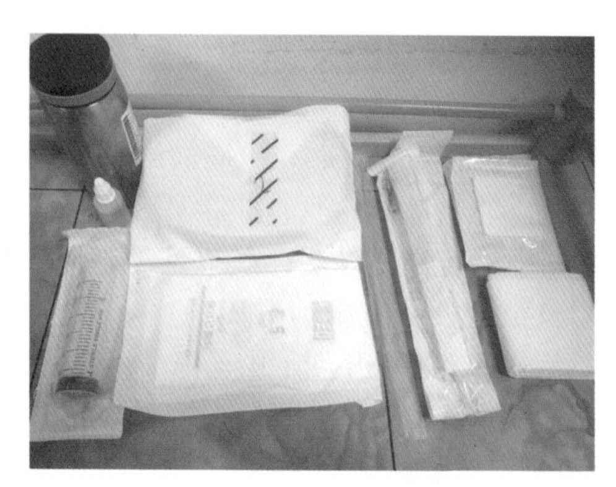

图 2-8　中药灌肠前物品准备

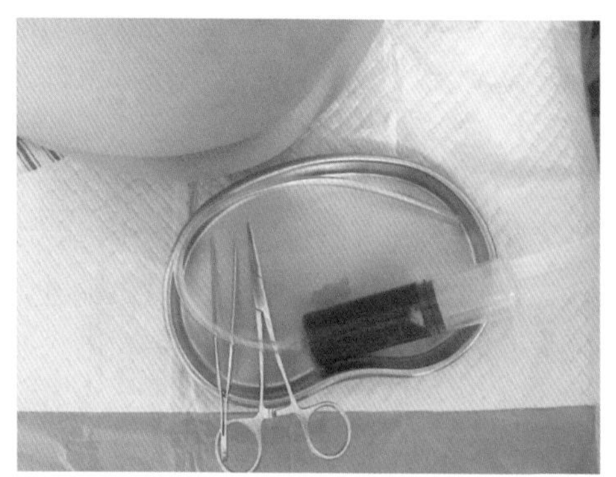

图 2-9　中药灌肠时的物品组装

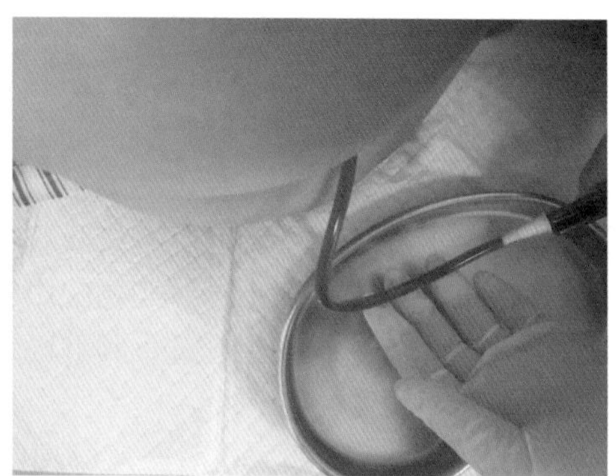

图 2-10　灌肠时操作手法

【注意事项】

1. 减轻肛门刺激，宜选用管径细小的肛管，压力宜低，药量宜小；为促进药物吸收，插入不能太浅，操作前须嘱排空大便。

2. 若选用大承气汤灌肠，选用肛管，插入 15 ~ 20cm；若选用生姜水灌肠，选用吸痰管，插入 40 ~ 50cm。

3. 灌肠液温度应适宜：一般为 39 ~ 40℃。

4. 手术范围涉及肛门、直肠和结肠的患者，或大便失禁患者，不宜保留灌肠。

中药灌肠操作流程图

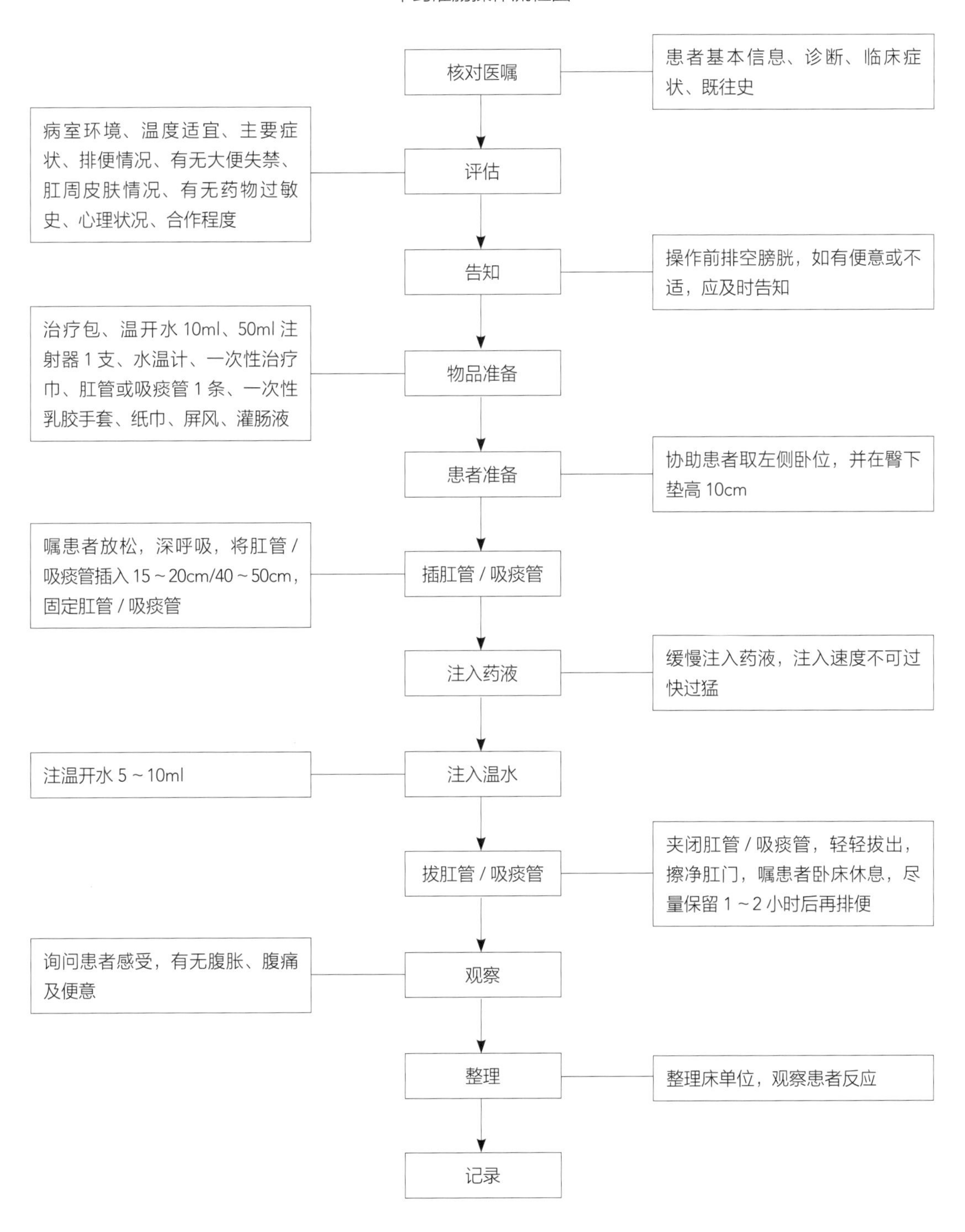


（吴思雨，王亚楠，肖静）

# 第五节　足三里电针

【名称】足三里电针。

【定义】足三里电针是将毫针刺入足三里得气后，在毫针上通以微量电流，加强对穴位的刺激，达到治疗目的的一种方法。根据辨证，加用的穴位可以为上巨虚、下巨虚。

【理论基础】足三里是足阳明胃经下合穴，主要功效是健脾和胃，调和气血，扶正培元，疏经通络。足三里是治胃肠病之主穴，统治一切胃肠病变，如胃痛、胃胀、恶心、呕吐、腹胀、泄泻、便秘、痢疾等。中医学古籍中，对足三里调节胃肠道功能方面的叙述众多。如《灵枢》云："肠中不便，取三里……善呕，呕有苦……胃气逆则呕苦，故曰呕胆。取三里以下胃气逆。""邪在脾胃……则热中善饥……则寒中肠鸣腹痛……则有寒有热，皆调于三里。"足三里为足阳明胃经之合穴。五输穴中"所入为合"，合穴经气充盛且入合于脏腑，常用于治疗本经疾病。"合治内腑"，合即下合穴，六腑有病取其所属的下合穴进行治疗。"阴有阳疾者，取之下陵三里。"下陵三里即足三里穴。所谓阴有阳疾，意思是位于人体前面腹部属于阴处的六腑有病，肠胀气即属"阴有阳疾"，此与肠梗阻的病机不谋而合。足三里电针在一定程度上能调节胃肠功能，增加胃肠蠕动的作用。

【适应证】适用于腹部手术后胃肠功能紊乱、肠梗阻患者。

【禁忌证】高热抽搐、凝血机制障碍、精神病、急性传染病、皮肤溃疡、心衰、晕针、晕血者禁用。

【物品准备】治疗盘、一次性消毒毫针、75% 乙醇溶液或安尔碘、消毒干棉签、电针仪（图 2-11）。

【环境准备】避免在空调及风扇正对的地方治疗。

【操作流程】

1. 备齐用物，携至床旁，做好解释，取得患者配合。
2. 嘱患者平卧位，同时让患者排尽小便。

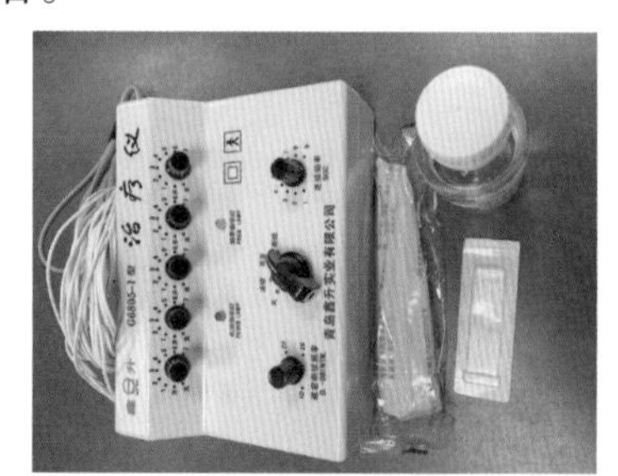

图 2-11　足三里电针前物品准备

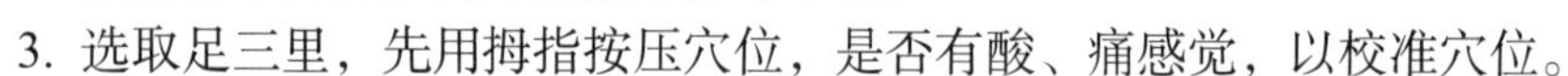

3. 选取足三里，先用拇指按压穴位，是否有酸、痛感觉，以校准穴位。
4. 局部皮肤用 75% 乙醇溶液或安尔碘消毒。
5. 按毫针刺法进针，进针 1 ~ 1.5 寸。
6. 患者有酸、麻、胀、重等感觉后，调节电针仪的输出电位至"零"，再将电针仪的 2 根输出导线分别连接在肢体的 2 根毫针针柄上。
7. 开启电针仪的电源开关，选择适当波型（密波：脉冲频率一般在 50 ~ 100 次 /s，能降低神经应激功能；疏波：脉冲频率常为 2 ~ 5 次 /s，刺激作用较强，能引起肌肉收缩，能提高肌肉、韧带张力），慢慢旋转电位器，由小至大，逐渐调节输出电流到所需量值（患者有麻刺感，局部肌肉有抽动，即是所需强度）。
8. 通电过程中，应观察患者的忍受程度，以及导线是否脱落，有无晕针、弯针、折针等情况。
9. 通电时间视病情及患者体质而定，一般为 10 ~ 20 分钟。
10. 电针完毕，将电位调至"零"，关闭电源，拆除输出导线，将针迅速拔出，用无菌干棉签按压针孔片刻。
11. 操作完毕，协助患者整理衣着，安置适当体位，整理床单位。

12. 清理用物，归还原处。（操作见图 2-12）

【注意事项】

1. 电针刺激量较大，所给电流量以患者能耐受为限，以防晕针。调节电流量时须慢慢由小到大，切勿突然增强，避免引起肌肉痉挛，造成弯针、折针。

2. 使用一次性金属毫针，不可重复消毒使用。

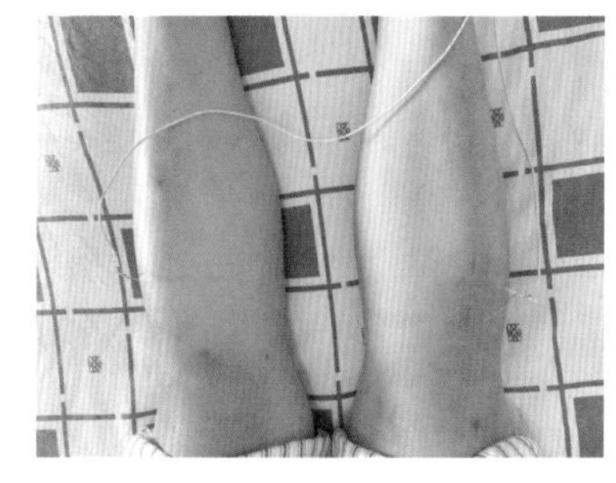

图 2-12　足三里电针治疗

足三里电针操作流程图

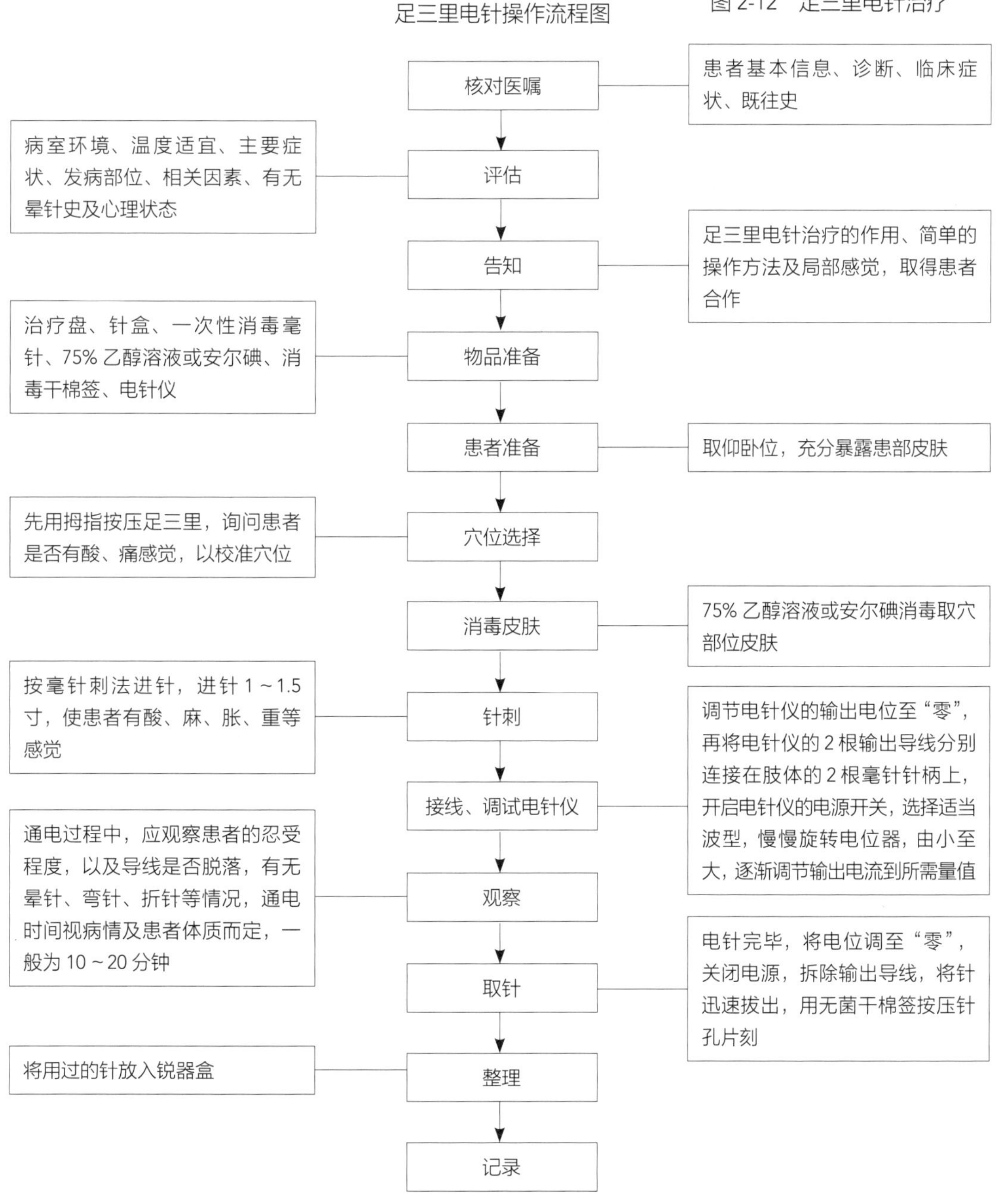


（吴思雨，肖静）

# 第六节　中药四子散热奄包

【名称】中药四子散热奄包。

【定义】中药四子散热奄包是根据临床辨证，将四子散加热置入布袋中，趁热敷于患者局部，通过药力和热力的共同作用，以达到温通经络、行气活血止痛作用的一种外治法。

【理论基础】中药热奄包有行气活血、理气疏胀、疏通经络之效。四子散由紫苏子、莱菔子、白芥子、吴茱萸组成。白芥子有通行经络、散寒、消肿止痛的功效；莱菔子长于利气、散风寒，紫苏子下气定喘、温中开郁；吴茱萸取其辛而大热之性，用其温中下气、除湿解郁、开腠理、逐风寒之功。四种药物与粗盐相配，能温经通络止痛，共奏调理气机、活血化瘀，恢复胃肠功能之功效。

【适应证】适用于妇科肿瘤术后胃肠胀气及腹痛属虚寒证的患者。

【禁忌证】

1. 肿瘤术后生命体征不平稳，有腹腔内出血征象的患者禁用。

2. 皮肤局部溃烂及患有皮肤病的患者禁用。

【物品准备】治疗盘、四子散热奄包[四子散（图2-13）由紫苏子、莱菔子、白芥子、吴茱萸各100g组成，再加400g粗盐打成散状后，装入密封布袋制成]、屏风、温度计

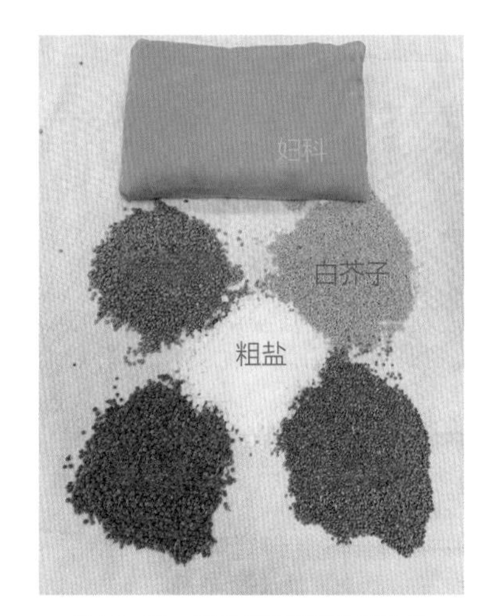

图2-13　四子散热奄包组成

【环境准备】避免在空调或风扇正对的地方治疗，可用屏风遮挡。

【操作流程】

1. 告知患者四子散热奄包的治疗目的与配合要点，以取得合作。

2. 取合理体位，暴露治疗部位，并注意防寒保暖。

3. 将四子散放入炒锅，炒至有芳香味出，色微黄，装入自制小布袋内，扎紧袋口（温度约60～70℃）。若用恒温箱，则先将四子散装入自制小布袋内，扎紧袋口，再将恒温箱温度调至60～70℃，至有芳香味出。

4. 进行热熨。将加热好的四子散热奄包用布包裹，直接置于治疗部位皮肤上或相应穴位上，用力均匀，来回推熨或回旋运动；一定时间后，用温度计测四子散热奄包的温度，低于50℃时，停止热熨。

5. 将温度低于50℃的四子散热奄包置于腹部持续热敷，热敷时间30分钟，注意观察局部皮肤的颜色情况，询问患者对温度的感受。（操作见图2-14）

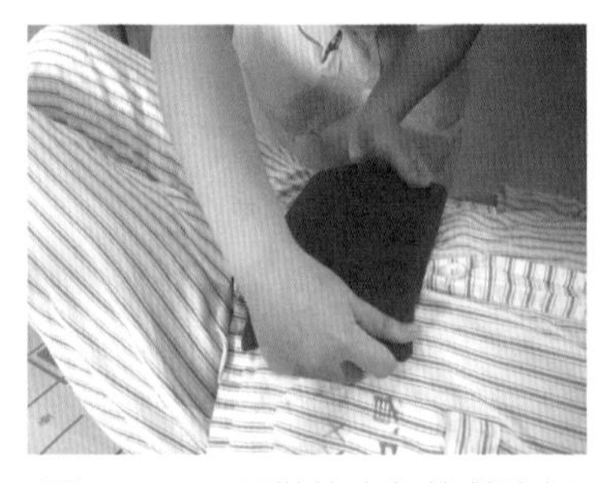
图2-14　四子散热奄包热敷腹部

6. 操作完毕，协助患者整理衣着，安置适当体位，整理床单位。

7. 清理用物，归还原处。

【注意事项】

1. 热敷过程中，若患者感到局部疼痛，或出现水疱，应立即停止操作，并进行适当处理。

2. 若热熨过程中，患者表情痛苦，应减轻力度，或停止操作；热敷腹部时，温度要适宜，如腹部皮肤发红、出现水疱，立即停止操作，必要时抽吸水疱。

3. 冬季要注意保暖，热敷结束需休息半小时后方能外出，以防止风寒侵袭。

中药四子散热奄包操作流程图

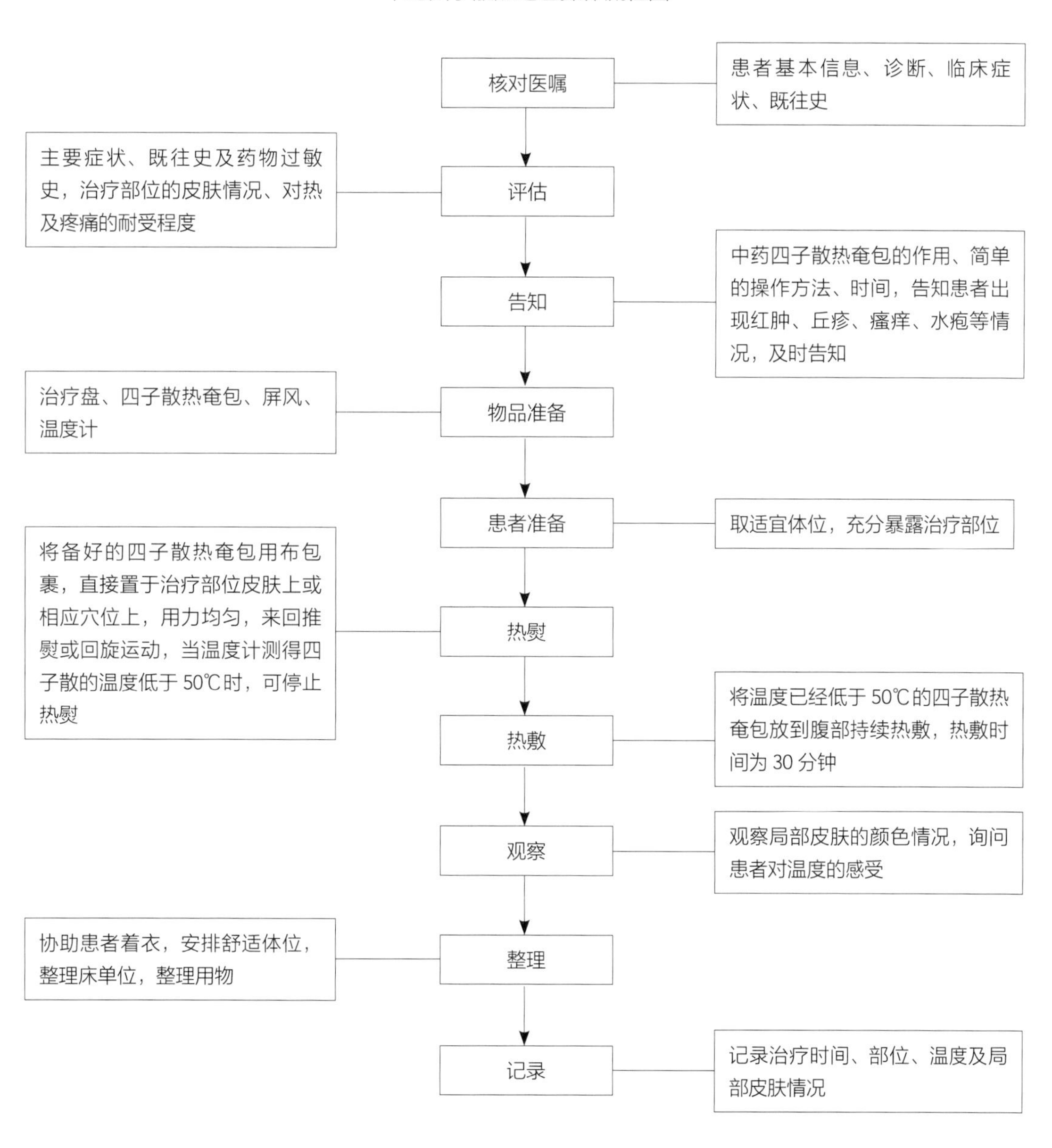


（吴思雨，王亚楠，肖静）

## 第七节 会阴针刺

【**名称**】会阴针刺。

【**定义**】会阴针刺是针刺疗法之一，指于会阴穴（定位：女性在会阴体正中线前 1/3 点，男性在阴囊根部与肛门连线中点）做深刺、留针的方法，以疏通经络、缓解疼痛的治疗方法。

【**理论基础**】任脉走行下出会阴，经阴阜，沿胸腹正中总任诸阴，为“阴脉之海”。会阴穴为任脉第一经穴，且任、督、冲三脉皆起于胞中而出于会阴，可见会阴乃同出三经之穴，因此针刺会阴穴可一穴贯三经。加之解剖结构特殊，穴位深部毗邻许多重要生殖器官及肛门结构，故针刺会阴穴可达疏通经络、调和气血阴阳、调整脏腑功能之功，特别对生殖器疾病的治疗作用佳。

【**适应证**】适用于慢性盆腔痛、会阴痛、顽固性阴道炎、人乳头瘤病毒（HPV）感染，也适用于尿道炎症状、前列腺炎、阳痿、遗精、小儿虫症等。

【**禁忌证**】孕妇、有晕针史者、局部皮肤急性炎症者，禁用。

【**物品准备**】一次性使用无菌针灸针（0.35mm × 75mm）、双层薄膜手套或橡胶手套、安多福、妇科大棉签、润滑油、臀部垫巾、抹手消毒凝胶。

【**环境准备**】需要在妇科检查室、妇科检查床上操作，避免在空调或风扇正对的地方操作；注意保护患者隐私。

【**操作流程**】

1. 评估患者病情、既往史、意识、活动能力、有无感觉迟钝 / 障碍，患者体质及施针处的皮肤有无破损和伤口、对疼痛的耐受程度、有无晕针史、心理状态等。

2. 嘱患者排空膀胱，垫臀部垫巾，上妇科检查床，取膀胱截石体位，先行妇科检查了解子宫、附件、宫旁、盆底情况。

3. 备齐用物 [ 一次性使用无菌针灸针（图 2-15）、双层薄膜手套或橡胶手套、安多福、妇科大棉签、润滑油、臀部垫巾、抹手消毒凝胶 ]，做好解释，核对医嘱。

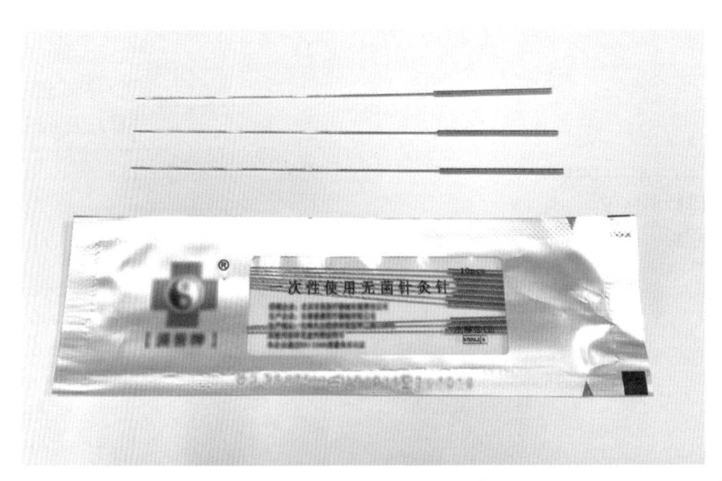


图 2-15 会阴针刺所用一次性使用无菌针灸针（规格 0.35mm × 75mm）

4. 用安多福消毒液严格消毒会阴穴周围 5cm 内皮肤。

5. 左手戴手套，左手食指涂润滑油置入直肠，指尖向背部下压。右手手指消毒，持针距离针尖约 2.5cm，快速破皮，针体沿阴道直肠隔进针，体外留针身约 1cm。再次检查子宫、附件、宫旁、盆底情况，若病位偏向一侧，可向患侧稍调整进针方向（图 2-16，图 2-17）。

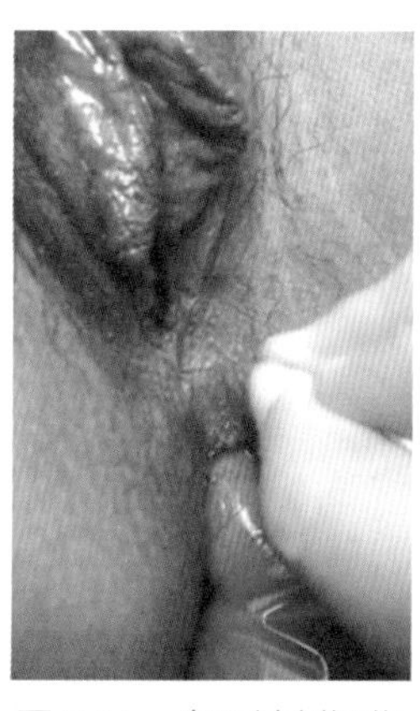

图 2-16　会阴针刺操作示意图

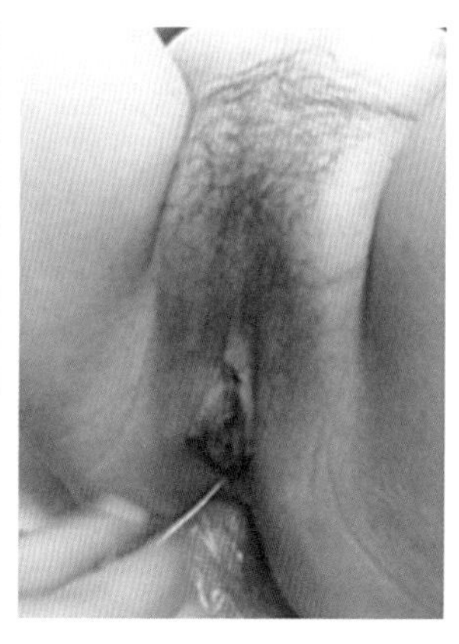

图 2-17　会阴针刺完成进针示意图

6. 留针 5 ~ 10 分钟，缓慢起针后观察针眼出血情况，一般无出血；若有出血，建议用安多福棉球擦拭，至出血干净。不要按压止血。

7. 操作完毕，患者可起床，整理床单位及用品。

会阴针刺技术评分标准见表 2-1。

**【注意事项】**

1. 经期不宜进行操作。
2. 严格消毒，以防止施术部位感染。
3. 施针期间不宜手法行针。
4. 出针时不常规压迫针孔止血。

**【评价方法】**临床疗效评估：

痊愈：症状和 / 或体征消失。

显效：症状和 / 或体征明显改善或减轻。

好转：症状和 / 或体征部分改善。

无效：症状和 / 或体征无改善，或进一步加重。

表 2-1 会阴针刺技术评分标准

| 程序 | 规范项目 | 分值 | 评分标准 | 扣分 | 得分 |
|---|---|---|---|---|---|
| 操作前准备 20 分 | 1. 仪表端庄，着装整洁 | 2 | 衣、帽不整洁各扣 1 分 | | |
| | 2. 核对患者基本信息、诊断、症状、医嘱、治疗单等 | 7 | 未核对扣 7 分，一处不符合扣 1 分 | | |
| | 3. 操作前评估及沟通<br>(1)患者当前主要症状、临床表现、既往史(排除既往晕针史);排除孕期<br>(2)患者体质和治疗部位的皮肤情况<br>(3)患者心理状态<br>(4)解释操作目的、告知相关事项 | 6 | 未评估扣 4 分，评估不全 1 项扣 1 分，未解释扣 2 分 | | |
| | 4. 洗手或抹免洗消毒凝胶 | 2 | 未执行扣 2 分 | | |
| | 5. 用物准备：一次性使用无菌针灸针(0.35mm × 75mm)、手套、安多福、妇科大棉签、润滑油、臀部垫巾、消毒凝胶 | 3 | 少一件或不符合要求扣 0.5 分 | | |
| 操作流程 60 分 | 1. 核对患者床号、姓名、操作部位，嘱患者排尿 | 5 | 未核对扣 3 分，核对不全扣 1 ~ 2 分，未嘱排尿扣 2 分 | | |
| | 2. 备齐物品，做好解释，垫臀部垫巾，协助患者上妇科检查床，注意保暖 | 5 | 未解释各扣 2 分，余项各扣 1 分 | | |
| | 3. 行妇科检查，严格消毒(超出穴位 5cm 范围) | 5 | 未行妇科检查扣 2 分，消毒不符合要求扣 3 分 | | |
| | 4. 左手戴手套，左手食指涂润滑油置入直肠，指尖向背部下压 | 10 | 动作不正确扣 1 ~ 10 分 | | |
| | 5. 右手手指消毒，持针距针尖约 2.5cm，快速破皮，沿阴道直肠隔行进，体外留针身约 1cm | 10 | 动作不正确扣 1 ~ 10 分 | | |
| | 6. 根据病位，适当调整进针方向，留针 5 ~ 10 分钟 | 5 | 动作不正确扣 3 分，留针时间不正确扣 2 分 | | |
| | 7. 起针观察针眼出血情况，若有出血可用安多福棉球擦拭，至无出血，不压迫止血 | 5 | 观察不到位、压迫止血各扣 2.5 分 | | |
| | 8. 协助患者下妇科检查床，整理用物 | 5 | 一处不符合要求扣 2 分 | | |
| | 9. 洗手或抹免洗消毒凝胶 | 5 | 未执行扣 5 分 | | |
| | 10. 记录：在治疗单上签名，记录时间、疼痛评分情况 | 5 | 一处不符合要求扣 1 分 | | |
| 操作后 20 分 | 1. 物品处置符合消毒技术规范要求 | 4 | 不符合规范酌情扣 1 ~ 4 分 | | |
| | 2. 能熟练并掌握会阴针刺技术的适应证、禁忌证及注意事项 | 6 | 不熟悉扣 6 分，少一处扣 1 分 | | |
| | 3. 语言通俗，态度和蔼，沟通有效 | 4 | 语言、态度不符合要求各扣 1 分；沟通无效扣 2 分 | | |
| | 4. 动作熟练、规范，符合操作原则 | 6 | 一处不符合要求扣 1 ~ 2 分 | | |

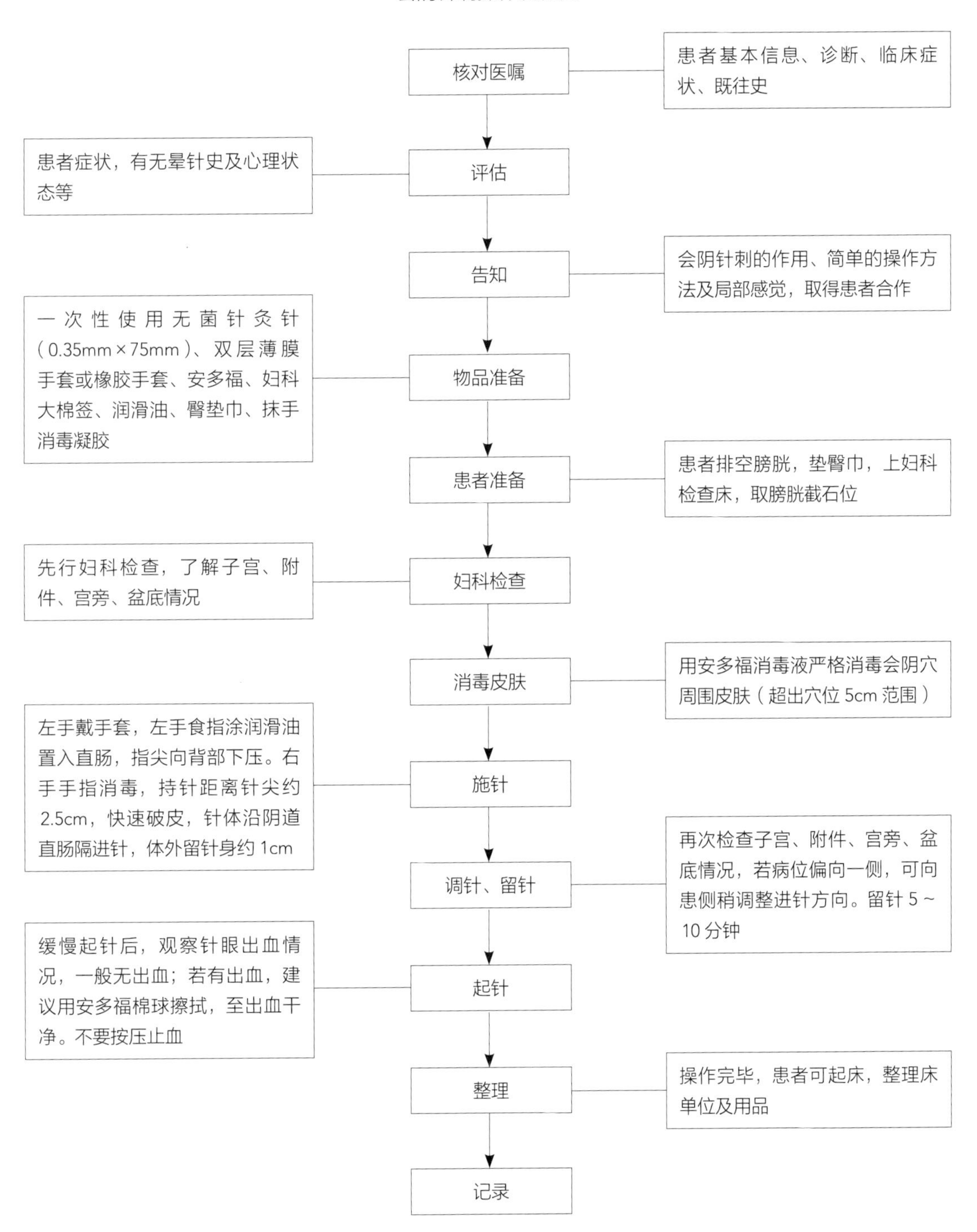
会阴针刺操作流程图
核对医嘱
患者基本信息、诊断、临床症状、既往史
评估
患者症状，有无晕针史及心理状态等
告知
会阴针刺的作用、简单的操作方法及局部感觉，取得患者合作
物品准备
一次性使用无菌针灸针（0.35mm×75mm）、双层薄膜手套或橡胶手套、安多福、妇科大棉签、润滑油、臀垫巾、抹手消毒凝胶
患者准备
患者排空膀胱，垫臀巾，上妇科检查床，取膀胱截石位
妇科检查
先行妇科检查，了解子宫、附件、宫旁、盆底情况
消毒皮肤
用安多福消毒液严格消毒会阴穴周围皮肤（超出穴位5cm范围）
施针
左手戴手套，左手食指涂润滑油置入直肠，指尖向背部下压。右手手指消毒，持针距离针尖约2.5cm，快速破皮，针体沿阴道直肠隔进针，体外留针身约1cm
调针、留针
再次检查子宫、附件、宫旁、盆底情况，若病位偏向一侧，可向患侧稍调整进针方向。留针5～10分钟
起针
缓慢起针后，观察针眼出血情况，一般无出血；若有出血，建议用安多福棉球擦拭，至出血干净。不要按压止血
整理
操作完毕，患者可起床，整理床单位及用品
记录

（朱秀君）

## 第八节　中药外敷

**【名称】**中药外敷。

**【定义】**中药外敷是中医特色疗法，以中医学为理论基础，根据不同病证，选择相应药物，制成膏、丹、丸、散、糊、锭等制剂，敷于相应体表部位或穴位上，通过药物的经皮吸收或对体表部位及穴位的刺激，来调节人体气血津液、经络脏腑等的功能，达到防病治病的目的。中药外敷具有操作简单、经济实用、疗效显著、副作用少的特点，特别适用于小儿、危重病难以口服用药等情况。

中药外敷来源于原始社会的生活实践，在使用植物的叶、茎、根等涂敷治疗外伤中被逐渐发现。敷贴疗法最早的文字记载见于《五十二病方》，如"蚖……以蓟印其中颠"，即用芥子泥敷贴百会穴，治疗毒蛇咬伤。《灵枢·经筋》所载"颊筋有寒，则急，引颊移口，有热则筋弛纵缓，不胜收故僻。治之以马膏，膏其急者，以白酒和桂，以涂其缓者"，被后世誉为膏药之始。

晋唐时期，穴位敷贴疗法已广泛应用于临床。晋代葛洪《肘后备急方》收录了大量外用膏药，同时注明了具体制用方法。

宋明时期，穴位敷贴在临床实践中不断改进、创新，对于敷贴疗法的特点有了深入的认识，认为中药敷贴能消除"皮肤蕴蓄之气"。

清代，穴位敷贴在实践应用中不断总结，理论上也趋于成熟。有医家提出了"以膏统治百病"的思想，并对穴位敷贴等外治疗法用于整体调养和内病外治的作用机制、制方遣药等相关问题作了较详细的论述。

**【适应证】**可用于术后伤口愈合不良，以及疼痛方面的疾病。

**【禁忌证】**对贴敷药物或敷料成分过敏者；瘢痕体质者；孕妇、年老体弱、皮肤过敏者应慎用或禁用。

**【四黄水蜜外敷操作流程】**

1. 评估患者病情、既往史、意识、活动能力、环境的温度和湿度、敷药部位皮肤情况。摆取舒适体位，充分暴露患部皮肤。

2. 取四黄粉药粉倒入碗内，与调和剂调制成糊状。

3. 盐水棉球擦洗皮肤，观察创面情况。

4. 根据敷药面积，取大小合适的棉纸或薄胶纸，用油膏刀将所需药物均匀地平摊于棉纸上，厚薄适中。术口覆盖无菌纱块，将摊好药物的棉纸四周反折后敷于患处，以免药物受热溢出污染衣被，加盖敷料或棉垫，以胶布或绷带固定。

5. 敷药后，注意观察局部情况，若出现红疹、瘙痒、水疱等过敏现象，应暂停使用并及时处理。

6. 协助整理衣着，整理床单位。清理用物，归还原处。（物品准备及操作见图 2-18 ~ 图 2-20）

7. 四黄水蜜外敷用于促进伤口愈合时，撤除外敷药物后，马上予伤口局部消毒换药。

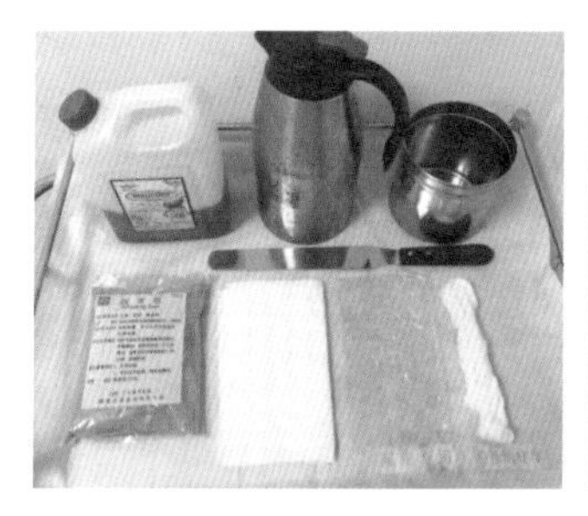
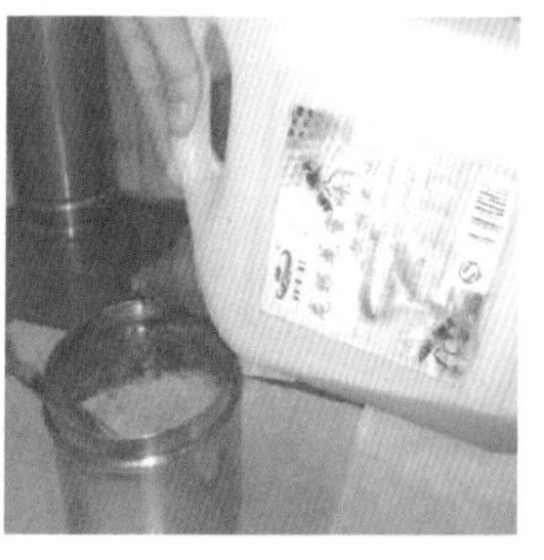

图 2-18　四黄水蜜外敷物品准备　图 2-19　调和四黄药粉

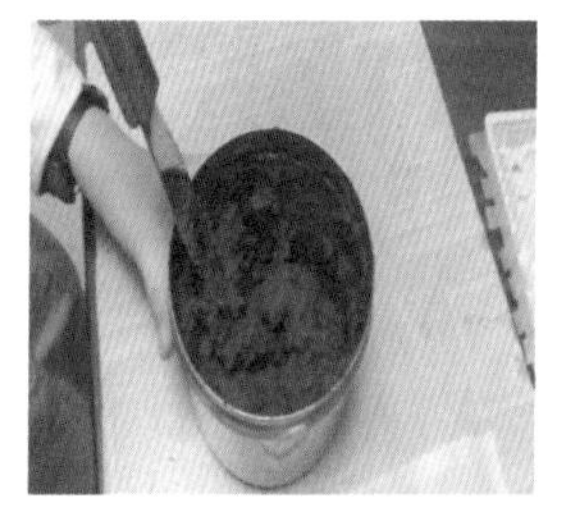
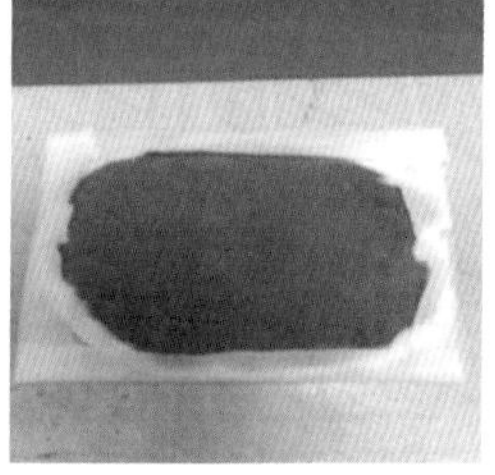
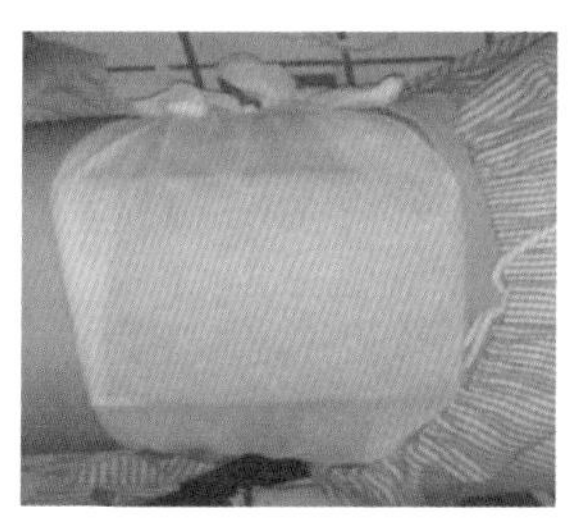

图 2-20　四黄水蜜外敷过程

**【大黄芒硝外敷流程】**取大黄、芒硝，按 1 ∶ 1 打成粉，将粉末装入厚棉布袋，放到外敷部位即可（图 2-21）。

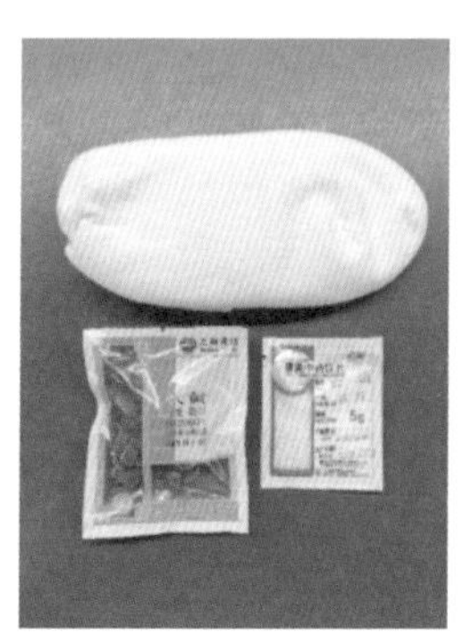
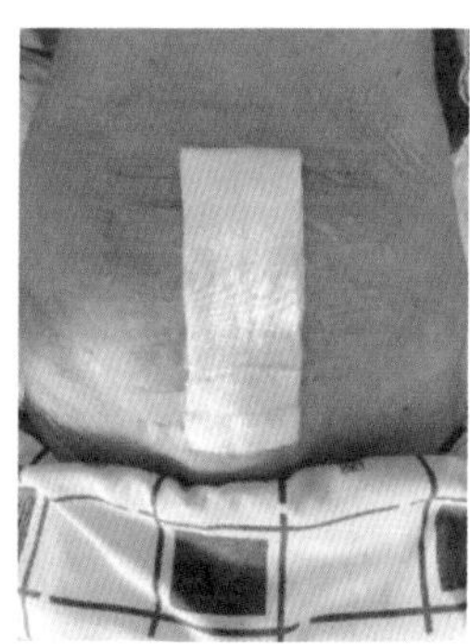
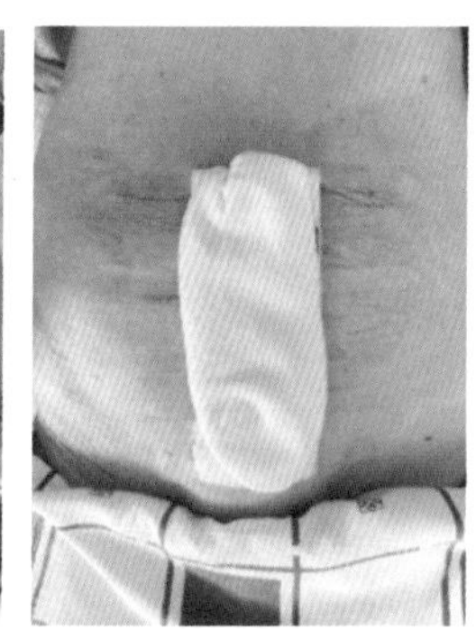

图 2-21　大黄芒硝外敷过程

**【注意事项】**

1. 贴敷期间饮食宜以清淡为主，忌甜腻、油腻、海鲜等易致敏及刺激性食物；戒牛肉、鸭肉、羊肉等温燥之品；忌大量进食寒凉之品及辛辣等刺激性食物。

2. 贴药治疗不宜空腹进行，不宜剧烈运动，多注意休息。

3. 治疗前清洁贴敷部位，以防感染。在取下药膏后，如出现灼痛，可涂烫伤膏等，切忌外用刺激性药物，以免进一步伤害皮肤。

4. 敷药调配干湿适中，药物摊制厚薄要均匀，太薄药力不够，效果差；太厚则浪费药物，且受热后易溢出，污染衣被。敷药时间要适当，不宜过长。

5. 夏天以蜂蜜、饴糖作赋形剂时，宜现配现用。

中药外敷操作流程图

（以四黄水蜜外敷为例）

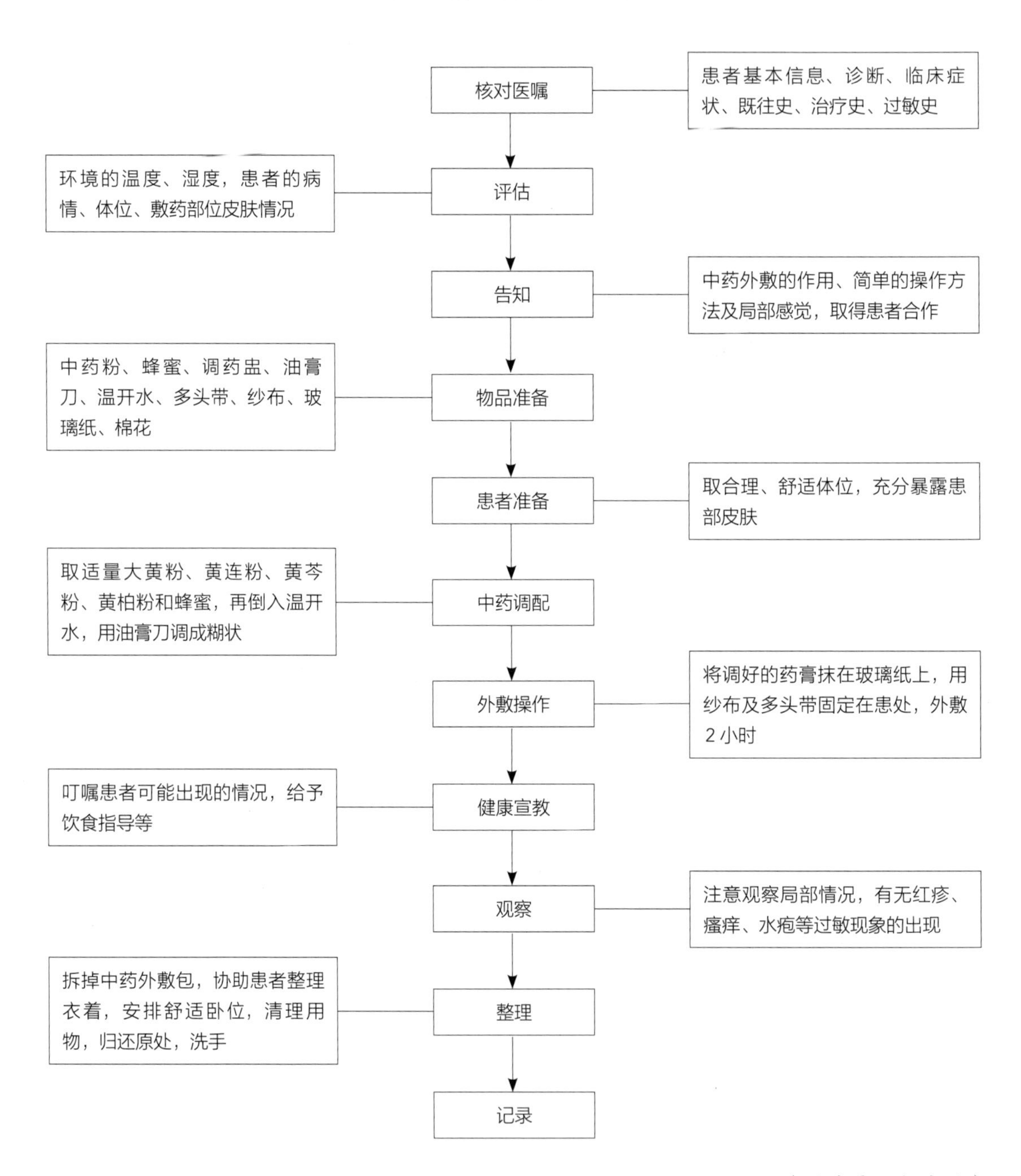


（罗瑞雯，胡向丹）

# 第九节　刺络拔罐

**【名称】**刺络拔罐。

**【定义】**刺络拔罐是拔罐法之一，又称刺血拔罐，指于皮肤做浅刺，然后用罐状器具扣在针刺部位处，用烧火或直接抽取罐中空气的方法，造成罐中负压，吸出少量血液或组织间液，以达通经活络、开窍泻热、消肿止痛功效的治疗方法。

**【理论基础】**刺络拔罐疗法可祛离经之邪，使新生之血水易于归经，以达通经活络、开窍泻热、消肿止痛的作用。针对下肢水肿日久不消，湿、痰、瘀之邪久聚不散的患者，可在皮肤最肿胀并触及硬结处针刺，再加以局部拔罐，放出离经之血水，刺激经络通畅，使气血运行，确保新生之血水归经。

**【适应证】**适用于恶性肿瘤治疗后并发肢体继发性淋巴水肿等，临床疗效佳。也适用于发热、肩周炎、颈椎病、腰痛、急性扭伤，甚至化疗后骨髓抑制等。

**【禁忌证】**高热抽搐者、凝血机制障碍者、精神病患者、急性传染病患者，以及皮肤溃疡、心衰、晕针、晕血患者禁用；孕妇腹部、腰骶部，均不宜拔罐。

**【物品准备】**治疗盘、塑料吸罐、负压枪、75% 乙醇溶液、8/9 号针头、无菌棉签、无菌纱块、胶布、垫巾、抹手消毒凝胶。注意检查罐口有无缺损裂缝。若为玻璃火罐操作，另需准备：玻璃火罐、95% 酒精棉球、血管钳、火柴、宽口瓶（内盛水）。

**【环境准备】**避免在空调或风扇正对的地方操作；注意保护患者隐私。

**【操作流程】**

1. 评估患者病情、既往史、意识、活动能力、有无感觉迟钝 / 障碍，患者体质及实施拔罐处的皮肤有无破损和伤口，对疼痛的耐受程度、有无晕针史、心理状态等。取合适体位，充分暴露患部皮肤，在拟施治部位下方铺垫巾，以防血液污染床单。

2. **取穴方法**　采用局部取穴法，以肿胀并触及硬结处作为针刺穴位。

3. **针刺放血**　用 75% 乙醇溶液消毒取穴部位皮肤，用 8/9 号针头点刺取穴部位皮肤出血，点刺范围直径约 1 ~ 2cm，点刺针口约 8 ~ 10 点，点刺动作要稳、准、快。

4. **拔罐方法**　无论塑料吸罐，还是玻璃火罐，均需严格消毒。建议使用吸罐，临床使用比较方便，负压大小较易掌握，吸罐大小以覆盖到针眼外 0.5 ~ 1cm 为宜；具体操作为一手将大小合适的吸罐覆盖住针眼处，另一手用负压枪抽吸出罐内空气，形成适当负压。若使用火罐，一手拿火罐，另一手持止血钳夹 95% 酒精棉球点燃，伸入罐内中下端，绕 1 ~ 2 周后迅速抽出，然后迅速将罐口按扣在针刺部位上不动，待吸牢后撤手，将酒精棉球放入宽口瓶内熄火，留罐 2 ~ 5 分钟。拔罐过程中，要随时询问患者感觉，检查罐口吸附情况，观察局部吸出的血或血水情况，以放血或血水量约 5 ~ 10ml 为宜（图 2-22，图 2-23）。

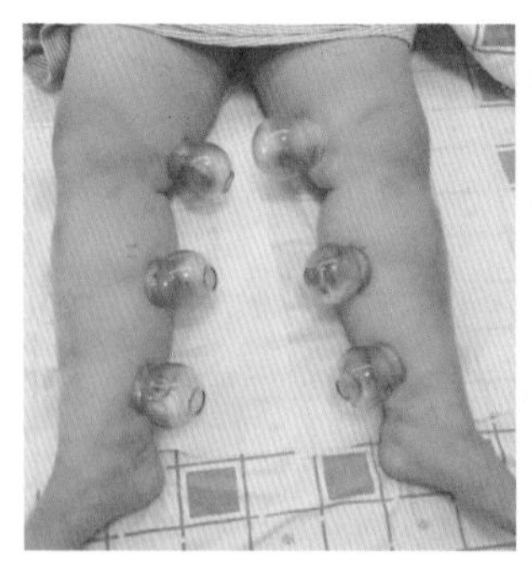

图 2-22　玻璃火罐刺络拔罐

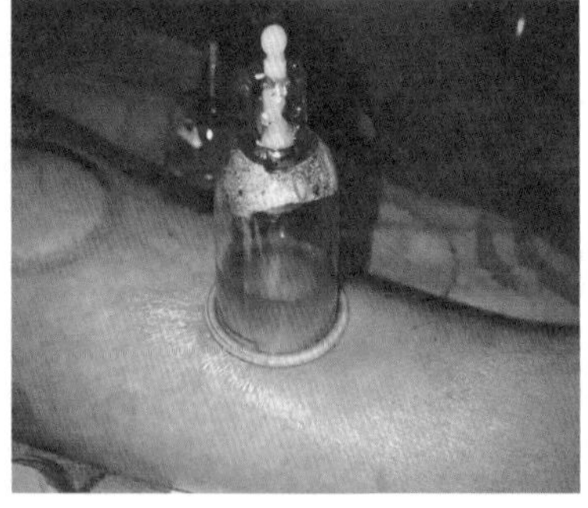

图 2-23　吸罐刺络拔罐

5. **起罐方法**　气罐只用拔起罐顶气阀即可起罐；火罐需一手夹罐体，另一手用手指按压罐口边缘皮肤漏气后起罐，用无菌棉签抹净拔罐部位皮肤血迹。

6. 用 75% 乙醇溶液再次消毒，无菌纱块覆盖针刺部位，胶布固定（图 2-24）。

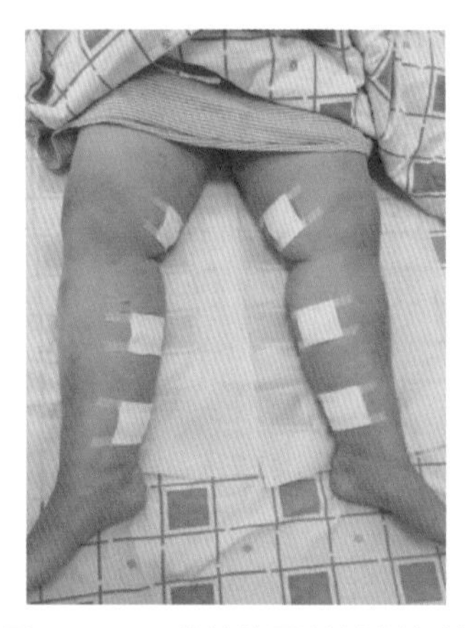

图 2-24　无菌纱块覆盖针刺部位

7. **刺络拔罐时间间隔**　刺络拔罐可间隔 3 ~ 7 日施行 1 次。

**【注意事项】**

1. 严格消毒，以防止施术部位感染。
2. 初诊、年老体弱、有晕针史、紧张、疲劳的患者，宜采用卧位操作。
3. 避免由于罐内负压过大造成患者留罐处感觉疼痛、过紧，应及时起罐或适当放气。
4. 局部注意保暖，治疗后 24 小时内避免碰水。
5. 局部皮肤水肿严重时，负压不可过大，时间不可过长，以免损伤皮肤。

刺络拔罐操作流程图

（以塑料吸罐为例）

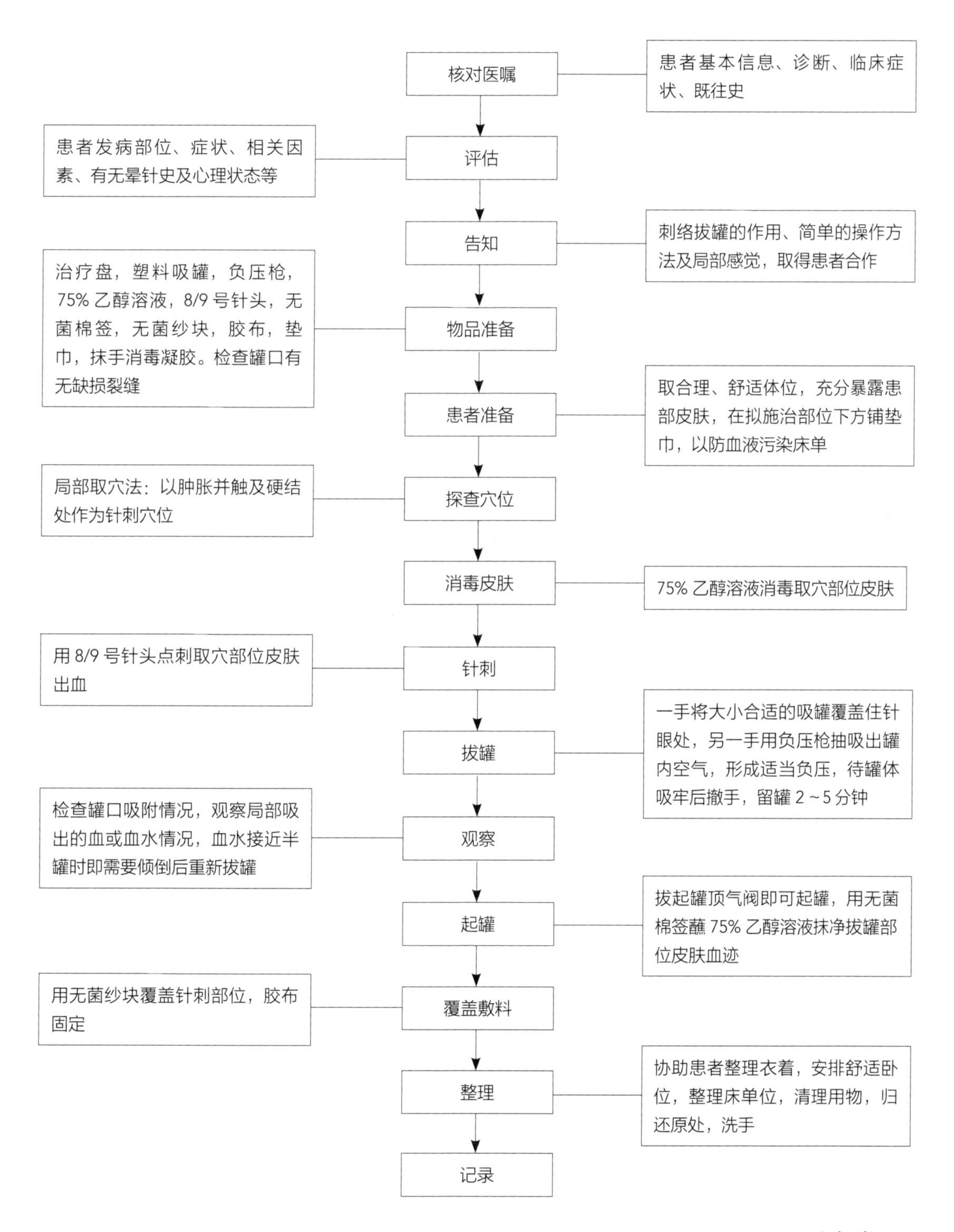


（朱秀君）

# 第十节　穴位注射

**【名称】**穴位注射。

**【定义】**穴位注射又称水针，是在穴位内进行药物注射的一种技术操作方法。它是将针刺及药物对穴位的渗透刺激作用和药物的药理作用结合在一起，发挥综合效能而达治疗疾病的目的。

所谓“水针”，是相对于原来针灸所采用的“毫针”而言。这种疗法始创于20世纪50年代，当时很多医生在临床中尝试用注射器代替原来的毫针，很快，这种方法拓展到穴位封闭等很多治疗领域，并取得了巨大发展。

由于使用了现代提纯的药物，这种疗法又不同于传统的针灸。因药物进入经络，其治疗规律和传统的针灸治疗规律不尽相同。

**【适应证】**穴位注射应用范围较广，凡是针灸的适应证大部分都可用本法治疗。在妇科临床中，对改善术后胃肠道反应，促进膀胱功能恢复，尤其有效。

**【禁忌证】**

1. 疲乏、饥饿或精神高度紧张时慎用。
2. 局部皮肤有感染、溃疡、瘢痕，或有出血倾向及高度水肿者禁用。
3. 孕妇慎用，孕妇的下腹部、腰骶部和三阴交、合谷等处禁针。
4. 药物过敏者禁用。

**【操作流程】**

1. 评估患者当前主要临床表现、既往史、药物过敏史以及局部皮肤情况、有无感觉障碍、对疼痛的耐受程度、心理状况，做好告知。

2. **穴位选择**　选穴原则同针刺法，一般每次2～4穴，不宜过多，以精为要。按一般针刺治疗时的处方原则，根据不同疾病，选择相应主治穴位。胸腹腰背部可选用触诊时阳性反应明显的俞穴、募穴，亦可选沿经络分布所触到的压痛点。

3. **针具选择**　根据使用药物的剂量大小及针刺的深度，选用不同的注射器和针头。常用注射器为1ml、2ml、5ml，常用针头为4～6号普通长注射针头，牙科用5号长针头，封闭用长针头。

4. **药物剂量**　小剂量注射时不能过量，可用原药物剂量的1/5～1/2。具体部位，具体分析。头面及耳穴用药量要少，四肢及腰背部肌肉丰厚处用药量要大；刺激性较小的药物用量较大，刺激性较大的药物用量较小。

5. **注射**　按照肌内注射法消毒皮肤，排气、进针。运用提插手法调节针感，得气后回抽无血，将药液缓慢注入。一般疾病，用中等速度推注；慢性病体弱者，用轻刺激将药物缓慢推入；急性病体壮者，用强刺激将药物快速注入。如需注射较多药液时，可将注射针头由深部逐渐提到浅层，边提边推药，或将注射针交换几个方向推药。

6. 注射中、注射后询问患者感觉、用药效果，如发生意外情况（如肢体活动功能障碍、肌肉挛缩畸形、骨髓炎、神经麻痹、感染致跛足、腓深神经损伤、深静脉炎等），需及时对症处理（取穴方法见图2-25）。

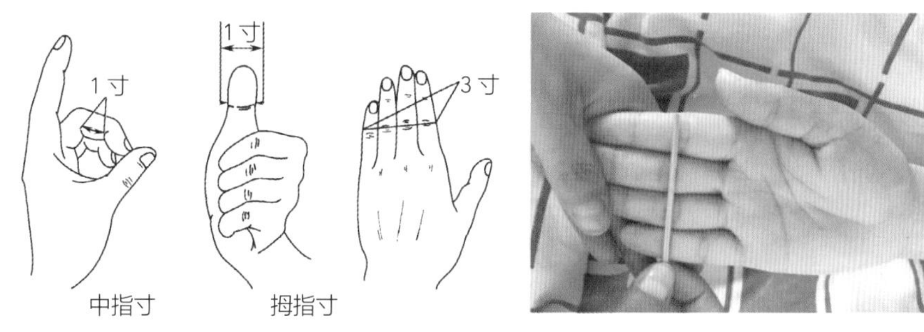


图 2-25　测量同身寸，准确取穴

**【注意事项】**

1. 严格遵守无菌操作规则，防止感染。

2. 穴位注射时，应该向患者说明本疗法的特点和注射后的正常反应。如注射局部出现酸胀感、4～8小时内局部有轻度不适，或不适感持续较长时间，但是一般不超过1天。

3. 要注意药物的有效期，并检查药液有无沉淀变质等情况，防止过敏反应发生。

4. 风池穴近延髓，故应严格掌握针刺角度和深度；针刺深度应控制在颈围的1/10内，向鼻尖方向刺0.5～0.8寸，以免伤及延髓。脊柱两侧腧穴注射时，针尖斜向脊柱为宜，避免直刺引起气胸。

5. 药物不宜注入脊髓腔。误入脊髓腔，有损伤脊髓的可能，严重者可导致瘫痪。

6. 年老体弱及初次接受治疗者，最好取卧位，注射部位不宜过多，以免晕针。

7. 孕妇的下腹部、腰骶部和三阴交、合谷等处，不宜用穴位注射法，以免引起流产。

**【评价方法】**

1. 患者、家属对所做的解释和操作表示理解和满意。

2. 取穴准确，达到治疗目的。

3. 治疗过程安全，无并发症发生。

4. 注射时，得气感强。

5. 能缓解疼痛、痉挛、咳喘等症状，起到活血通络、安神等作用。

6. 影响成效的因素包括针具选择、穴位选择、药物种类、药物剂量、注射方法、注射时间等。

**【意外情况的处理及预防】**出现意外情况的可能：肢体活动功能障碍、肌肉挛缩畸形、骨髓炎、神经麻痹、感染致跛足、腓深神经损伤、深静脉炎等，临床需对症处理。

（1）在选穴时，应避免选用肌肉浅薄、针感特别强烈的穴位；要避开大动、静脉和神经干选穴，若注射时患者有触电感，则要退针或改变方向，然后再注入药物，以免损伤神经。颈项、胸背部穴位注射时不宜过深，以防误伤重要脏器；孕妇的下腹部、腰骶部和三阴交、合谷等穴位，一般不宜穴位注射，以免引起流产。

（2）避免将药液注入关节腔、脊髓腔和血管内。

（3）穴位注射后出现的局部酸胀不适感，一般可在4～8小时内自行消失；如局部反应较重，用艾条温和灸，多能缓解；如局部红肿，伴有发热和其他全身症状，应及时查明原因，对症处理。年老体弱患者，注射部位不宜过多，药量应酌情减少，以防晕针。

（4）发生药物过敏反应时，按药物过敏对症处理。应以预防为主，药液选择应注意药物的性能、药理作用、剂量、配伍禁忌、副作用和过敏反应，某些中草药制剂亦可能引起过敏反应，使用时应该注意。凡能引起过敏反应的药物，必须先做皮试，阴性者方可使用。

穴位注射操作流程图

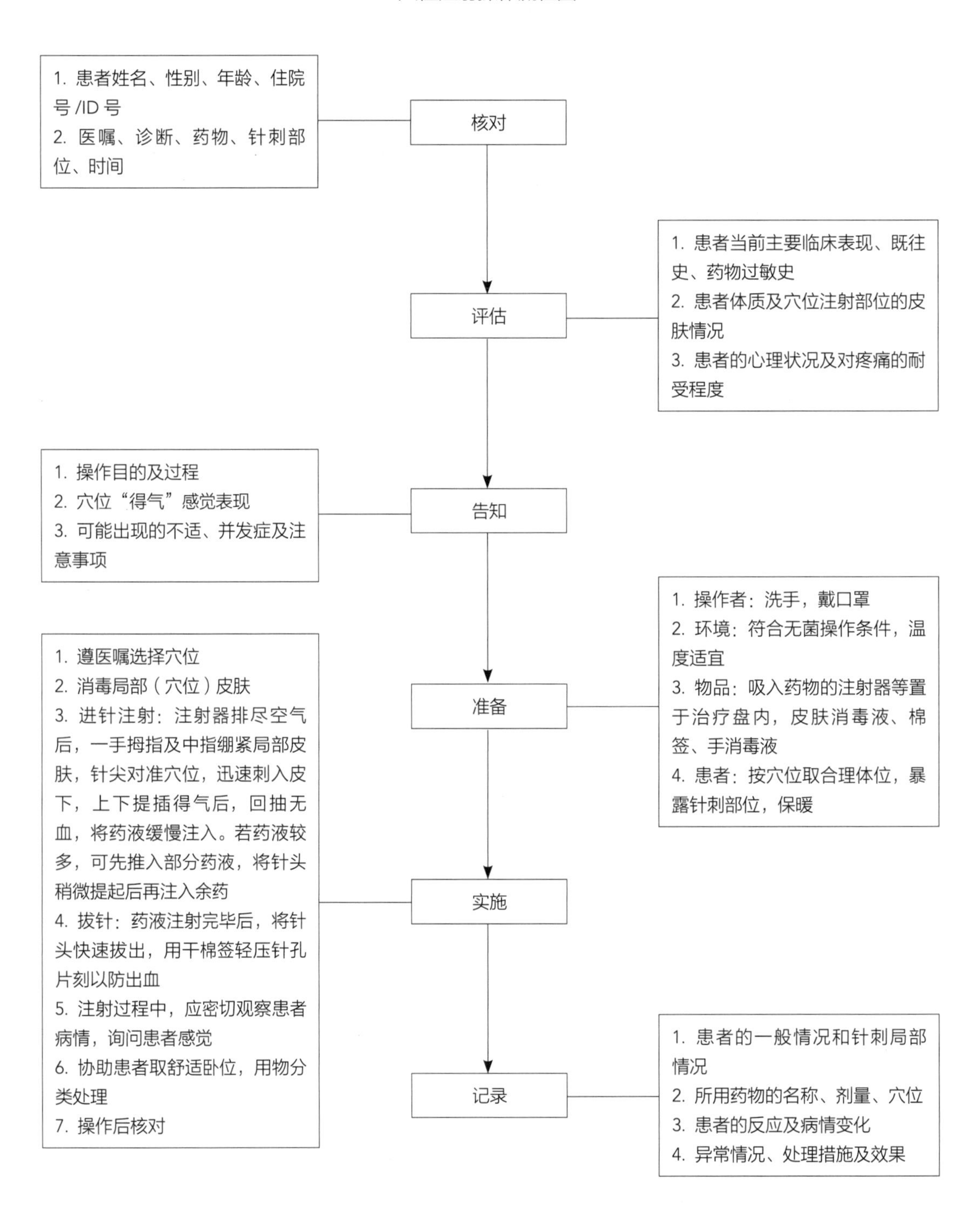


（黄丽珊，贺海霞）

# 第十一节　火龙灸

**【名称】**火龙灸（督脉灸）。

**【定义】**火龙灸属隔物灸。隔物灸又称间接灸，是在艾炷与皮肤之间衬垫某些药物而施灸的一种方法，具有艾灸与药物的双重作用。火龙督脉铺灸因操作起来形似火龙，热力持续深广如龙之有力而得名，治疗范围为背部（督脉及足太阳膀胱经）、腹部（任脉走行处）或膝部（足阳明胃经及足太阴脾经），通过循经点燃艾绒，配合温阳药酒，使药力能渗透到相应经穴。

**【功效】**火龙灸有四大功效：温，通，调，补。①温：以火攻邪，祛寒，散滞，化瘀，加强血液循环，强化脏腑。②通：以通为用，加强人体气血循环，改善机体供血。③调：暖宫调经，散结止带，稳定情绪，调控忧郁。④补：扶正祛邪，固本强身，提高免疫力。

**【适应证】**体质虚寒者，妇科、男科疾病，平素体弱易感风寒者；疼痛性疾病、慢性虚损性疾病、肩颈腰背疼痛、慢性腰肌劳损及脏腑功能失调的调理等；难治性疾病的治疗；强直性脊柱炎、风湿性关节炎、类风湿关节炎、虚寒型胃脘痛、慢性阻塞性肺疾病稳定期等的调理。

**【禁忌证】**对热敏感度不高者；不能耐受较长时间俯卧位者；对药物过敏者；皮肤有破损或严重水肿者；极度疲劳、空腹或饱餐、大汗淋漓、情绪不稳定者；妊娠期、月经期（痛经者除外）及经后3天内；传染病、高热、胸廓及脊柱畸形等。

**【操作流程】**

1. 核对

（1）患者姓名、年龄、性别、住院号。

（2）医嘱、诊断、灸疗部位。

2. 评估

（1）患者病情、既往史、意识、活动能力、有无感觉迟钝/障碍。

（2）患者体质及实施部位的皮肤情况。

（3）患者的心理状态及对热的耐受程度。

3. 告知

（1）操作的目、时间及操作中的配合。

（2）可能出现的不适及注意事项。

4. 准备

（1）操作者：洗手，戴口罩。

（2）环境：无易燃物品，关门窗及氧源。

（3）物品

1）车上层：95%乙醇溶液、药酒纱块、治疗盘（艾绒及模具）、注射器。

2）车中层：柜内放点火器、保鲜袋、剪刀、烫伤药膏、文件夹。

3）车下层：盆（湿的大毛巾1条）、大小毛巾各4条、回收艾绒桶、灸疗桶。

（4）患者：取合适体位，暴露施灸部位，保暖。

5. 实施

（1）定位：协助患者取合理体位，暴露施灸部位。

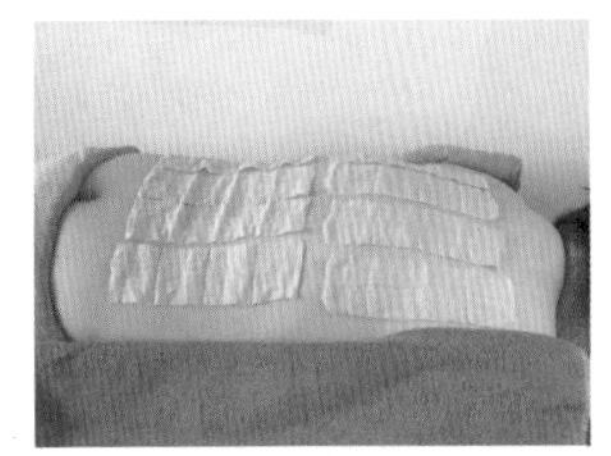

图 2-26　铺药纱：温水坐热温阳药酒

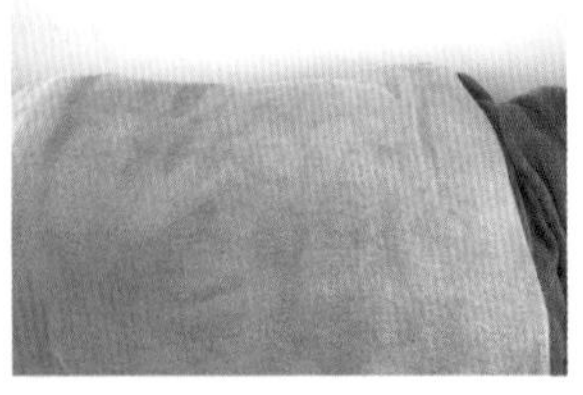

图 2-27　盖干巾：保暖及安全防护

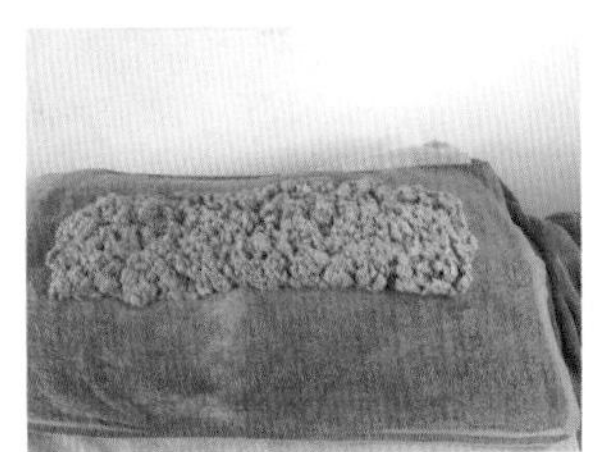

图 2-28　放艾绒：循经可视患者情况，酌量

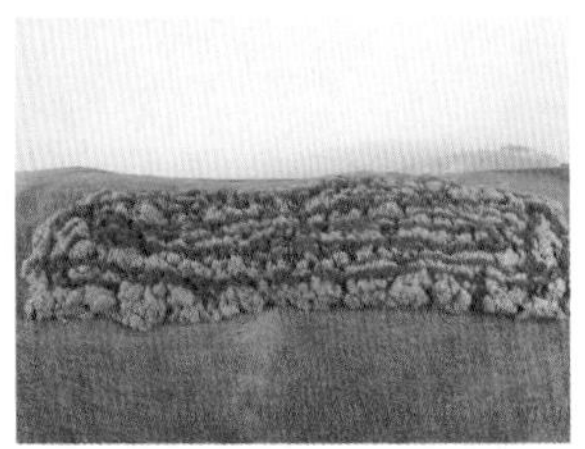

图 2-29　酒助燃：注意勿喷洒在毛巾上

图 2-30　慎点火：点火前需叮嘱患者勿移动

（2）施灸：在施灸部位铺药酒纱块，铺干大毛巾（叠两层），铺湿小毛巾，铺艾绒，洒 95% 乙醇溶液，点火。患者主诉能耐受的温热点时，用湿小毛巾（2 条重叠）盖施灸部位灭火，对热点部位降温（抬高大小毛巾），双手按压艾绒部位，第 2 壮灭火按压后翻面，共施灸 5 壮。

（3）施灸完毕：用保鲜膜贴敷施灸部位 15 ~ 20 分钟，协助整理衣着，整理床单位，清理用物。

（4）观察：局部皮肤有无疼痛、红斑、水疱等。（具体操作见图 2-26 ~ 图 2-30）

6. 记录

（1）患者的一般情况和施灸部位皮肤情况。

（2）患者的反应，病情变化，异常情况，处理措施及效果。

【注意事项】

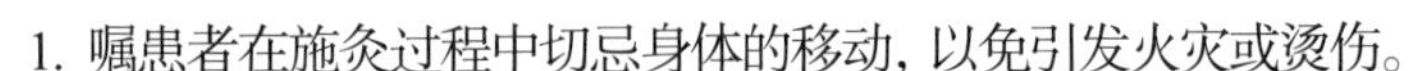

1. 嘱患者在施灸过程中切忌身体的移动，以免引发火灾或烫伤。

2. 注意保护患者的头发，嘱其点火期间勿抬头或转动头部。

3. 暴露施灸部位，注意保暖，尤其寒冷天气时，需注意药酒纱块的铺法和温度。

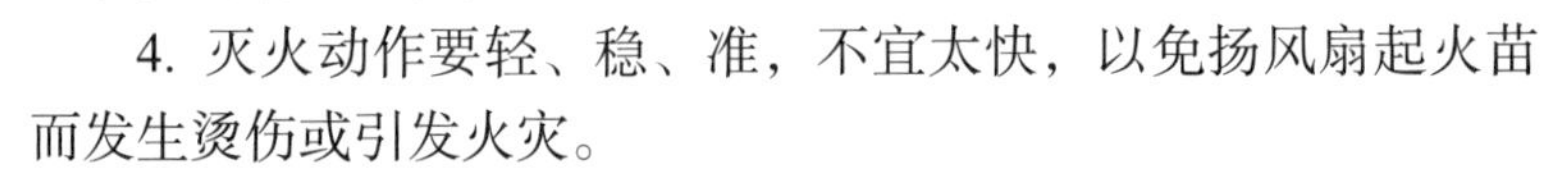

4. 灭火动作要轻、稳、准，不宜太快，以免扬风扇起火苗而发生烫伤或引发火灾。

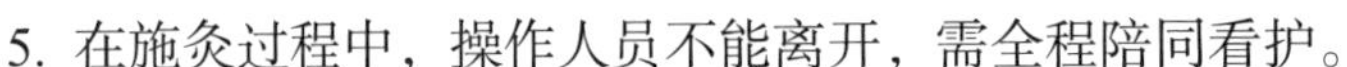

5. 在施灸过程中，操作人员不能离开，需全程陪同看护。

6. 灸后告知患者，灸疗后注意保暖，避风寒，汗出较多者嘱适当饮温开水。灸疗后 4 小时方可洗热水澡。火龙灸后，可刮痧、拔罐。如局部皮肤出现红斑、水疱、瘙痒、疼痛等情况，及时报告。

7. 观察患者施灸部位的皮肤情况，正常情况以施灸部位皮肤均匀发红、深部组织发热为度。

8. 施灸后 30 分钟，注意观察患者的疗效和不适反应。

【灸后排病反应】排病反应：经中医治疗后，体内元气得到补充，抗病排病能力增强后，排邪时所表现出的一些特殊的机体反应现象。

**1. 与排风寒有关的反应**　打喷嚏、流鼻涕，浑身肌肉骨节酸痛，或头顶、四肢末梢往外冒冷气。

**2. 与排痰湿有关的反应**　咳嗽、呕吐、腹泻。

**3. 与排火热邪毒有关的反应**　皮肤发痒、出现红色皮疹。

**4. 与排瘀血有关的反应**　瘀阻于心肺则以痰中带血丝血块排出，瘀阻于胞内则随经血排出，瘀阻在胃肠则随大便排出。

**5. 睡眠反应**　嗜睡、睡眠质量转佳。

## 火龙灸技术规范化操作流程图

核对：
患者、医嘱、灸疗部位

严格执行床边双人查对制度

↓

评估：
1. 患者病情，既往史，意识，活动能力，有无感觉迟钝 / 障碍
2. 患者体质及实施部位的皮肤情况
3. 患者的心理状态及对热的耐受程度

禁忌证：皮肤破损或严重水肿的部位，对药物（药酒、酒精、艾绒）过敏

↓

告知：
1. 操作的目、时间及操作中的配合
2. 可能出现的不适及注意事项

1. 操作前解释：灸疗适应证，时长 40 分钟左右，操作前排空二便，更衣，灸背部取俯卧位，灸腹部、膝部取仰卧位
2. 灸疗中勿随意移动身体，尤其在点火期间切忌身体移动，以免引发火灾或烫伤
3. 灸疗后可能出现红斑、水疱、瘙痒、疼痛等现象

↓

准备：
1. 操作者：洗手，戴口罩
2. 环境：无易燃物品，关门窗及氧源
3. 物品：①车上层：95% 乙醇溶液、药酒纱块、治疗盘（艾绒及模具）、注射器；②车中层：柜内放点火器、保鲜袋、剪刀、烫伤药膏、文件夹；③车下层：盆（湿的大毛巾 1 条）、大小毛巾各 4 条、回收艾绒桶、灸疗桶
4. 患者：取合适体位，暴露施灸部位，保暖

1. 操作前必须检查用物齐全，药酒纱块需要加温加热
2. 治疗用湿毛巾确保一定湿度，不能太干
3. 灭火桶的湿毛巾及烫伤药膏注意保持应急状态，不能空缺

↓

实施：
1. 定位：协助患者取合理体位，暴露施灸部位
2. 施灸：在施灸部位铺药酒纱块，铺干大毛巾（叠两层），铺湿小毛巾，铺艾绒，洒酒精，点火。患者主诉能耐受的温热点时，用湿小毛巾（2 条重叠）盖施灸部位灭火，对热点部位降温（抬高大小毛巾），双手按压艾绒部位，第 2 壮灭火按压后翻面，共施灸 5 壮
3. 施灸完毕：用保鲜膜贴敷施灸部位 15～20 分钟，协助整理衣着，整理床单位，清理用物
4. 观察：局部皮肤有无疼痛、红斑、水疱等

1. 采取合理体位，嘱患者在施灸过程中勿随意移动身体
2. 施灸的壮数以微微汗出为度，汗出较多者，灸 3 壮止
3. 在施灸过程中注意保暖
4. 灭火动作要稳、准，防止烫伤、引发火灾
5. 施灸后嘱患者适当饮温开水，注意避风寒，保暖，并注意观察患者反应及局部皮肤情况。如局部出现小水疱，可不必处理，让其自行吸收；如水疱较大，消毒局部皮肤后，用无菌注射器吸出液体，覆盖消毒辅料
6. 如操作不慎发生较大范围烫伤时，先行盐水冷敷降皮温半小时以上，再涂烫伤膏，包扎
7. 如发生火灾，则按应急预案处理

↓

记录：
1. 患者的一般情况和施灸部位皮肤情况
2. 汗出较多者嘱适当饮温开水
3. 患者的反应，病情变化，异常情况，处理措施及效果

（刘婉钰，贺海霞）

# 第十二节　苦参凝胶塞肛

**【名称】**苦参凝胶塞肛。

**【定义】**将苦参凝胶经肛门推注入直肠，使药物在局部组织中发挥清热解毒作用，并起到屏障功能而减少直肠在照射范围内暴露的范围。

**【适应证】**苦参凝胶一般经阴道纳药，用于治疗阴道的慢性炎症。同时，也可在后装放疗时作用在直肠，起到保护肠道黏膜，减少射线危害的作用。

**【禁忌证】**肛门闭锁者。

**【操作流程】**

1. 患者进行外阴及肛周消毒后，在阴道窥器下完成所有后装施源器的插植，并用纱布固定。

2. 患者取截石位，由医师取下苦参凝胶塑料管前端保护帽（不要丢弃），以轻柔的动作将前端注满凝胶的塑料管经肛门推入直肠，然后用食指或中指套住保护帽，插入塑料管稍膨大的后端，慢慢推动内置推杆，将凝胶缓缓送入直肠，每次 4 支。

3. 进行后装治疗。

**【注意事项】**

1. 操作前，应向患者介绍苦参凝胶塞肛的作用、具体操作方法及安全性，解释其在疾病痊愈方面的重要意义。

2. 在操作过程中，苦参凝胶注入时，使得患者肛门坠胀感明显，可能在注入后因里急后重感明显而将苦参凝胶排出体外；后装治疗特殊的插植模式，加之为保护膀胱，患者治疗前已充盈膀胱，使用苦参凝胶后，或加重尿急的感觉，但患者总的耐受性良好

**【评价方法】**

1. **放疗空间剂量分析**　在模拟定位机上行 CT 扫描定位，将影像资料传到系统。由放疗医师进行后装治疗的靶区勾画，由物理师设计放疗计划、调整源的位置及驻留时间，获取剂量 - 体积直方图，进行空间剂量分布分析。

2. **患者的近期症状**　放疗期间及放疗后 3 个月内，记录患者便急、便频、便秘、黏液粪便、里急后重和肛门坠痛等症状。

3. **远期效果**　终身随访患者直肠狭窄、穿孔、瘘道形成和肛门失禁等并发症的出现时间及病变程度。（操作见图 2-31、图 2-32）

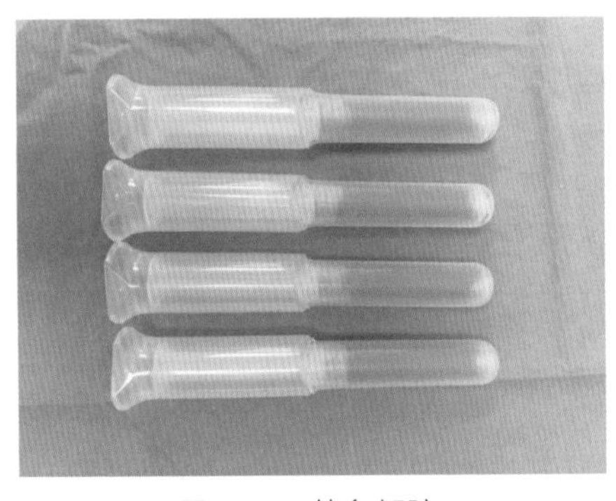

图 2-31　苦参凝胶

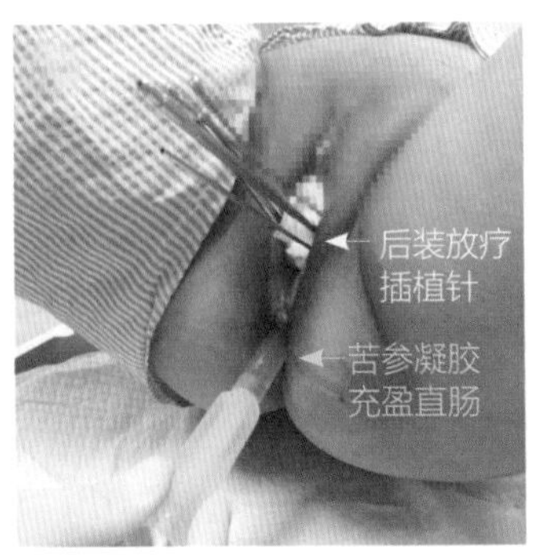


图 2-32　后装治疗中苦参凝胶塞肛

苦参凝胶塞肛操作流程图

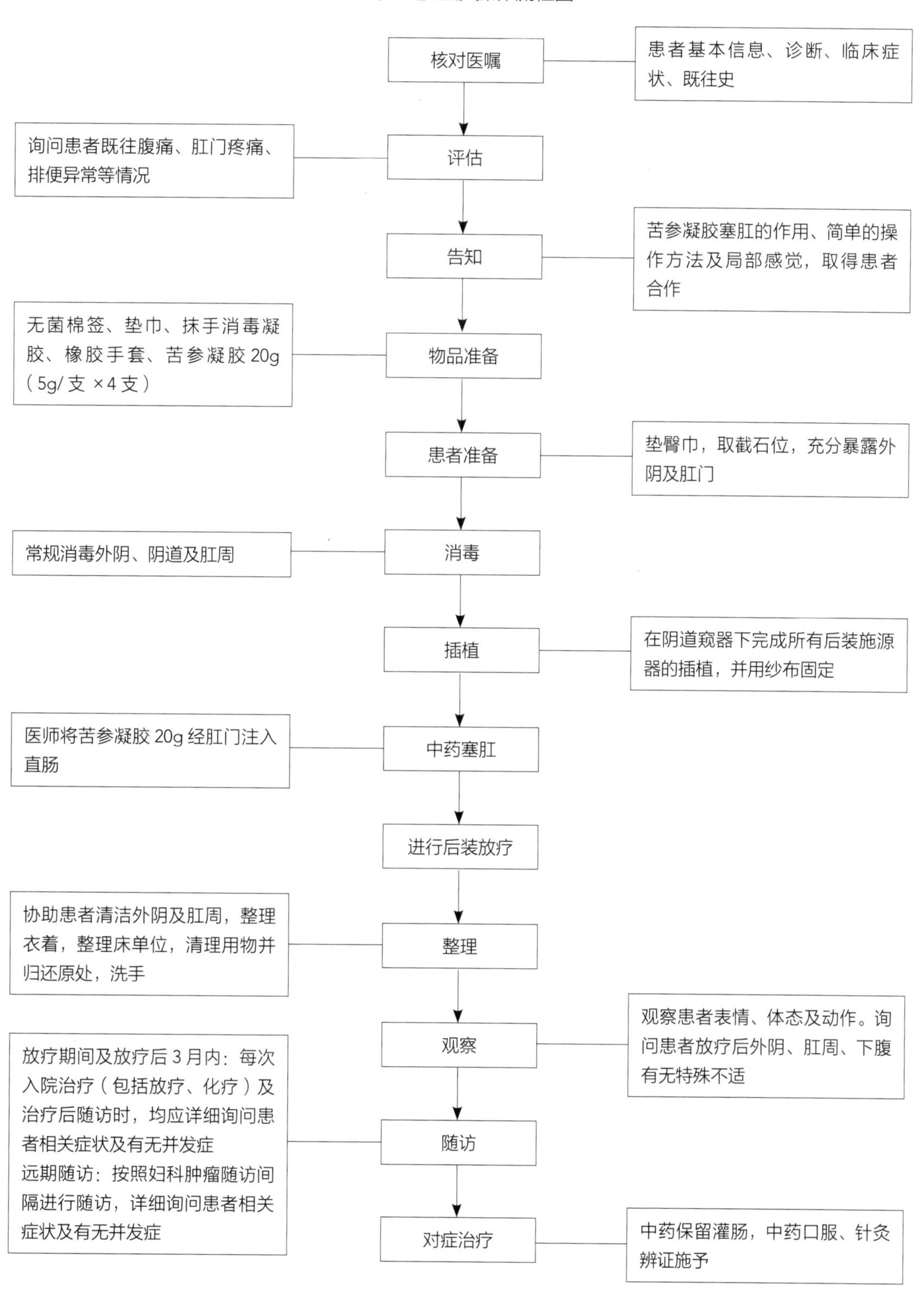


（林浣妹）

# 第十三节　开天门

**【名称】**穴位按摩（开天门）。

**【定义】**开天门是运用推拿手法，作用于头面部的腧穴而产生作用的一种治疗方法。《保赤推拿法》云："先从眉心向额上，推二十四数，谓之开天门。"开天门有发汗解表、开窍醒神、助眠等作用。

**【适应证】**外感头痛、头晕头胀、神经衰弱、失眠、感冒、惊风、中风后遗症、小儿脑瘫等。

**【禁忌证】**头部外伤、皮疹、血液病患者，慎用此法。

**【操作流程】**

**1. 操作前准备**　核对患者信息无误，向其解释开天门操作方法、治疗目的及注意事项；评估患者实施开天门局部皮肤情况，并嘱其排空二便；治疗前保证室内光线充足、清洁、干燥、安静；嘱患者放松心情，调整呼吸；施术者洗手后双手涂抹适量润肤露。

**2. 取穴**　上星、印堂、头维、攒竹、丝竹空、百会、太阳、风池、肩井。

**3. 实施步骤**

（1）推上星：患者仰卧位，施术者搓热双手，双拇指使用一指禅推法由印堂直推至上星 36 次。

（2）推头维：施术者双拇指交替，由印堂向上推至头维 36 次。

（3）推眉围（抹眉）：施术者双拇指自攒竹沿眉围推至丝竹空 36 次。

（4）梳理太阳经：五指分开，双手交替用手指指腹梳理太阳经 10 ~ 20 次。

（5）叩印堂：中指指腹叩击印堂 36 次。

（6）叩百会：中指指腹叩击百会 36 次。

（7）揉太阳：利用双手食指和中指顺时针按揉太阳 10 次、逆时针按揉太阳 10 次。

（8）轻拍头部：前额以印堂为中心轻拍→沿左侧眉骨上缘向左，以左太阳穴为中心轻拍至左耳轮脚→返回到前额→沿右侧眉骨上缘向右，以右太阳穴为中心轻拍至右耳轮脚→返回到前额→从印堂经上星到百会→返回到前额；共轻拍 3 分钟。

（9）收功：按压双侧风池、肩井，各 5 ~ 10 次。

施术者应根据患者症状、年龄及耐受性，选用适宜的手法和刺激强度进行按摩，做一紧一松的按压，频率 1 次 /2s，按压需要有一定强度，以按压穴位下出现酸、麻、胀感，即有"得气"现象为宜，1 次 /d，15 分钟 1 次，10 次为 1 个疗程。困扰严重者，可每日 2 次。

**【注意事项】**施术不宜过猛，以皮肤潮红为宜。操作结束后，嘱患者休息 20 分钟后方能离开。

开天门操作流程图

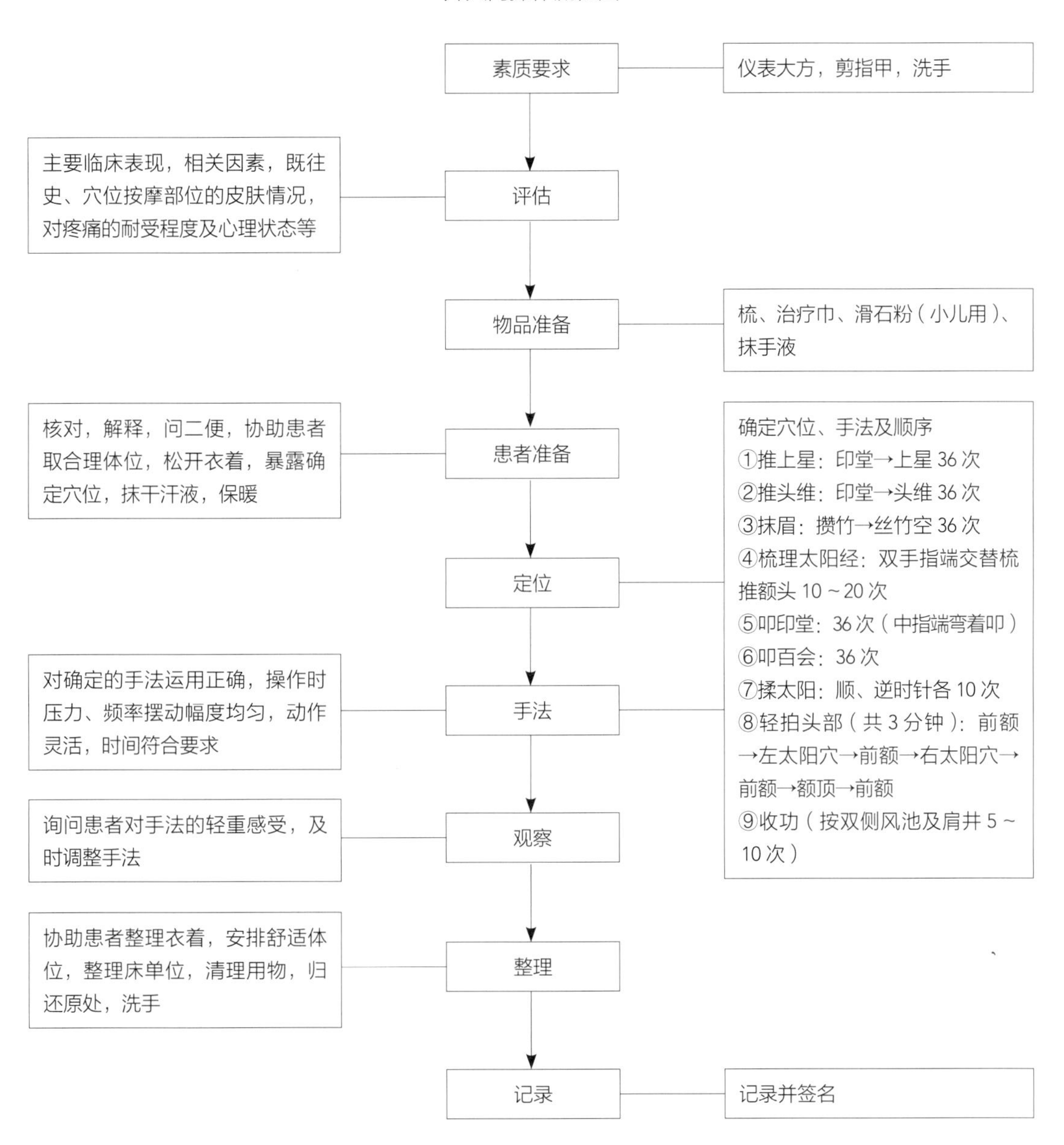


（林楚婷，贺海霞）

# 第十四节　穴位贴敷

**【名称】**穴位贴敷。

**【定义】**穴位贴敷是将药物制成一定剂型，敷贴到人体穴位，通过刺激穴位，激发经气，达到通经活络、清热解毒、活血化瘀、消肿止痛、行气消痞、扶正强身作用的一种操作方法。

**【适应证】**①感冒、咳嗽、哮喘；②胃痛、泄泻、呕吐；③胸痹、头痛、眩晕；④月经不调、痛经等。

**【禁忌证】**①皮肤过敏及局部皮肤破溃者；②孕妇及月经期、哺乳期慎用；③对药物、蜂蜜、醋、姜汁、胶布过敏者；④刺激性强的药物，贴敷穴位时间不宜过长。

**【操作流程】**

1. **评估**　临床表现及部位、相关因素、体质、皮肤、既往史、心理状态等。
2. 根据敷药部位，协助患者取舒适卧位，暴露敷药部位，注意保暖。
3. **物品准备**　输液贴、姜汁、吴茱萸粉。磨新鲜姜汁，用姜汁调吴茱萸粉，调成1cm×1cm大小的药丸。
4. **定穴**　根据病情、处方，再核对贴穴部位。
5. **贴穴**　用拇指指腹按摩穴位，贴敷2小时。
6. **观察**　患者面色、表情、皮肤情况、有无不适等。
7. **整理**　协助患者整理衣着，安排舒适体位，整理床单位，清理用物，归还原处，洗手，记录疗效。

**【注意事项】**皮肤过敏反应。出现局部瘙痒、红疹、水疱等，应立即停止敷药，并遵医嘱进行抗过敏处理。

**【评价方法】**

1. 患者/家属对所做的解释和护理操作表示满意。
2. 达到预期的目标及效果。

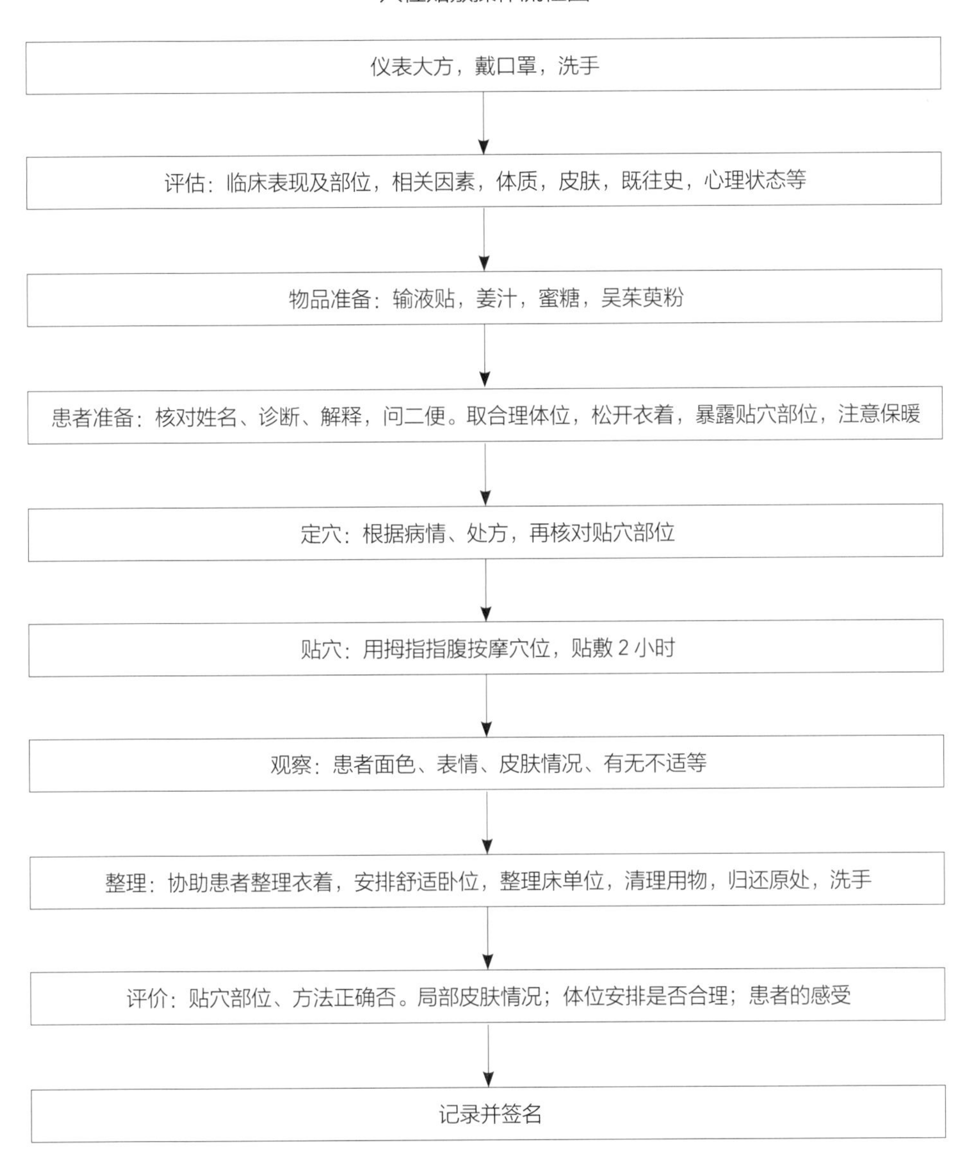
穴位贴敷操作流程图
仪表大方，戴口罩，洗手
评估：临床表现及部位，相关因素，体质，皮肤，既往史，心理状态等
物品准备：输液贴，姜汁，蜜糖，吴茱萸粉
患者准备：核对姓名、诊断、解释，问二便。取合理体位，松开衣着，暴露贴穴部位，注意保暖
定穴：根据病情、处方，再核对贴穴部位
贴穴：用拇指指腹按摩穴位，贴敷 2 小时
观察：患者面色、表情、皮肤情况、有无不适等
整理：协助患者整理衣着，安排舒适卧位，整理床单位，清理用物，归还原处，洗手
评价：贴穴部位、方法正确否。局部皮肤情况；体位安排是否合理；患者的感受
记录并签名

（黄丽珊，贺海霞）

## 第十五节　中药酊剂湿敷法

【名称】中药酊剂湿敷法。

【定义】中药酊剂湿敷法是将无菌纱布用药液浸透，敷于局部，以达到疏通腠理、清热解毒、消肿散结等目的的一种外治方法。

【适应证】

1. 临床各种原因导致的红、肿、热、痛、硬结等非开放性伤口部位。如各期静脉炎，肌内注射、皮下注射部位的疼痛、硬结等。

2. 静脉、淋巴回流导致肿胀不适的症状。

3. 各种引流管周边的非破溃局部问题（疼痛、肿胀、渗液、红肿热痛）。

【禁忌证】疮疡脓肿迅速扩散者，对中药、酒精过敏者。

【操作流程】

1. 评估患者主要临床表现、既往史及药物过敏史、湿敷部位皮肤情况。

2. 告知患者/家属操作的目的、步骤、可能引起的不适和并发症。

3. 取合适体位，暴露湿敷部位，注意保暖。

4. 遵医嘱配制药液，药液温度适宜后倒入容器内，敷布在药液中浸湿后，敷于患处。定时用无菌镊子夹取纱布浸药后淋药于敷布上，保持湿润及温度，湿敷20～30分钟。

5. 擦干局部药液，取下弯盘、中单，协助患者穿衣，整理床单位。

6. 记录并签名，清理物品。

【评价方法】

1. 患者/家属对所做的解释和护理表示理解和满意。

2. 过程安全，无不良反应发生。

3. 预期目标取得的效果。

4. 局部疼痛、肿胀等症状得以缓解。

湿敷法操作流程图

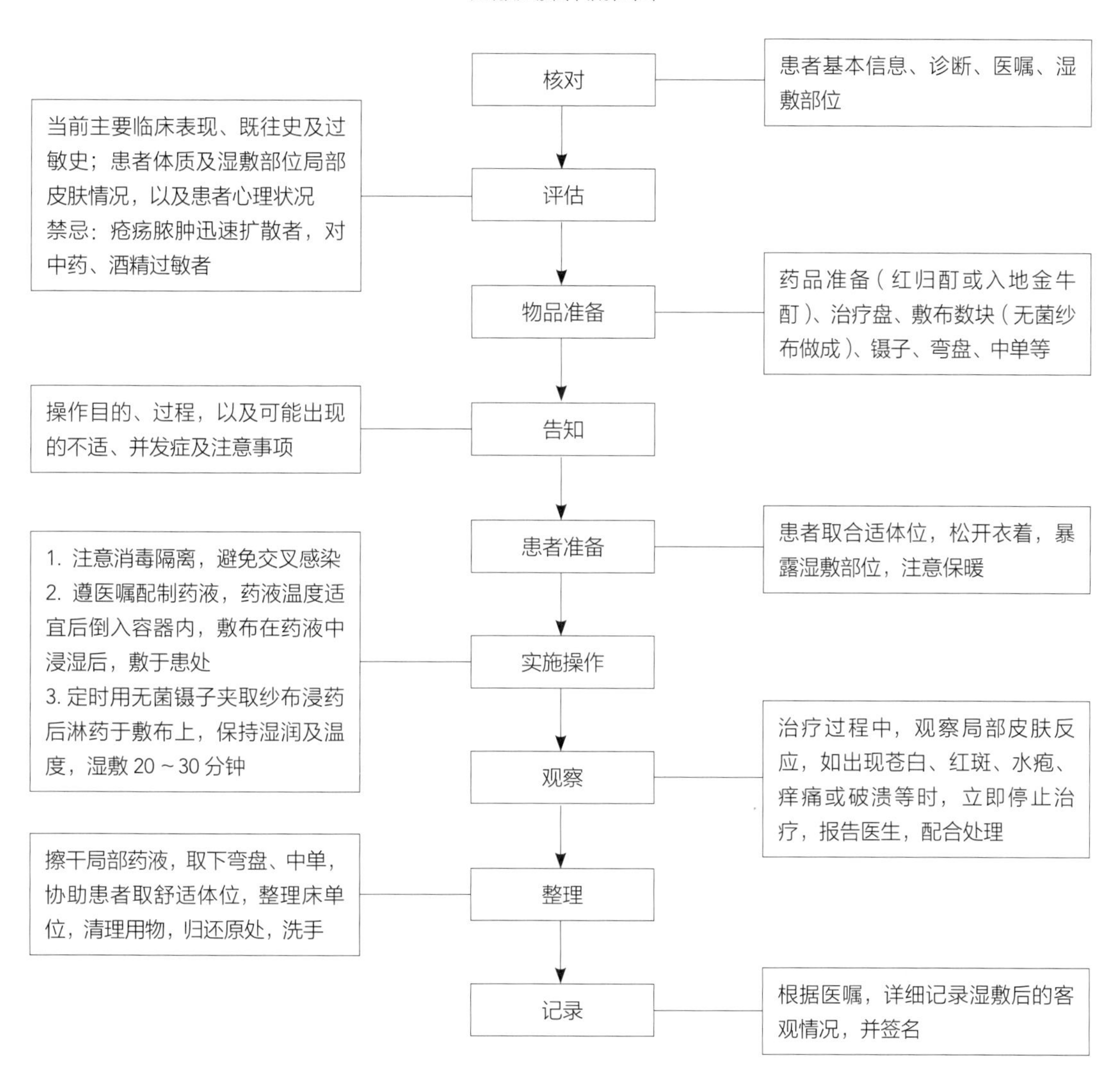


（黄丽珊，贺海霞）

## 第十六节　子午流注低频开穴治疗

**【名称】**子午流注低频开穴治疗。

**【定义】**子午流注低频开穴治疗是指运用科技手段，用脉冲电刺激代替毫针，模拟多种针灸补泻手法，达到治疗目的的一种疗法。

**【适应证】**盆腔痛、腰背痛、骨痹、高血压、中风、失眠、坐骨神经痛、头痛、痛经、落枕、颈椎病、肩关节周围炎、足跟痛。

**【禁忌证】**①皮肤过敏、皮肤破溃、皮肤水肿、安装心脏起搏器者；②合谷、肩井、阴陵泉、三阴交等穴位不得用于孕妇。

**【操作流程】**

**1. 评估**　患者意识、病情，对疼痛感觉灵敏度及耐受程度；局部皮肤情况，有无过敏。

**2. 操作**

（1）携物品至床旁，核对，解释。

（2）必要时关闭门窗，为患者遮挡，协助患者摆放舒适体位。

（3）点击开关键，使仪器处于开机状态，选择操作界面。

（4）0.9% 生理盐水清洁皮肤，连接治疗电极线与电极片（勿任意弯曲或拉伸导线），粘贴电极片。

（5）设定治疗周期时间，调整电流强度及输出频率，观察询问患者感受。

（6）使用快速手消毒液，记录。

（7）治疗周期结束后，取下穴位贴片，观察患者皮肤及反应。消毒，记录。

**【注意事项】**

1. 在治疗过程中，若想移动贴片位置，务必确保治疗设置处于无输出状态。

2. 在治疗过程中，请勿用皮带、项链等金属物质接触穴位贴片。

子午流注低频开穴治疗操作流程图

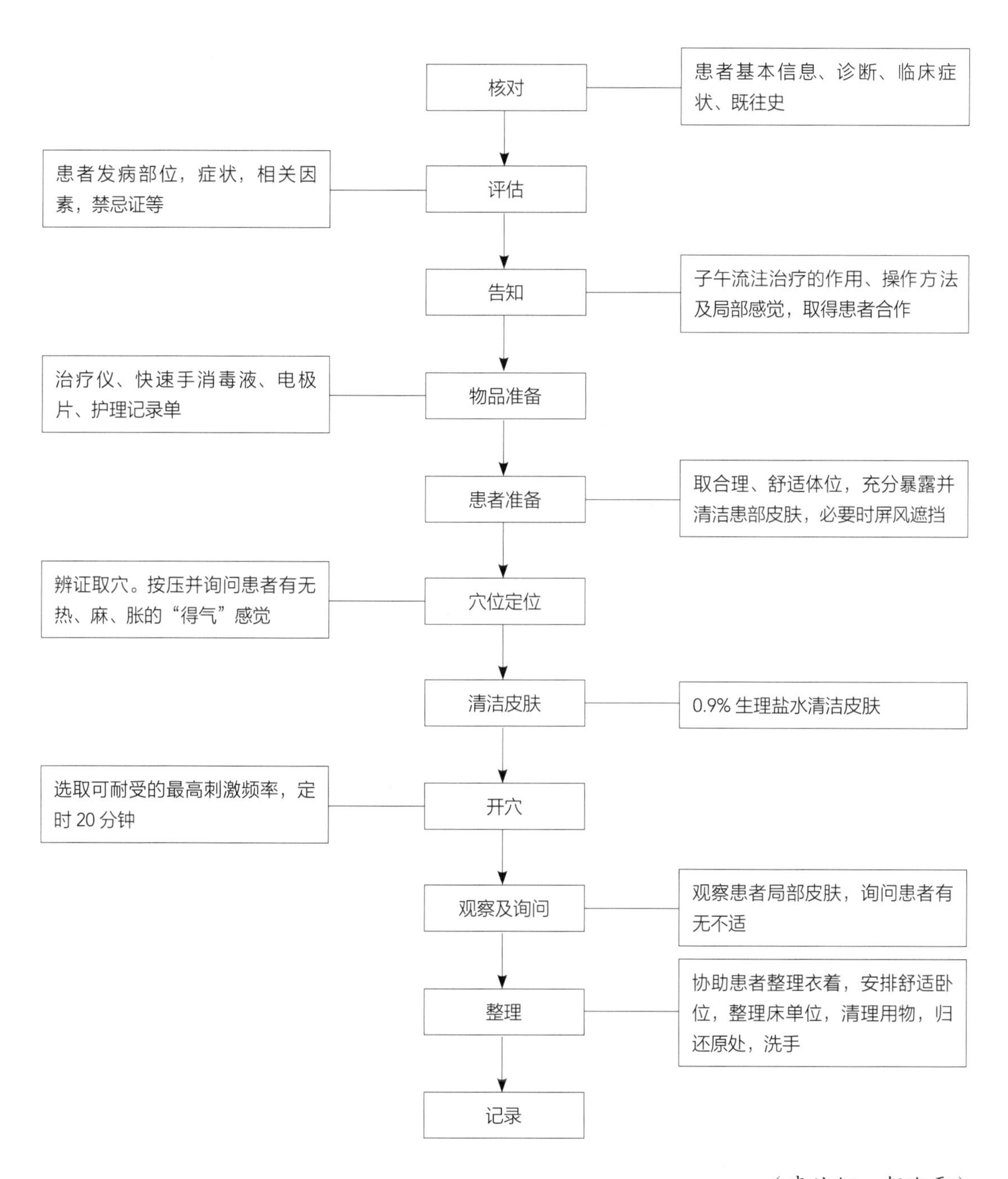


（李纯衍，贺海霞）

# 第十七节　火龙罐

**【名称】**火龙罐。

**【定义】**火龙罐（具有独特设计的梅花瓣罐口）是以梅花瓣为刮痧板和按摩齿旋转走罐，并以罐中艾炷为灸疗火源，集推拿、刮痧、艾灸于一体的新型中医特色治疗工具。火龙罐治疗具有温经散寒、通经活络、调节脏腑、补益强身的作用。

**【适应证】**

1. 脊柱软伤类病症，如颈椎病、腰椎间盘突出症、强直性脊柱炎、腰三横突综合征。
2. 腰背部肌肉损伤，如上背痛、急性腰扭伤、局部肌肉拉伤。
3. 胃肠类疾病，如便秘、便溏、腹胀、肠梗阻、消化不良。
4. 妇科疾病，如月经不调、痛经、子宫肌瘤、癌因性疲乏症。
5. 中医的风、寒、湿所致的痹病。
6. 外伤骨折后水肿、中风后遗症，以及糖尿病微循环障碍所致的酸、麻、胀、痛。

**【禁忌证】**

1. 患有急性疾病者慎用。
2. 接触性过敏或对艾烟过敏者慎用。
3. 不明原因内出血者慎用。
4. 孕妇腰骶部和腹部慎用。
5. 糖尿病末梢神经损伤者慎用。
6. 严重外伤未缝合伤口局部禁用。
7. 传染性疾病禁用。
8. 情绪激动者、精神病患者、醉酒者、吸毒人员及辨证属于阴虚内热者禁用。

**【操作人员】**所有经过专业培训的医护工作人员。

**【操作程序】**

**1. 核对**

（1）患者姓名、年龄、性别、住院号。

（2）医嘱、诊断、施治部位。

**2. 评估**

（1）患者当前主要临床表现、既往史、药物过敏史。

（2）患者体质和治疗部位的皮肤情况、心理状态、对热的敏感和耐受程度。

**3. 告知**

（1）火龙罐操作的目的及过程。

（2）注意事项，做好解释，取得患者配合。

**4. 准备**

（1）用物：治疗盘、火龙罐（大、中、小）、艾炷、纱块、75% 乙醇溶液、打火器、蕲艾精油（海南黄花梨精油或中药膏剂），必要时备浴巾、屏风、甲紫溶液（紫药水）和烫伤膏。

（2）环境：无易燃物品、室温合适、开窗通气。

（3）患者：取合适体位，暴露治疗部位，注意保暖、遮挡。

5. 实施

（1）定位：按医嘱确定施术部位，检查罐口有无破损，洗手，插艾炷。（背部一般采用大罐，腹部用中罐，肩颈及四肢宜用小罐）

（2）点燃：火苗对准每个艾炷中心，防止烧到罐口。观察艾炷是否全部点燃并升温。

（3）按摩：在施术部位给患者抹上按摩膏或对症的精油进行按摩。

（4）施术：手先接触皮肤，然后落罐，推法、刮法、灸法三位一体进行操作；操作时间一般 30 分钟；暂停使用和用完罐，必须放置在配套托盘上，盘内垫湿布或湿巾。（火龙罐操作由推拿、艾灸、刮痧几种手法组合而成。①推法：运法，罐口平扣皮肤、紧贴皮肤；推法，罐口抬起 15°弧边推；拨法，罐口抬起 15°弧边拨。②刮法：推刮、回旋刮。③灸法：温和灸、透热灸）

（5）观察：操作中随时观察，询问患者感觉；以微微汗出，皮松毛空为宜。

（6）处理：待罐子放置温度降低后，用手术剪刀剔除艾炷，充分淋水后，再扔入垃圾桶。

（7）清洁：用 75% 乙醇溶液消毒罐壁与罐口，放置于配套托盘上，在通风处晾干备用。

**【注意事项】**

1. 患有急性疾病者、接触性过敏或对艾烟过敏者、不明原因内出血者、孕妇腰骶部和腹部、糖尿病末梢神经损伤者慎用；严重外伤未缝合伤口局部禁用；传染性疾病患者、情绪激动者、精神病患者、醉酒者、吸毒人员禁用。

2. 操作强度由轻到重，施术过程中不可用暴力。

3. 罐体温度适当，不可过高也不可过低（罐温过高时，可以放入罐座中冷却几秒再用）。

4. 注意治疗时间的把控，以微微汗出、皮松毛空为宜。

5. 大火龙罐请用直喷的打火器点燃，小火龙罐请用普通防风打火机点燃，切勿火焰过大使罐体温度迅速增高而炸裂。

火龙罐技术的规范化操作流程图

| 操作流程 | 要点说明 |
| --- | --- |
| **核对：**<br>患者、医嘱、施术部位 | 严格执行床边双人查对制度 |
| ↓ | |
| **评估：**<br>1. 当前主要临床表现、既往史及心理状态、对热的敏感和耐受程度<br>2. 患者体质及施术部位的皮肤情况 | 禁忌<br>1. 患有急性疾病者、接触性过敏或对艾烟过敏者、不明原因内出血者、孕妇腰骶部和腹部、糖尿病末梢神经损伤者慎用<br>2. 严重外伤未缝合伤口局部、传染性疾病患者、情绪激动者、精神病患者、醉酒者、吸毒人员禁用 |
| ↓ | |
| **告知：**<br>1. 操作目的及过程<br>2. 患者注意事项，做好解释，取得患者配合 | |
| ↓ | |
| **准备：**<br>1. 操作者：洗手、戴口罩<br>2. 环境：无易燃物品、室温合适、开窗通气<br>3. 用物：艾炷、火龙罐、打火器、纱块、75%乙醇溶液、蕲艾精油（按摩膏），必要时备浴巾、屏风<br>4. 患者：取合适体位，暴露施术部位，注意保暖 | |
| ↓ | |
| **实施：**<br>1. 定位：按医嘱确定施术部位。洗手，插艾炷<br>2. 点燃：火苗对准每个艾炷中心<br>3. 按摩：在施术部位给患者抹上按摩膏或对症的精油进行按摩<br>4. 施术：推法、刮法、灸法三位一体进行操作<br>5. 观察：操作中随时观察，询问患者感觉<br>6. 处理：罐子放置温度降低后，用手术剪刀剔除艾炷，充分淋水后，再扔入垃圾桶<br>7. 清洁：用75%乙醇溶液消毒罐壁与罐口 | 1. 背部一般采用大罐，腹部用中罐，肩颈及四肢宜用小罐<br>2. 检查罐口及罐体完好无损、艾炷均匀并充分燃烧后，方可操作<br>3. 火龙罐手法<br>推法：运法，罐口平扣皮肤、紧贴皮肤<br>推法，罐口抬起15°弧边推<br>拨法，罐口抬起15°弧边拨<br>刮法：推刮、回旋刮<br>灸法：温和灸<br>透热灸<br>4. 把控操作时间，以微微汗出、皮松毛空为宜。一般30分钟<br>5. 暂停使用和用完罐，必须放置在配套托盘上，盘内垫湿布或湿巾 |
| ↓ | |
| **记录：**<br>1. 患者的一般情况和施术局部皮肤情况<br>2. 施术时患者的反应及病情变化 | |

（陈静，周洪华，贺海霞）

# 第十八节 腹针疗法

**【名称】**腹针疗法。

**【定义】**腹针疗法是通过针刺腹部特定穴位治疗全身疾病的一种针刺方法。腹针疗法根据以神阙穴为中心的腹部先天经络系统理论，寻找与全身部位相关的反应点，并对其进行相应的轻微刺激，从而达到治疗疾病的目的。

**【适应证】**适用于病程较久的内伤脏腑的全身性疾病，如脑血管病后遗症、阿尔茨海默病（老年性痴呆）、脑动脉硬化、心血管病、高血压等；脏腑失衡后引起的疾病，如血栓性耳聋、眼底出血、视神经萎缩等；虽病程较短，但与脏腑的正气不足相关的疾病，如肩周炎、坐骨神经痛、关节炎、颈椎综合征、腰痛、双腿麻木等；其他针灸适应证，经治疗后，疗效不佳者。我科在围手术期术后腹胀腹痛的应用中，收到良好效果，尤其是对传统针灸比较抵触以及过度紧张焦虑的患者，效果更明显。

**【禁忌证】**凝血机制障碍者、原因不明的急腹症、孕妇、接近皮下的腹部肿瘤、针刺穴位局部皮肤有破损或感染者、意识障碍或精神疾患无法配合操作者。

**【物品准备】**薄氏腹针针具（根据患者腹部厚度选择不同型号）、75% 酒精棉球、抹手消毒凝胶、小棉签、30～40cm 规格的直尺、皮肤标记笔、长度大于 30cm 的长方形塑料器具，患者可自备眼罩。

**【环境准备】**安静、光线可以调节的房间，减少人员进出，避免电子产品或其他可能发出噪声设备的干扰。

**【操作流程】**

**1. 评估** 评估患者病情、既往史、意识、活动能力，患者施针处的皮肤有无破损、伤口以及感染等，患者有无晕针史、心理状态等，保持治疗环境的安静。

2. 向患者讲明操作目的及操作可能出现的情况，缓解其紧张。如未留置导尿管，则嘱其排空膀胱，取合适体位，通常采用平卧位；如腹痛明显时，亦可取屈膝位，充分暴露腹部皮肤。

**3. 取穴方法** 施针者立于患者右侧，采用腹部穴位分寸的水平线测量法，用塑料直尺精确测量，在体表标注出施针穴位的具体位置。

**4. 进针行针** 用 75% 乙醇溶液消毒取穴部位皮肤，根据患者的体型、脂肪厚度可以选择不同直径（Φ0.22mm、Φ0.20mm、Φ0.18mm）以及不同长度（50mm、40mm、30mm）的套管针具，快速弹入皮下，根据病情选择进针深度。腹部疾患多选择中刺和深刺，深度相当于脂肪层靠近肌肉层；缓慢捻转不提插 1～2 分钟；轻捻转慢提插 1～2 分钟行针。行针过程中与患者简单交流，注意观察其反应及手下有无滞针的感觉。

**5. 留针 20～30 分钟** 腹部给予合适的器具罩住针具进行保护，如果天气较冷，在器具上可覆盖被子等保暖物品；留针过程中保持环境安静，避免光亮过强，必要时可以拉上遮光布或覆盖眼罩，嘱患者放松，平静呼吸。

**6. 出针** 出针时按照进针顺序缓慢捻转出针。出针部位如有出血，用棉签轻轻擦拭，无须按压，待针刺点无出血时用 75% 乙醇溶液消毒皮肤即可。

**7. 腹针疗法时间间隔** 每日 1 次，连续 3 天为 1 个疗程。

【注意事项】

1. 严格消毒，以防止施针部位感染。

2. 初诊、过度紧张、有晕针史的患者，宜采用直径较小的针具，治疗前充分沟通，治疗过程中严密观察患者反应。

3. 精准穴位点的测量是保证腹针疗效的关键因素，故建议用硬的尺子精确测量。

4. 留针过程注意保暖，注意保持环境安静，光线不可过强；患者宜情绪平稳，不可激动。治疗过程中，应随时注意患者对腹针治疗的反应，若有不适，应及时进行调整，以防止发生意外事故。

5. 出针顺序一定要与进针顺序一致，治疗结束后嘱患者休息，可少量饮用温开水。

6. 治疗过程中，注意密切观察腹痛、腹胀症状变化情况，动态复查腹部平片，若明确为肠梗阻，则需要尽快完善其他相关治疗措施，避免延误病情。

【妇科常见疾病取穴参考处方】

1. 子宫肌瘤

主穴：中脘、下脘、气海、关元。

次穴：外陵（双）。

辅穴：中极、四满（双）、石门（双）、水道（双）。

2. 痛经

主穴：气海、关元。

辅穴：下风湿点（双）。

3. 月经过多

主穴：中脘、下脘、气海、关元。

辅穴：大横（双）。

4. 月经后期

主穴：中脘、下脘、气海、关元。

辅穴：中极、气穴（双）、下风湿点（双）。

5. 崩漏

主穴：中极、关元。

次穴：石门、阴交。

辅穴：气门（双）。

腹针疗法操作流程图

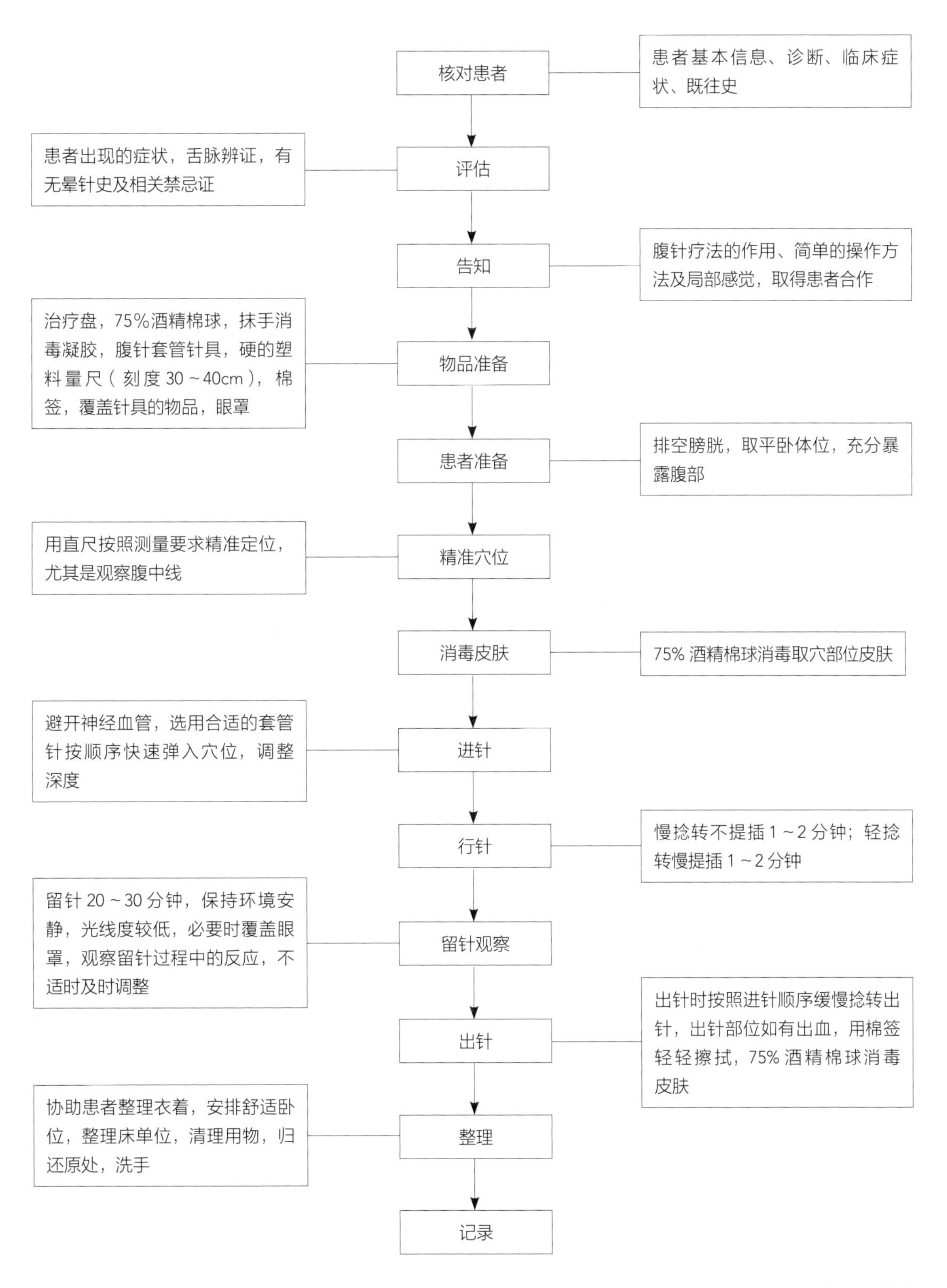


（孙艳梅）

## 第十九节　穴位埋线

**【名称】**穴位埋线。

**【定义】**穴位埋线是将可吸收外科缝线置入穴位内，利用可吸收蛋白线对穴位产生的持续刺激作用以治疗疾病的方法。

**【理论基础】**穴位埋线是改良式的针灸，也是一种长效针灸，指的是根据针灸学理论，通过针具和药线在穴位内产生刺激经络、平衡阴阳、调和气血、调整脏腑的功效，达到治疗疾病的目的。穴位埋线疗法是几千年中医针灸经验和30多年埋线疗法经验的精华融汇而成的一门新型学科，适应证非常广泛，尤其是对中西药物久治不愈的许多慢性病、疑难病，往往获得意想不到的疗效；还具有速效、长效、特效的优势，经得起实践检验，治疗次数少，患者痛苦小、花钱少。穴位埋线后，肠线在体内软化、分解、液化和吸收时，对穴位产生的生理、物理及化学刺激长达15天或更长时间，从而对穴位产生一种缓慢、柔和、持久、良性的“长效针感效应”，长期发挥疏通经络作用，达到《黄帝内经》“深内而久留之”以治顽疾的效果，起到“健脾益气、疏通经络、调和阴阳气血”的作用。因而，穴位埋线是一种长效、低创痛的针灸疗法，特别适用于各种慢性、顽固性疾病以及害怕针灸痛苦的人。

**【适应证】**

1. **妇科**　防治妇科手术后尿潴留、子宫脱垂、月经不调、痛经等。

2. **内科**　肥胖症、脊髓损伤、脑血管疾病后遗症等其他原因所致尿潴留，或其他慢性疾病，如哮喘、胃痛、腹泻、便秘、遗尿、面瘫、颈腰腿痛等。

3. **外科**　胃肠肿瘤术后或泌尿系统疾病、急慢性尿潴留、脱肛、肛裂、痔疮等。

4. **儿科**　小儿麻痹后遗症、脑性瘫痪、精神发育迟滞等。

**【禁忌证】**对蛋白过敏者；孕妇；经期妇女；患者精神紧张、大汗、劳累后或饥饿时；有出血倾向者；肺结核活动期、骨结核、严重心脏病；皮肤局部有感染或有溃疡时。

**【环境准备】**避免受凉，注意保护患者隐私，注意周围环境的清洁。

**【操作流程】**

1. **评估**　评估患者病情、患者穴位埋线处的皮肤有无破损和伤口、对疼痛的耐受程度、有无晕针史、心理状态等。

2. **物品准备**　①线：我科选用可吸收性外科缝线，常用型号有0/3，每段线1.5cm左右；②注射器针头：一般选用灰色注射器针头，规格为0.7mm×13mm；③消毒液、棉签、手套；④无菌镊子或止血钳；⑤治疗盘。

3. **穴位选择**　根据患者病情选择适当穴位，取穴宜精，多选脂肪、肌肉较丰满部位的穴位。①妇科疾病常用穴位：关元、气海、中极、归来、中脘、天枢、子宫、带脉、三阴交、肾俞、膀胱俞、足三里等。②宫颈癌根治术后患者需根据腹部有无手术切口而调整穴位：若下腹正中穴位有切口，取穴：双肾俞、膀胱俞、中脘、双天枢、双三阴交、双足三里；若下腹正中穴位无切口，取穴：中脘、双天枢、气海、关元、中极、双足三里、双阴陵泉、双三阴交。

4. **操作**　患者取舒适体位，充分暴露操作部位，选取对应穴位，常规消毒局部皮肤，用无菌镊子将缝线放入注射器针头中，注意留一半缝线于注射器针头外；左手两指绷紧进针部位皮肤，右手持穿好线的注射针头快速刺入皮肤；将针刺入所需要的深度后，快速拔出，用棉签按压针口，必要时针口贴上创可贴。

**【注意事项】**

1. 严格遵守无菌操作，防止感染。

2. 埋线应埋在皮下组织，肌肉丰满的部位可埋入肌层，线头不可暴露在皮肤表面，以防感染。

3. 根据不同部位掌握埋线的深度，切勿伤及内脏、大血管及神经干。

4. 在一个穴位多次治疗时，应偏离前次治疗的部位。

5. 注意埋线后反应，在 1 ~ 5 天内局部可有酸胀感，一般不需处理；局部可因慢性炎症刺激出现小结节，若无红肿热痛等不适，均属正常。

穴位埋线操作流程图

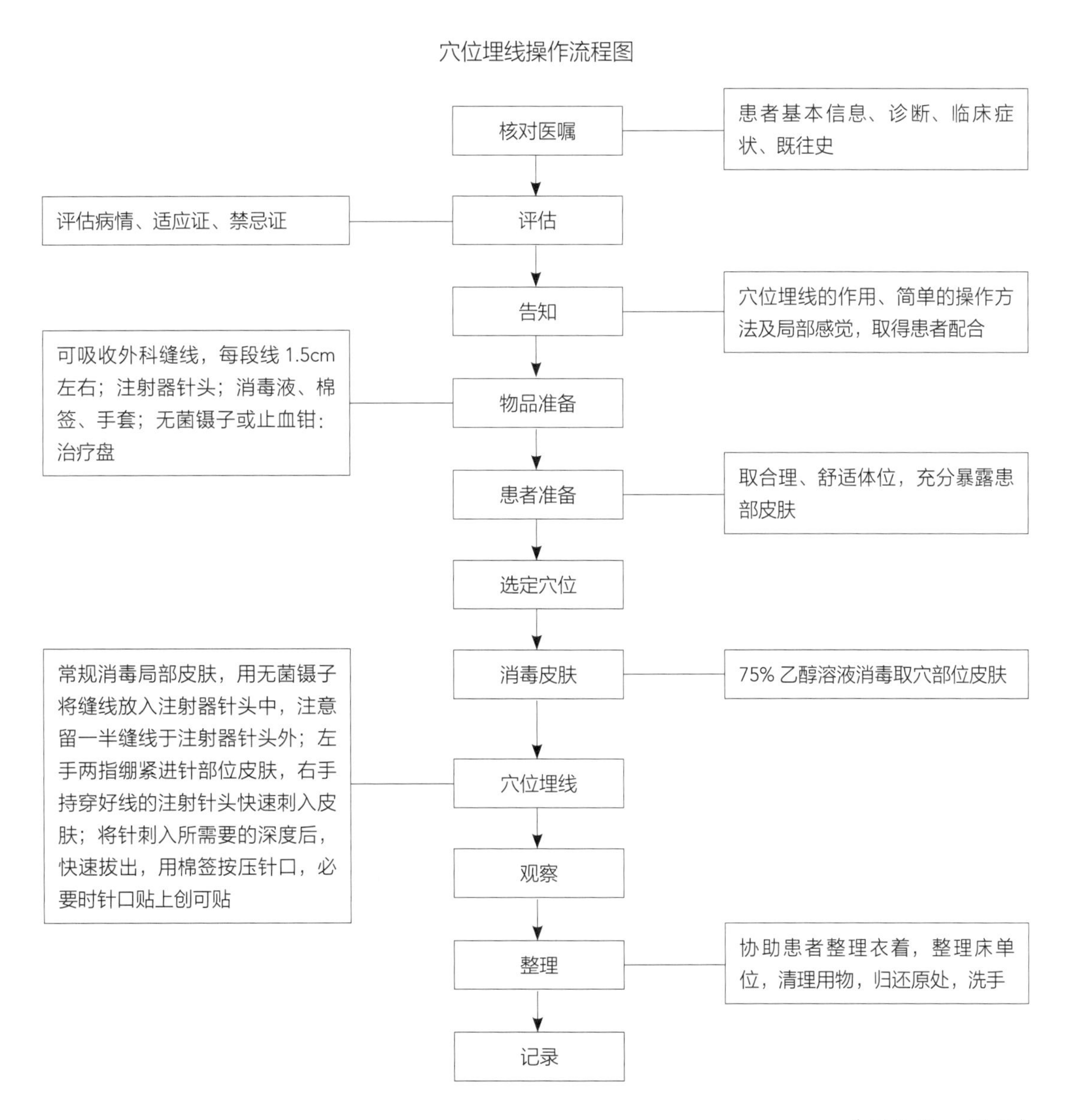


（刘佳敏，肖静）

## 第二十节　切脉针灸

**【名称】**切脉针灸。

**【定义】**切脉针灸是由俞云医师通过遍访有切脉经验的医家，发掘出源于《黄帝内经》的针灸理论，结合自己多年临床经验而研究出来的治疗方法。切脉针灸坚持通过切脉来指导十大辨证，将十大辨证作为临床诊治的标准；通过切脉来了解疾病的“开关”（亦即穴位），通过切脉来判断疗效，从而克服临床的盲目性。临床上，用切脉指导辨证、针刺取穴，用切脉指导针刺补泻，用切脉判断针灸疗效，可以克服针灸的盲目性，解决针灸疲劳现象，达到时间空间上的精准治疗，从而提高疑难杂症和重症的治疗效果。

**【理论基础】**源于《黄帝内经》的针灸理论，结合自己多年的临床经验而研究出来的治疗方法。《灵枢·九针十二原》云：“凡将用针，必先诊脉，视气之剧易，乃可以治也。”

**【适应证】**肿瘤、痛证、疑难病、慢性病。

**【禁忌证】**高热抽搐者、凝血机制障碍者、精神病患者、急性传染病患者，以及皮肤溃疡、心衰、晕针、晕血患者禁用；孕妇慎用。

**【物品准备】**锐器盒、无菌棉签、75% 乙醇溶液、一次性针灸金针（0.30mm × 25mm）、一次性针灸银针（0.30mm × 25mm）、红外线治疗仪。

**【环境准备】**避免在空调或风扇正对的地方施针，避免受凉。注意保护患者隐私。

**【操作流程】**

1. 评估患者病情、既往史、意识、活动能力、有无感觉迟钝 / 障碍，以及对疼痛的耐受程度、有无晕针史、心理状态等。取合适体位，充分暴露施针部位皮肤。

2. **体位**　一般取仰卧位，特殊情况下亦可取其他体位。

3. **针灸顺序与补泻原则**　根据俞云经验，通过切人迎脉、寸口脉、趺阳脉（又称冲阳脉）、太溪脉进行人体上下辨证，大体原则是先补后泻，先上后下，先腑后脏，先阳后阴。根据“实则泻之，虚则补之”的原则进行补泻，不强调手法补泻，“得气”反应以脉象趋于正常为判断依据。总体而言，补用金针，针刺浅；泻用银针，针刺深。如人迎脉强于寸口脉，则先取头颈部、上肢阳经穴位，用泻法，采用银针治疗；若人迎脉弱于寸口脉，则先取头颈部、上肢阳经穴位，用补法，选用金针针刺治疗。若趺阳脉、太溪脉偏弱，则分别用金针对相应下肢阳经、阴经部位的穴位进行补虚；脉偏强，则用银针对相应部位的穴位泻实。

4. **取穴**（表 2-2）

（1）全身取穴：主要根据四部脉象选穴。以下为主穴，可根据脉象变化随经补泻。

人迎脉弱：提示气阳虚损，选择百会、四神聪、胃五穴，用补法，可加肩井、翳风，升阳益气。

趺阳脉弱：提示脾胃阳虚，选择腹四针、足三里四穴，用补法，可加丰隆三穴，健脾益胃。

寸口脉弱：提示心肺气阴虚，选择内关、太渊，用补法，养心益肺。

太溪脉弱：提示肾虚、阴虚，选择阴陵三穴、肾四穴，用补法，可加血海三针，滋阴补肾。

（2）对症状取穴

1）吃：胃纳欠佳，表现右关脉不柔和，提示胃气不和。选穴：胃五针、内关、足三里、腹四针、阴陵泉三针

2）拉：①便秘，体内污物、痰瘀等无法排出。选穴：腹四针、大横、腹结、支沟、足三里四针，迎香；②腹泻，选穴：腹四针、关元、足三里、上巨虚、下巨虚，可加脾俞、大肠俞。

3）睡：失眠。施针取穴：失眠四穴（耳神门、神门、失眠穴、三阴交），可加申脉、照海。

（3）对疾病取穴

1）妇科恶性肿瘤：卵巢三针（章门、京门、带脉）。章门：脾经募穴，八会穴之脏会，可疏肝健脾，理气散结。京门：属足少阳胆经，肾之募穴，功用健腰、利水、消胀。带脉：足少阳胆经腧穴，可通调气血，温补肝肾。三穴联用，可调理卵巢气血，主治卵巢各类疾病，亦可用于各种妇科肿瘤肝胆气滞不舒者。

任脉为“阴脉之海”。《素问・骨空论》曰：“任脉为病，男子内结七疝，女子带下瘕聚。”根据胸腹部肿瘤属任脉理论，多选用任脉上的穴位，如上脘、中脘、下脘、气海。

腹人中穴在中脘上 3 分处，属于任脉上的经外奇穴，可调节阴经气血，兼可治疗腹部病症。与人中相应，可通调督脉气血，益气养阳，可治虚劳。俞云指出，腹人中代表人体的神经系统，可治疗与脑相关的疾病，而脑与全身相关，因此可治疗全身疾病。

2) 面部色素沉着：祛斑八穴（双攒竹 + 双颧髎 + 双迎香 + 双地仓）。

3）化疗后脱发：头十七穴（头五穴 + 智三穴 + 颞三穴 + 枕三穴）。

4）兼症加减：痰凝毒聚配丰隆三穴，瘀血内停配血海三穴，兼肝郁气滞配忧郁五穴（印堂、内关、神门、照海、三阴交）。

**5. 定穴**　按照中华人民共和国国家标准《腧穴名称与定位》（GB/T 12346—2006）中的腧穴定位取穴。

**6. 操作步骤**　75% 乙醇溶液常规消毒皮肤，以切脉针灸进针器刺入皮肤。红外线治疗仪照射腹部或双下肢，未施针部位可用治疗毛巾遮盖，避免受凉。留针约 30 ~ 45 分钟后取针，注意压迫止血。

**7. 切脉针灸时间间隔**　无严格规定，可每天 1 次，每周 1 ~ 7 次均可，按照疾病和病情决定疗程。

**【注意事项】**①患者在精神过度紧张状态下，不宜立即进行针刺；②在生命体征不平稳时不宜针刺。

**【可能的意外情况及处理方案】**

**1. 晕针**　是指针刺过程中患者发生晕厥现象。

晕针的处理：立即停针，迅速起出。患者平卧，松开衣领，注意保暖。给予热敷、温开水、糖水。重者可选取水沟、内关、涌泉等穴指压。若仍无效，可考虑配合其他治疗，或采用急救措施。

晕针的预防：做好充分的针刺前解释工作，以消除疑虑。

**2. 弯针**　是指进针时或将针刺入腧穴后，针身在体内形成弯曲的现象。

弯针的处理：将针退出，嘱患者局部肌肉放松。

弯针的预防：患者体位舒适，避免随意变动体位。

3. **断针** 又称折针，是指针体折断在体内。现因针具质量改善，临床极少见。

断针的处理：用镊子钳出。若折断部分深入皮下，须在X线下定位，施行外科手术取出。

4. **血肿** 是指针刺部位出现的皮下出血而引起肿痛的现象。

血肿的处理：一般不做处理，可自行消退，重时24小时内先冷敷止血，后热敷以促使局部瘀血消散吸收。

血肿的预防：避开血管针刺，手法轻柔。

表2-2 切脉针灸常用穴组

| 穴组名称 | 组成 | 特殊定位 | 功效 |
|---|---|---|---|
| 头五穴 | 百会+四神聪 | 百会:在头部,当前发际正中直上5寸,或头顶正中线与两耳尖连线交点处<br>四神聪:在头顶部,百会前后左右各1寸,共4个穴位 | 用于升提阳气,调整人迎脉,通中脉 |
| 脐小四针 | | 脐旁上下左右0.5寸取四穴 | 调整任脉、督脉、冲脉和足少阴肾经的气机和气血,具有健脾、补肾、滋阴的作用 |
| 胃五针 | 中脘、上脘、下脘、双梁门 | 上脘:在上腹部,前正中线上,当脐中上5寸<br>中脘:在上腹部,前正中线上,当脐中上4寸<br>下脘:在上腹部,前正中线上,当脐中上2寸<br>梁门:在上腹部,当脐中上4寸,距前正中线2寸 | 升提脾胃阳气、输转中焦气机,健脾益气、调补中焦 |
| 季肋三穴(又名卵巢三针) | 章门、京门、带脉 | 章门:在侧腹部,当第11肋游离端下方<br>京门:在侧腰部,章门后1.8寸,当第12肋游离端下方<br>带脉:以章门、京门为底边呈等腰三角形,与脐部水平线交点上 | 三穴联用,可调理卵巢气血,主治卵巢各类疾病、妇科肿瘤。疏利肝胆气机 |
| 脐消瘤四针 | | 脐内3点、7点,及其指向脐旁0.5寸 | 化瘤 |
| 补肾四穴 | 照海、复溜、太溪、三阴交 | 照海:在足内侧,内踝尖下方凹陷处<br>复溜:在小腿内侧,太溪直上2寸,跟腱前方<br>太溪:在足内侧,内踝后方,当内踝尖与跟腱之间凹陷处<br>三阴交:在小腿内侧,内踝尖上3寸,胫骨内侧缘后方 | 调整脾、肾经气血,起到补益肾阴、提高机体免疫功能的作用 |
| 阴陵泉三穴 | | 阴陵泉、阴陵泉下1.5寸、阴陵泉下0.5寸靠胫骨侧 | 补肾阴,强太溪脉作用 |
| 丰隆三穴 | | 丰隆、丰隆上4寸、丰隆下4寸 | 化痰 |
| 血海三穴 | | 血海、血海上2寸、血海上4寸 | 化瘀 |

续表

| 穴组名称 | 组成 | 特殊定位 | 功效 |
| --- | --- | --- | --- |
| 忧郁五穴 | 印堂、内关、神门、照海、三阴交 | 印堂:在额部,两眉头中间<br>内关:在前臂掌侧,曲泽与大陵连线上,腕横纹上2寸,掌长肌腱与桡侧腕屈肌腱之间<br>神门:在腕部,腕掌侧横纹尺侧端,尺侧腕屈肌腱桡侧凹陷处<br>照海:在足内侧,内踝尖下方凹陷处<br>三阴交:在小腿内侧,内踝尖上3寸,胫骨内侧缘后方 | 调神疏肝,理气解郁 |
| 失眠四穴 | 神门(耳穴)、神门(手穴)、三阴交、失眠1穴 | 神门(耳穴):在三角窝内,对耳轮上下脚分叉处稍上方<br>神门(手穴):在腕部,腕掌侧横纹尺侧端,尺侧腕屈肌腱桡侧凹陷处<br>三阴交:在小腿内侧,内踝尖上3寸,胫骨内侧缘后方<br>失眠1穴:翳风与风池连线中点 | 益气养血安神 |
| 祛斑八穴 | 双攒竹+双颧髎+双迎香+双地仓 | 攒竹:在面部,眉头凹陷中,眶上切迹处<br>颧髎:在面部,目外眦直下,颧骨下缘凹陷处<br>迎香:在鼻翼外缘中点旁,当鼻唇沟中<br>地仓:在面部,口角外侧,上直对瞳孔 | 调和气血,化瘀祛斑 |
| 头十七穴 | 头五穴+智三穴+颞三穴+枕三穴 | 头五穴:百会+四神聪<br>百会:在头部,当前发际正中直上5寸,或头顶正中线与两耳尖连线交点处<br>四神聪:在头顶部,百会前后左右各1寸,共4个穴位<br>智三穴:神庭+双侧本神<br>神庭:在头部,当前发际正中直上0.5寸<br>本神:在头部,当前发际上0.5寸,神庭旁开3寸,神庭与头维连线的内2/3与外1/3交点处<br>颞三穴:耳尖直上发际上2寸为第一针,在第一针水平向前后各旁开1寸为第二、第三针<br>枕三穴:脑户+双侧脑空<br>脑户:在头部,后发际正中直上2.5寸,风府上1.5寸,枕外隆凸上缘凹陷处<br>脑空:在头部,当枕外隆凸上缘外侧,头正中线旁开2.25寸,平脑户穴 | 升提阳气,醒脑开窍,生发 |

切脉针灸操作流程图

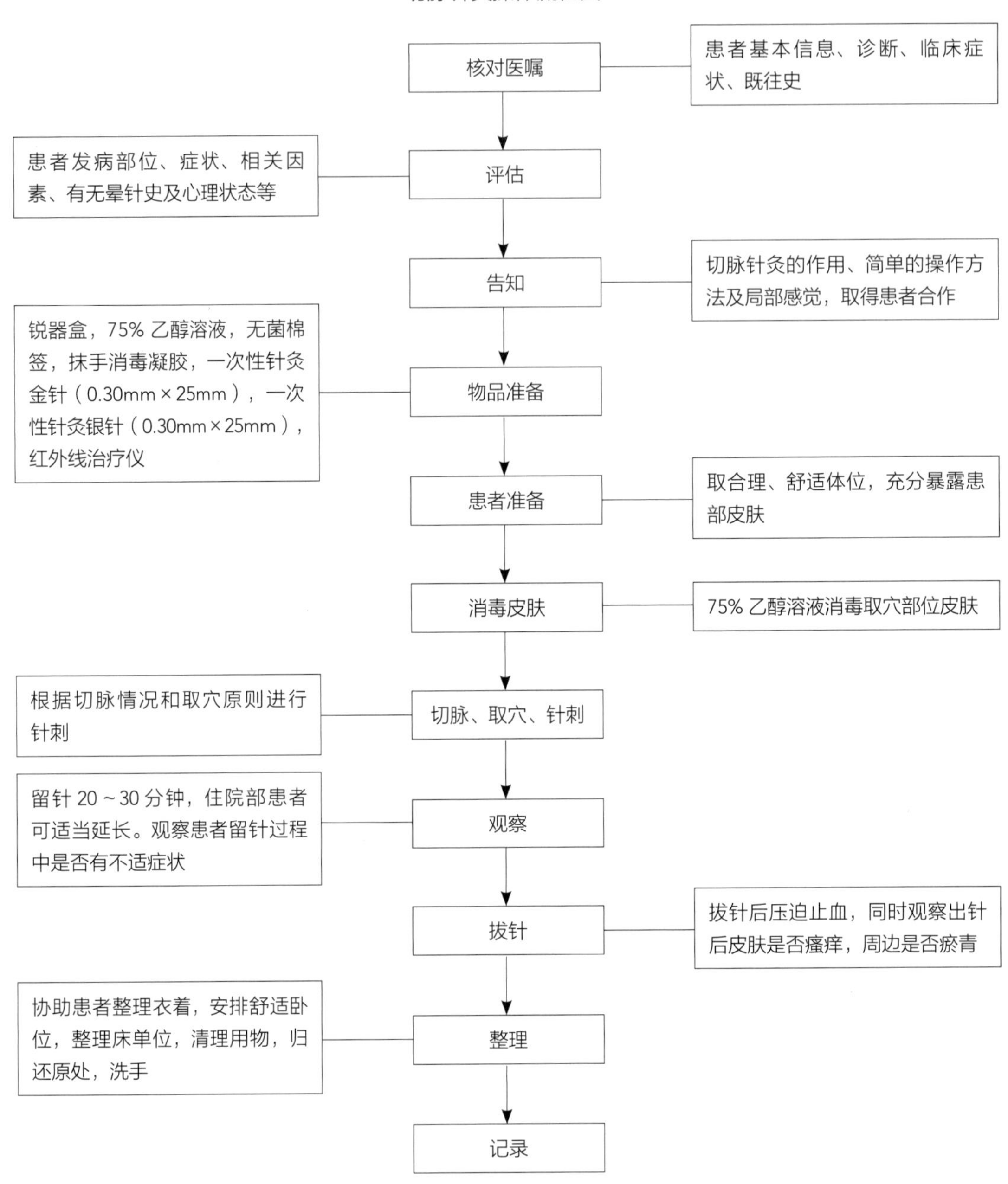


（陈小凤，周丽丽）

# 第二十一节　刺络放血

**【名称】**刺络放血。

**【定义】**刺络放血是指用三棱针、粗毫针或小尖刀刺破皮肤，轻轻地按压局部，使血液或黏液流出，以治疗疾病的一种方法。

**【理论基础】**刺络放血根据经络学说和针刺原理，用三棱针或注射针头刺破穴位浅表脉络，放出少量血液，以外泻内蕴之热毒、疏通经脉、调理气血、促邪外出，从而治疗疾病，有消肿止痛、祛风止痒、开窍泄热、镇吐止泻、通经活络、镇定止痛、急救解毒、化瘀等功效。

**【适应证】**临床主要治疗气滞血瘀或风寒阻络引起的疾病，包括感冒发热、风热头痛、关节痹痛、目赤肿痛、疖肿疔疮、风团痒疹等等。

**【禁忌证】**凝血机制障碍者、精神病患者、急性传染病患者，以及皮肤溃疡、心衰、晕针、晕血患者禁用。

**【物品准备】**三棱针、8/9号注射针头、消毒棉签或棉球、75%乙醇溶液或安尔碘；准备拔罐者，备好气罐或玻璃罐。

**【操作流程】**

1. 评估患者病情、既往史、意识、活动能力、有无感觉迟钝、障碍，患者体质、对疼痛的耐受程度、有无晕针史、心理状态等。取合适体位，充分暴露拟针刺部位皮肤，在拟施治部位下方铺垫巾，以防血液污染床单。
2. 用75%乙醇溶液消毒取穴部位皮肤，用8/9号注射用斜面针头、三棱针、粗毫针或小尖刀点刺取穴部位皮肤出血，点刺动作要稳、准、快。
3. 挤压局部皮肤至出血，如躯体部位，可配合拔罐方法。放血量以5～10ml为宜。
4. 用75%乙醇溶液再次消毒，无菌纱块覆盖针刺部位，胶布固定。
5. 刺络放血宜间隔3～7日施行1次。

**【注意事项】**

1. 严格消毒，以防止施术部位感染。
2. 初诊、年老体弱、有晕针史、紧张、疲劳的患者，宜采用卧位操作。
3. 局部注意保暖，治疗后24小时内避免碰水。

刺络放血操作流程图

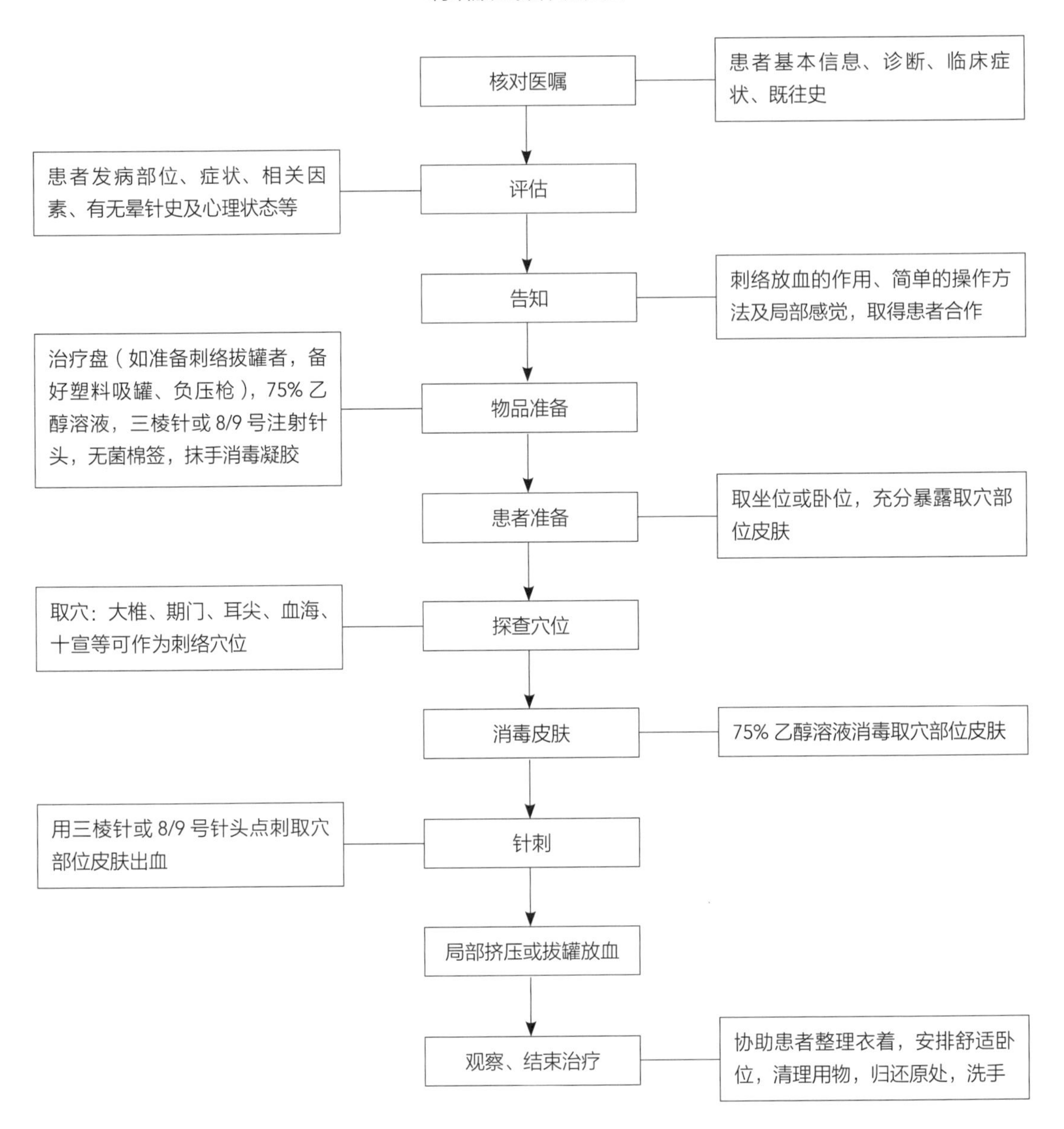


（蔡林儿）

## 第二十二节　四缝刺络

**【名称】**四缝刺络。

**【定义】**四缝刺络是针挑疗法之一，指于特定经外奇穴——四缝穴进行点刺挑治，放出适量组织液或血液，用于治疗疾病的一种中医特色疗法。历代医家总结经验，认为此疗法具有健脾消积、激发经气、通调百脉、泻热除烦、调整三焦、豁痰安神、调节冲任等功效。

**【适应证】**适用于治疗胃脘痛、腹痛、腹胀、咽痛、恶心呕吐、消化不良、呃逆、中暑、发热、感冒哮喘、小儿疳积、百日咳、小儿惊风等。还有人发现可治疗失眠、神经衰弱、疖肿、痛风、月经不调等。

**【禁忌证】**高热抽搐者、凝血机制障碍者、精神病患者、急性传染病患者，以及皮肤溃疡、心衰、晕针、晕血患者禁用。

**【物品准备】**治疗盘，75% 乙醇溶液或安尔碘，三棱针或 25mm 毫针或 7、8 号注射针头，无菌棉签，无菌纱块，胶布，垫巾，抹手消毒凝胶。

**【环境准备】**患者可采取坐位或平卧位，在拟施治部位下方铺垫巾，以防血液污染床单。注意保护患者隐私。

**【操作流程】**

1. 评估患者病情、既往史、意识、活动能力、有无感觉迟钝 / 障碍，患者体质及实施拔罐处的皮肤有无破损和伤口，对疼痛的耐受程度、有无晕针史、心理状态等。

取合适体位，充分暴露患部皮肤，在拟施治部位下方铺垫巾，以防血液污染床单。

2. **取穴方法**　第 2 ~ 5 掌面第 2、3 节横纹中央点取之。

3. **消毒**　穴位用 75% 乙醇溶液消毒。

4. **针具**　针具高压消毒，使用三棱针，或 25mm 毫针，或 7、8 号注射针头。

5. 为缓解疼痛，用 75% 乙醇溶液消毒后，押手扶住手指，刺手快速点刺。点刺深浅根据年龄、体质决定，刺后用双手挤出少许血液或组织液即可。

6. **疗程**　1 周可 1 ~ 2 次。一般一次可缓解症状。

**【注意事项】**

1. 严格消毒，以防止施术部位感染。

2. 操作前注意做好评估，初诊、年老体弱、有晕针史、紧张、疲劳的患者，宜采用卧位操作。

四缝刺络操作流程图

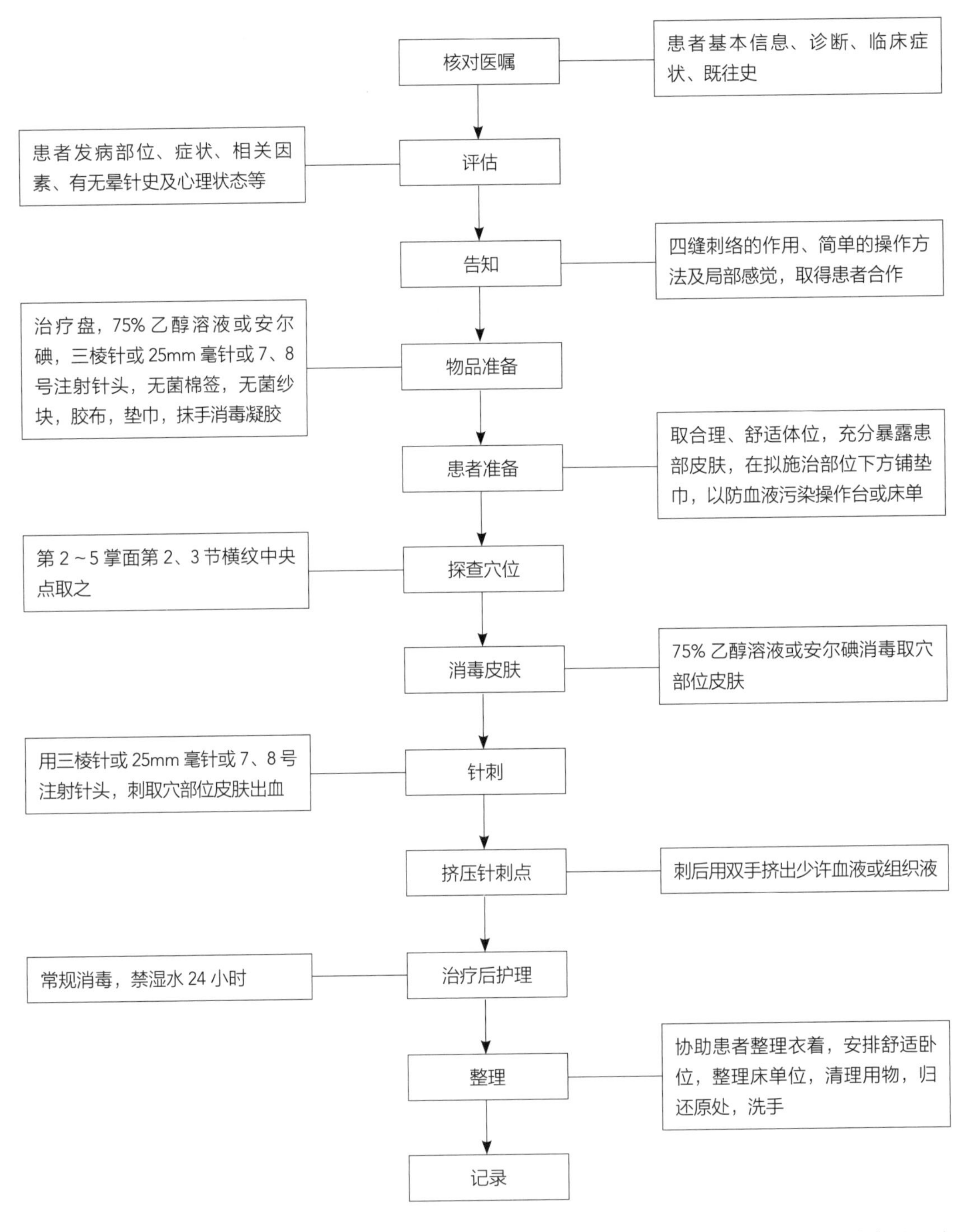


（朱静妍）

# 第二十三节 耳部刮痧

**【名称】**耳部刮痧。

**【定义】**耳部刮痧是刮痧疗法中的一种，指用刮痧器具蘸刮痧油通过徐而和的手法在耳部皮肤上刮痧，调动阳气治病，扶正祛邪，以通为治、以通为补、以通为泻、以通为健的治疗方法。通过良性刺激，充分发挥营卫之气的作用，使经络穴位处充血，改善局部微循环，祛除邪气，疏通经络，舒筋理气，祛风散寒，清热除湿，活血化瘀，消肿止痛，以增强机体自身潜在的抗病能力和免疫功能，从而达到扶正祛邪、防病治病的作用。

**【适应证】**适用于各种疼痛性疾病，如外伤性疼痛等；各种炎症性疾病，如牙周炎等；各种变态反应性疾病，如过敏性鼻炎；各种内分泌代谢及泌尿生殖系统疾病，如便秘、糖尿病等；各种功能性和慢性疾病等。

**【禁忌证】**凝血机制障碍者、急性传染病患者、耳部炎症患者、耳部冻伤部位、严重心脏疾病患者，以及孕妇耳部的三角窝及腹部，均不宜刮痧。

**【操作流程】**

1. 评估患者病情、既往史、意识、有无感觉迟钝 / 障碍，患者体质及实施刮痧的耳部皮肤有无破损和伤口，对疼痛的耐受程度、有无怀孕史、有无晕刮史、心理状态等。

2. 取仰卧位，头偏向操作者，用魔术贴或其他物品固定耳部周围头发，充分暴露耳部皮肤，在头部下方铺垫巾，以防刮痧油污染患者衣物及床单。

3. 用生理盐水清洁耳部皮肤，涂介质循环按摩耳部，打开耳廓小周天及大周天，促进全身气血运行；按摩此循环道路不只对运动系统有调整改善功能，而且对脑神经亦有平衡作用。

4. 开始耳部全息基础刮痧，有心脏问题的患者，先刮耳甲腔稳定心肺；耳前依照由下至上、由外至内的顺序，即从耳垂到耳尖，按耳轮→耳舟→对耳轮→对耳轮内侧面→耳甲腔→耳甲艇→耳甲窝的顺序依次刮；刮径要短，根据患者耐受程度以 0.5 ~ 1cm 左右为宜；耳背遵循从上至下、从外至内的顺序，刮到耳根空白处，向后刮至翳风，沿胸锁乳突肌往下刮至锁骨上缘；刮痧力度循序渐进，以患者能耐受为宜。

5. 根据患者辨证结果，选择重点刮拭部位。

6. 用纱块擦拭耳部残留刮痧油，按摩全耳，以封闭耳部皮肤毛孔。

**【注意事项】**

1. 动作要轻柔，力度适中，以略有热胀感、微痛感为佳。

2. 耳部有炎症或溃烂者，不宜刮拭。

3. 耳部疼痛、耳心痛、耳心红肿流脓者，不宜刮拭。

4. 刮痧油不宜过多，防止滑入耳内。

5. 刮痧过程中如果皮肤破溃，一般不做处理，面积较大者消毒处理，尽量保持干燥。

6. 刮痧后，4 小时内不宜洗澡，避免吹风。

7. 刮痧频次根据患者具体情况而定，孕妇慎刮。

8. 晕刮急救时，先让被刮者躺平，去枕平卧，房间通风，点按内关或极泉穴，待被刮者冷汗冒出或腹泻或呕吐时，即复安全。

耳部刮痧操作流程图

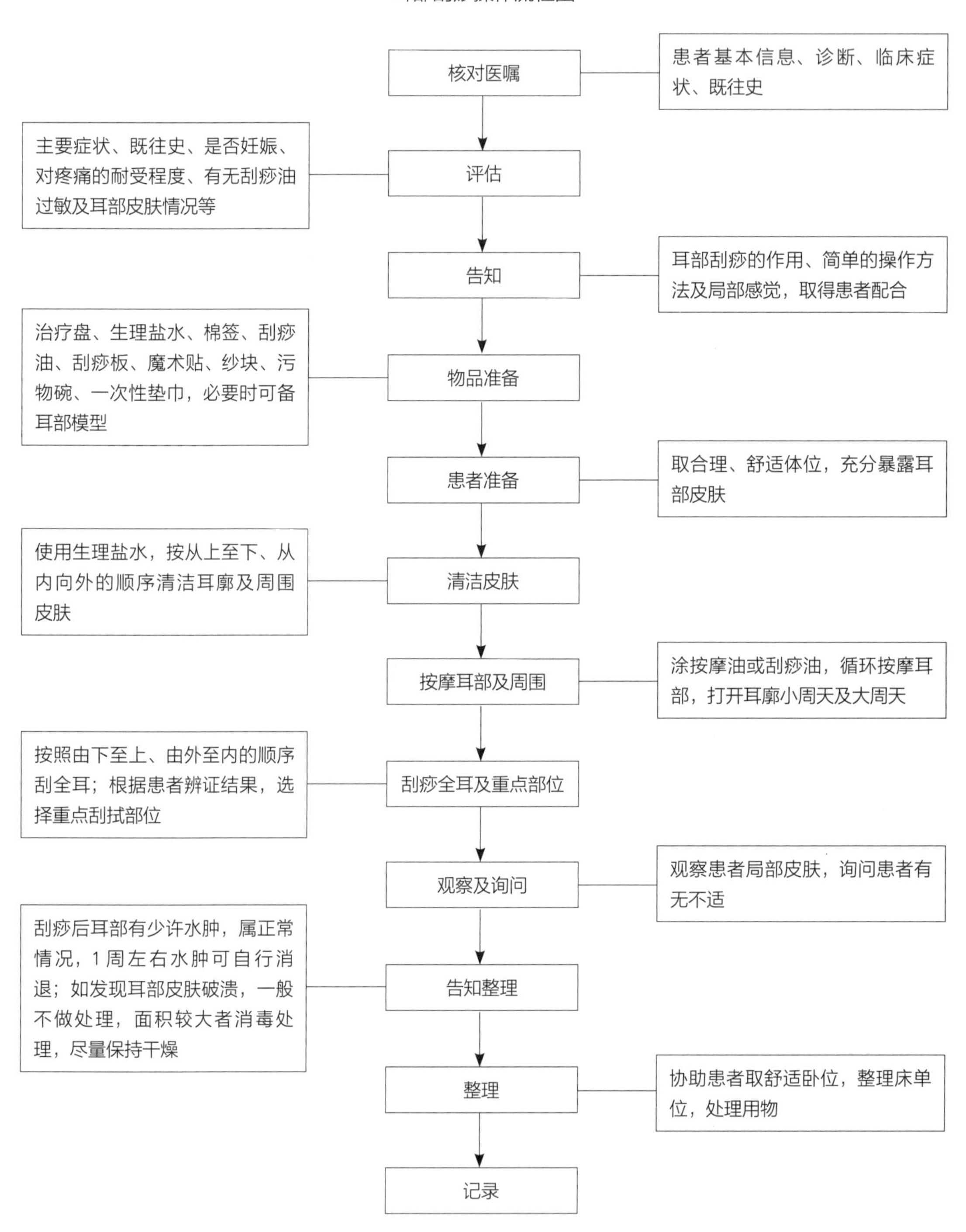


（杨慧，贺海霞）

# 第二十四节　十宣放血

**【名称】** 十宣放血。

**【定义】** 十宣放血属于刺血疗法。刺血疗法是以针刺某些穴位或体表小静脉而放出少量血液的治疗方法。十宣在双手十指尖端，距指甲游离缘 0.1 寸，左右共 10 个穴位。十宣放血是指针刺十宣穴，挤压出少许血液后达到治疗目的的方法。十宣放血具有祛瘀生新、通络荣筋之功，亦有通经泄热、活血化瘀、消肿止痛的功效。

**【理论基础】** 十宣属于经外奇穴，位于十指尖端处，指甲边缘。点刺放血十宣穴，可祛除瘀阻恶血，产生新血，使经脉气血畅达，以滋养筋脉关节，从而达到治疗手指麻木刺痛的目的。

**【适应证】** 适用于化疗后所致周围神经损伤导致的手指（足趾）麻木刺痛，糖尿病末梢神经炎所致四肢感觉异常。还可用于急救，如热病、癫痫、小儿惊风、失眠、昏厥昏迷、休克、中暑、癔病、惊厥等。

**【禁忌证】** 血液病患者、凝血机制障碍者、精神病患者、急性传染病患者，以及皮肤溃疡、心衰、晕针、晕血患者禁用；孕妇不宜。

**【物品准备】** 无菌棉签、75% 乙醇溶液、三棱针或采血针、一次性无菌手套。

**【环境准备】** 相应的诊疗场所即可，注意保护患者隐私。

**【操作流程】**

1. 评估患者病情、既往史、意识、活动能力、有无感觉迟钝 / 障碍，患者体质及实施刺血处的皮肤有无破损和伤口，对疼痛的耐受程度、有无晕针史、心理状态等。取合适体位，在拟施治部位下方铺垫巾，以防血液污染床单。

2. **备物**　无菌棉签、75% 乙醇溶液、三棱针或采血针、一次性无菌手套。

3. **定位消毒**　找准十宣穴的部位，轻轻揉手指 1 ~ 2 分钟，自近心端向远心端依次揉十指，使之呈现充血状态。用 75% 乙醇溶液消毒局部。

4. **针刺放血**　以 6 号或 8 号采血针头依次点刺十宣，每穴进针约 0.1 ~ 0.2 寸，随即出针。指尖出血后，用酒精棉球擦拭，而后挤按针孔周围，使其继续出血 1 滴后用酒精棉球擦拭。同样操作，反复至无出血为止。

5. 每周治疗 1 ~ 2 次，4 周为 1 个疗程。

**【注意事项】**

1. 操作前应清洁双手，做好局部消毒工作。

2. 患严重血小板减少症、凝血功能障碍、血友病及其他出血疾病的患者禁用。

3. 为避免直接接触患者的血液，操作时戴一次性无菌手套。

4. 重度贫血和低血压患者慎用。

5. 第一次进行针刺放血治疗之前，向患者做好解释说明工作，提前告知其治疗操作过程，让患者有心理准备，避免因不了解治疗流程导致心情紧张，出现恐惧心理。治疗前询问患者是否处于饥饿、大泻、大汗或身体极度虚弱状态，避免在患者身体不适或精神过度紧张的情况下放血。治疗后，嘱患者 24 小时内放血手指不要接触水源，并告知患者，放血手指若出现轻微皮下瘀血，可自行消退，无须紧张，不必处理；若放血手指瘀血明显且剧烈疼痛，予冷敷止血后加以热敷，使血肿消散。

十宣放血操作流程图

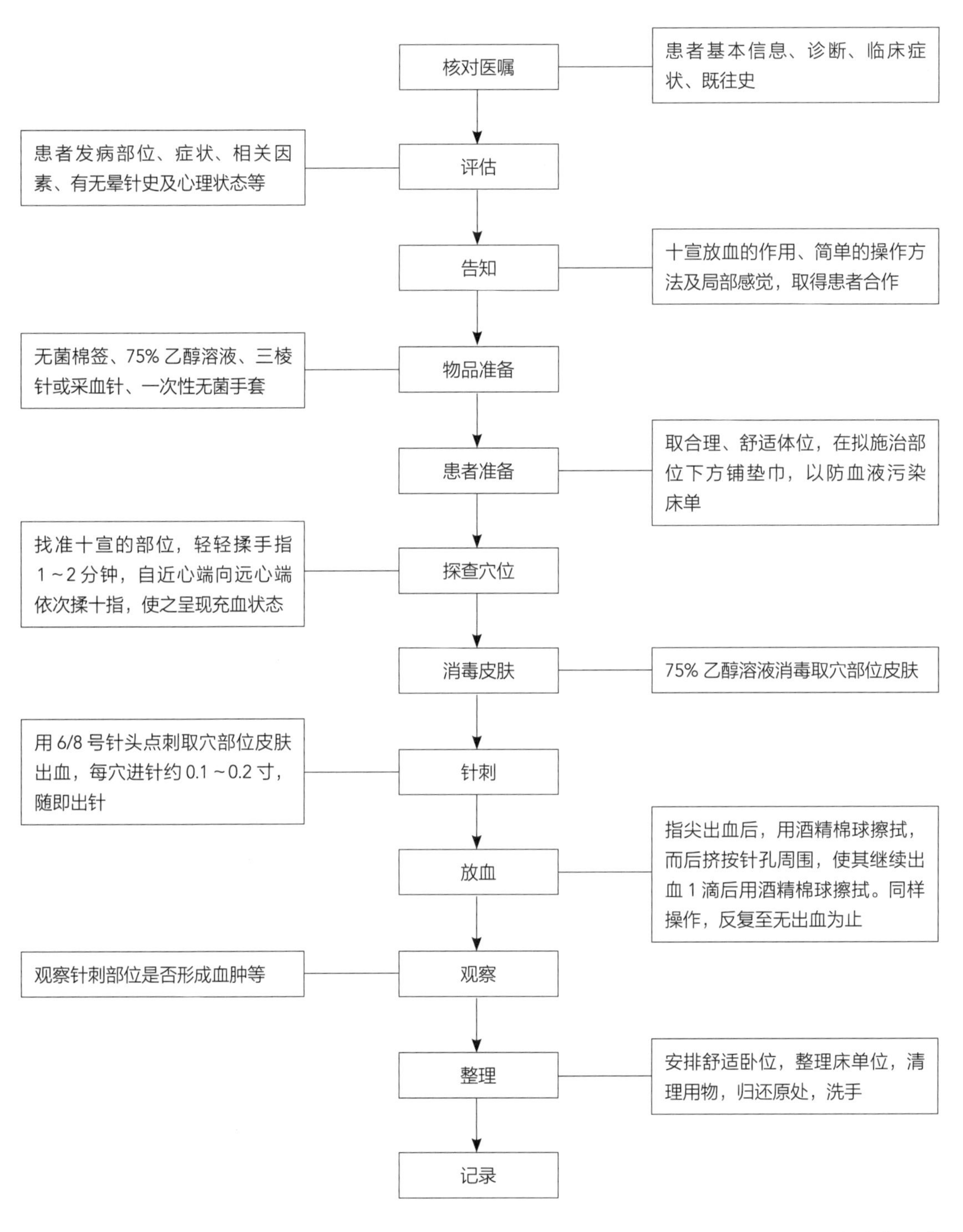


（陈小凤）

# 附一　妇科肿瘤患者中成药的使用选择

| 中成药名 | 主要方药组成 | 功效 | 适应证 | 用法用量 | 禁忌及注意事项（请仔细阅读说明书并遵医嘱使用） |
|---|---|---|---|---|---|
| 桂枝茯苓丸 | 桂枝、茯苓、牡丹皮、赤芍、桃仁 | 活血、化瘀、消癥 | 用于妇人宿有癥块，或血瘀经闭，行经腹痛，产后恶露不尽 | 口服，一次4g，一日1～2次 | 1. 孕妇禁用<br>2. 偶见药后胃脘不适、隐痛，停药后可自行消失<br>3. 体弱、阴道流血量多者慎用<br>4. 素有癥瘕、妊娠后漏下不止，胎动不安者，需遵医嘱使用，以免误用伤胎<br>5. 经期及经后3天停用<br>6. 忌食生冷、肥腻、辛辣食物 |
| 大黄䗪虫丸 | 熟大黄、土鳖虫（炒）、水蛭（制）、虻虫（去翅足，炒）、蛴螬（炒）、干漆（煅）、桃仁、炒苦杏仁、黄芩、地黄、白芍、甘草 | 活血破瘀，通经消癥 | 用于瘀血内停所致的癥瘕、闭经，症见腹部肿块、肌肤甲错、面色暗黑、潮热羸瘦、经闭不行 | 口服，一次1～2丸，一日1～2次 | 1. 孕妇禁用<br>2. 皮肤过敏者停服 |
| 西黄丸 | 体外培育牛黄、人工麝香、乳香（醋制）、没药（醋制） | 清热解毒，消肿散结 | 用于痈疽疔毒、瘰疬、流注、癌肿等 | 口服，一次3g，一日2次 | 1. 孕妇禁服<br>2. 运动员慎用 |
| 复方斑蝥胶囊 | 斑蝥、三棱、半枝莲、莪术、熊胆粉、人参、黄芪、刺五加、山茱萸、女贞子、甘草 | 破血消瘀，攻毒蚀疮 | 用于原发性肝癌、肺癌、直肠癌、恶性淋巴瘤、妇科恶性肿瘤等 | 口服，一次3粒，一日2次 | 1. 孕妇及哺乳期妇女禁用<br>2. 对所含成分过敏者禁用<br>3. 糖尿病及糖代谢紊乱者慎用<br>4. 肝肾功能异常者慎用 |
| 平消胶囊 | 马钱子粉、郁金、仙鹤草、五灵脂、白矾、硝石、干漆（制）、麸炒枳壳 | 活血化瘀，散结消肿，解毒止痛 | 对毒瘀内结所致的肿瘤患者具有缓解症状、缩小瘤体、提高机体免疫力、延长患者生存时间的作用 | 口服，一次4～8粒，一日3次 | 1. 可与手术治疗、放疗、化疗同时进行<br>2. 孕妇禁用<br>3. 用药过程中饮食宜清淡，忌食辛辣刺激之品<br>4. 本品不可过量服用，不宜久服<br>5. 运动员慎用 |
| 华蟾素胶囊（片） | 干蟾皮 | 解毒，消肿，止痛 | 用于中、晚期肿瘤，慢性乙型肝炎等 | 口服，一次3～4粒（片），一日3～4次 | 1. 禁与强心药物配伍使用<br>2. 孕妇禁用<br>3. 过敏体质者或对本品过敏者慎用<br>4. 口服初期偶有腹痛、腹泻等胃肠道刺激反应。如无其他严重情况，不需停药，继续使用，症状会减轻或消失 |

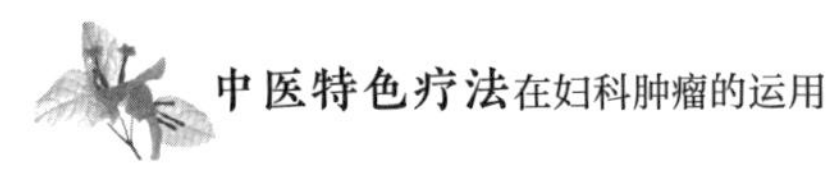


续表

| 中成药名 | 主要方药组成 | 功效 | 适应证 | 用法用量 | 禁忌及注意事项（请仔细阅读说明书并遵医嘱使用） |
|---|---|---|---|---|---|
| 鸦胆子油软胶囊 | 鸦胆子油、豆磷脂 | 抗癌 | 用于肺癌、肺癌脑转移、消化道肿瘤及肝癌的辅助治疗 | 口服，一次4粒，一日2～3次，30天为1个疗程 | 少数患者偶有油腻感、恶心、厌食等消化道不适的反应 |
| 抗癌平丸 | 珍珠菜、半枝莲、白花蛇舌草、蛇莓、藤梨根、蟾酥、香茶菜、肿节风、兰香草、石上柏 | 清热解毒，散瘀止痛 | 用于热毒瘀血壅滞肠胃而致的胃癌、食管癌、贲门癌、直肠癌等消化道肿瘤 | 口服，一次0.5～1g，一日3次，饭后半小时服，或遵医嘱 | 1. 初服时可由少到多，逐步增加，如胃部有发胀感，可酌情减少<br>2. 服药期间忌食霉菌类食物 |
| 金龙胶囊 | 鲜守宫、鲜金钱白花蛇、鲜蕲蛇 | 破瘀散结，解郁通络 | 用于原发性肝癌血瘀郁结证，症见右胁下积块、胸胁疼痛、神疲乏力、腹胀、纳差等 | 口服，一次4粒，一日3次 | 1. 妊娠及哺乳期妇女禁用<br>2. 服药期间出现过敏者，应及时停药，并给予相应治疗措施 |
| 地榆升白片 | 地榆<br>辅料：蔗糖、糊精、淀粉、薄膜包衣预混剂 | 升高白细胞 | 用于白细胞减少症 | 口服，一次2～4片，一日3次 | 尚不明确 |
| 十一味参芪胶囊 | 天麻、泽泻、决明子、细辛、人参、黄芪、当归、熟地黄、菟丝子、鹿角、枸杞子等 | 补气养血，健脾益肾 | 适用于癌症放、化疗所致白细胞减少，以及因放、化疗引起的头晕头昏、倦怠乏力、消瘦、恶心呕吐等 | 口服，一次5粒，一日3次 | 尚不明确 |
| 艾愈胶囊 | 山慈菇、白英、苦参、淫羊藿、当归、白术、人参 | 解毒散结，补气养血 | 用于中晚期癌症的辅助治疗，以及癌症放化疗引起的白细胞减少证属气血两虚者 | 口服，一次3粒，一日3次 | 定期复查肝功能 |
| 维血宁颗粒 | 虎杖、仙鹤草、炒白芍、地黄、熟地黄、鸡血藤、墨旱莲、太子参 | 滋阴养血，清热凉血 | 用于阴虚血热所致的出血；血小板减少症见上述证候者（用于血小板减少症及血热所致的出血） | 开水冲服，每次1袋，一日3次 | 尚不明确 |
| 复方红豆杉胶囊 | 红豆杉皮、二氧化硅、红参、甘草 | 祛邪散结 | 用于气虚痰瘀所致的中晚期肺癌化疗的辅助治疗 | 口服，一次2粒，一日3次，21天为1个疗程 | 1. 患者服药可出现轻度胃肠道反应，主要表现为恶心、欲吐<br>2. 轻度白细胞计数降低<br>3. 偶见肌肉酸痛<br>4. 白细胞计数低于$2.5 \times 10^9$/L时，慎用 |

续表

| 中成药名 | 主要方药组成 | 功效 | 适应证 | 用法用量 | 禁忌及注意事项（请仔细阅读说明书并遵医嘱使用） |
|---|---|---|---|---|---|
| 化癥回生口服液（化癥回生片） | 益母草、红花、花椒（炭）、水蛭（制）、苏木、三棱（醋炙）、两头尖、川芎、降香、香附（醋炙）、高良姜、姜黄、没药（醋炙）、苦杏仁（炒）、大黄、紫苏子、小茴香（盐炒）、桃仁、五灵脂（醋炙）、虻虫、鳖甲、丁香、延胡索（醋炙）、蒲黄（炭）、乳香（醋炙）、干漆（煅）、吴茱萸（甘草水炙）、阿魏、人参、当归、白芍、熟地黄、肉桂、艾叶（炙） | 消癥化瘀 | 化癥回生口服液：用于癥积、产后瘀血、少腹疼痛拒按，适用于肺癌，以及肝癌等消化系统肿瘤和女性生殖系统肿瘤<br>化癥回生片：用于瘀血内阻所致的癥积、妇女干血痨、产后血瘀、少腹疼痛拒按 | 化癥回生口服液：口服，一次10ml，一日2次；45天为1个疗程<br>化癥回生片：饭前温酒送服，一次5～6片，一日2次 | 1. 经期妇女、体质虚弱者、出血性疾病患者慎用<br>2. 孕妇禁用<br>3. 运动员慎用 |
| 槐耳颗粒 | 槐耳清膏 | 扶正固本，活血消癥 | 适合作为正气虚弱，瘀血阻滞，原发性肝癌不宜手术和化疗者的辅助治疗用药；有改善肝区疼痛、腹胀、乏力等症状的作用。在标准的化学药品抗癌治疗基础上，可用于肺癌、胃肠癌和乳腺癌所致的神疲乏力、少气懒言、脘腹疼痛或胀闷、纳谷少馨、大便干结或溏泄、或气促、咳嗽、多痰、面色㿠白、胸痛、痰中带血、胸胁不适等，改善患者生活质量 | 口服，一次20g，一日3次。肝癌的辅助治疗，1个月为1个疗程，或遵医嘱；肺癌、胃肠癌和乳腺癌的辅助治疗，6周为1个疗程 | 个别患者出现恶心、呕吐 |
| 参一胶囊 | 人参皂苷$Rg_3$ | 培元固本，补益气血 | 与化疗配合用药，有助于提高原发性肺癌、肝癌的疗效，可改善肿瘤患者的气虚症状，提高机体免疫功能 | 饭前空腹口服，一次2粒，一日2次，8周为1个疗程 | 1. 火热证或阴虚内热证者慎用<br>2. 有出血倾向者忌用 |

续表

| 中成药名 | 主要方药组成 | 功效 | 适应证 | 用法用量 | 禁忌及注意事项（请仔细阅读说明书并遵医嘱使用） |
| --- | --- | --- | --- | --- | --- |
| 茯苓多糖口服液 | 茯苓 | 健脾益气 | 适用于肿瘤患者放化疗脾胃气虚证者 | 口服，一次10ml，一日3次 | 尚不明确 |
| 益血生胶囊 | 阿胶、龟甲胶、鹿角胶、鹿血、牛髓、紫河车、鹿茸、茯苓、黄芪（蜜制）、白芍、当归、党参、熟地黄、白术（麸炒）、制何首乌、大枣、炒山楂、炒麦芽、炒鸡内金、知母（盐制）、大黄（酒制）、花生衣 | 健脾补肾，生血填精 | 用于脾肾两虚，精血不足所致的面色无华、眩晕气短、体倦乏力、腰膝酸软；缺铁性贫血、慢性再生障碍性贫血见上述证候者 | 口服，一次4粒，一日3次，儿童酌减 | 虚热者慎用 |
| 八珍颗粒 | 党参、炒白术、茯苓、炙甘草、当归、炒白芍、川芎、熟地黄 | 补气益血 | 用于气血两虚，面色萎黄，食欲不振，四肢乏力，月经过多 | 开水冲服，一次1袋，一日2次 | 1. 孕妇慎用，高血压患者，小儿及年老体虚者应在医师指导下服用<br>2. 不宜和感冒类药同时服用<br>3. 服本药时不宜同时服用藜芦或其制剂<br>4. 对本品过敏者禁用，过敏体质者慎用 |
| 艾迪注射液 | 斑蝥、人参、黄芪、刺五加 | 清热解毒，消瘀散结 | 用于原发性肝癌、肺癌，直肠癌、恶性淋巴瘤、妇科恶性肿瘤等 | 静脉滴注，成人一次50～100ml，加入0.9%氯化钠注射液或5%～10%葡萄糖注射液400～450ml中，一日1次；10～15天为1个疗程或视病情而定 | 1. 孕妇和哺乳期妇女禁用<br>2. 对本品药物成分过敏或有严重不良反应病史者禁用<br>3. 肝、肾功能异常患者等特殊人群和初次使用中药注射剂的患者应慎重使用；如确需使用，请遵医嘱，并加强监测 |
| 康艾注射液 | 苦参素、人参、黄芪 | 益气扶正，增强机体免疫功能 | 用于原发性肝癌、肺癌、直肠癌、恶性淋巴瘤、妇科恶性肿瘤；各种原因引起的白细胞低下及减少症。还用于慢性乙型肝炎的治疗 | 静脉注射，一日1～2次，每日40～60ml，临用前用5%葡萄糖注射液或0.9%生理盐水250～500ml稀释后使用，30天为1个疗程 | 1. 禁止和含有藜芦的制剂配伍使用<br>2. 本品可能发生罕见严重过敏反应，表现为过敏性休克等。本品应在有抢救条件的医疗机构使用，用药后出现过敏反应或其他严重不良反应时，须立即停药并及时救治 |

续表

| 中成药名 | 主要方药组成 | 功效 | 适应证 | 用法用量 | 禁忌及注意事项（请仔细阅读说明书并遵医嘱使用） |
| --- | --- | --- | --- | --- | --- |
| 香菇多糖注射液 | 香菇多糖 | 免疫调节剂 | 用于恶性肿瘤的辅助治疗 | 每周2次，每次一支2ml（含1mg），加入250ml生理盐水或5%葡萄糖注射液中静脉滴注，或用5%葡萄糖注射液20ml稀释后静脉注射 | 对本品过敏者禁用 |
| 参麦注射液 | 红参、麦冬<br>辅料：聚山梨酯80（供注射用）、注射用水、氢氧化钠 | 益气固脱，养阴生津，生脉 | 用于治疗气阴两虚型休克、冠心病、病毒性心肌炎、慢性肺心病、粒细胞减少症。能提高肿瘤患者的免疫功能，与化疗药物合用时，有一定增效作用，并能减少化疗药物引起的毒副反应 | 肌内注射：一次2～4ml，一日1次<br>静脉注射：一次20～100ml（5%葡萄糖注射液250～500ml稀释后应用），或遵医嘱，疗程21天 | 1. 对本品或含有红参、麦冬制剂及成分中所列辅料过敏或有严重不良反应病史者禁用<br>2. 新生儿、婴幼儿禁用<br>3. 孕妇、哺乳期妇女禁用<br>4. 对药物有家族过敏史或过敏史者、过敏体质者禁用 |
| 参芪扶正注射液 | 党参、黄芪<br>辅料：氯化钠、焦亚硫酸钠、依地酸二钠 | 益气扶正 | 用于肺脾气虚引起的神疲乏力、少气懒言、自汗眩晕，以及肺癌、胃癌见上述证候的辅助治疗 | 静脉注射，一次250ml，一日1次，疗程21天；与化疗合用，在化疗前3天开始使用，疗程可与化疗同步结束 | 1. 有内热者忌用，以免助热动血<br>2. 生命垂危患者及孕妇禁用<br>3. 对本品或含有党参、黄芪制剂及成分中所列辅料过敏或有严重不良反应病史者禁用 |
| 复方苦参注射液 | 苦参、白土苓<br>辅料：聚山梨酯80、氢氧化钠、醋酸 | 清热利湿，凉血解毒，散结止痛 | 用于癌肿疼痛或出血 | 肌内注射：一次2～4ml，一日2次；或静脉滴注，一次20ml，用氯化钠注射液200ml稀释后应用，一日1次，儿童酌减，全身用药总量200ml为1个疗程，一般可连续使用2～3个疗程，或遵医嘱 | 1. 严重心肾功能不全者慎用<br>2. 对本品或含有苦参、白土苓制剂及成分中所列辅料过敏或有严重不良反应病史者禁用<br>3. 孕妇忌用 |
| 消癌平注射液 | 通关藤浸膏<br>辅料：氢氧化钠、注射用水 | 清热解毒，化痰软坚 | 用于食管癌、胃癌、肺癌、肝癌，并可用于放疗、化疗的辅助治疗 | 肌内注射：一次2～4ml，一日1～2次；或遵医嘱 | 1. 孕妇禁用<br>2. 对本品或含通关藤制剂及成分中所列辅料过敏或有严重不良反应病史者禁用 |

续表

| 中成药名 | 主要方药组成 | 功效 | 适应证 | 用法用量 | 禁忌及注意事项（请仔细阅读说明书并遵医嘱使用） |
| --- | --- | --- | --- | --- | --- |
| 华蟾素注射液 | 华蟾素 | 解毒，消肿，止痛 | 用于中、晚期肿瘤，慢性乙型肝炎等 | 肌内注射：一次2 ~ 4ml(2/5 ~ 4/5支)，一日2次<br>静脉滴注：一日1次，一次10 ~ 20ml(2 ~ 4支)，用5%葡萄糖注射液500ml稀释后缓缓滴注，用药7天，休息1 ~ 2天，4周为1个疗程，或遵医嘱 | 1. 避免与剧烈兴奋心脏药物配伍<br>2. 儿童、孕妇禁用 |
| 鸦胆子油乳注射液 | 精致鸦胆子油<br>辅料：精制豆磷脂、甘油、注射用水 | 抗癌 | 用于肺癌、肺癌脑转移及消化道肿瘤 | 静脉滴注，一次10 ~ 30ml，一日1次（须加灭菌生理盐水250ml，稀释后立即使用） | 1. 孕妇禁用<br>2. 本品不良反应包括严重过敏反应，应在有抢救条件的医疗机构使用，用药后出现严重不良反应时必须立即停药并及时救治<br>3. 本品有毒，易损害肝肾功能，应在医生指导下使用，不可过量<br>4. 用药前应仔细询问患者情况、用药史和过敏史。肝肾功能异常患者等特殊人群和初次使用中药注射剂的患者应慎重使用，如确需使用，加强监测<br>5. 过敏体质者慎用。服药期间出现过敏者，应及时停药，并给予相应的治疗措施 |
| 康莱特注射液 | 注射用薏苡仁油<br>辅料：注射用大豆磷脂（供注射用）、甘油（供注射用） | 益气养阴，消癥散结 | 1. 适用于不宜手术的气阴两虚、脾虚湿困型原发性非小细胞肺癌及原发性肝癌<br>2. 配合放、化疗有一定的增效作用<br>3. 对中晚期肿瘤患者具有一定的抗恶病质和止痛作用 | 1. 缓慢静脉滴注200ml，每日1次，21天为1个疗程，间隔3 ~ 5天后可进行下一疗程。联合放、化疗时，可酌减剂量<br>2. 第一次使用，滴注速度应缓慢，开始10分钟滴速应为20滴/min，20分钟后可持续增加，30分钟后可控制在40 ~ 60滴/min | 1. 在脂肪代谢严重失调时（急性休克、急性胰腺炎、病理性高脂血症、脂性肾病等患者）禁用<br>2. 肝功能严重异常者慎用<br>3. 孕妇禁用<br>4. 对本品或含有薏苡仁油制剂及成分中所列辅料有过敏史或有严重不良反应病史者禁用 |

（姚惠仪，胡向丹）

# 附二　妇科肿瘤患者的饮食调养

中医营养学认为，癌症患者的饮食疗法，宜根据食物本身的四气五味，结合患者的情况，辨证施食，切勿因饮食不当加重病情。

## （一）如何认识中医的忌口

忌口是指患者对某些饮食的禁忌。中医很重视忌口，早在《黄帝内经》中就已经记载食物的五味所禁，《金匮要略》也有"所食之味，有与病相宜，有与身为害，若得宜则益体，害则成疾"的记载。避免这种不利饮食就是忌口。忌口是疾病调护中重要的内容，对癌症患者来说，尤其应把忌口贯穿于疾病治疗和康复的全过程。

1. 首先要注意忌口与病情所含中医病性的关系，要针对疾病的寒热、虚实等证候，结合食物的性味，全面加以考虑。凡与病不利的饮食皆应忌食，如水肿禁盐，温热病禁食辛辣热性食物，寒病忌食瓜果生冷食物。

2. 其次要注意服药时忌口，例如患者正在服用健脾和胃、温中益气的中药，却进食性凉滑肠之食品，显然不合适。另外，要注意根据阴阳转化的规律，清晨进补，傍晚排毒。

3. 要注意"发物"的进食。所谓发物，是指能使疾病加重或诱使疾病加重的某些食物，如鲤鱼、蛤蜊、螃蟹、虾、鹅肉、鹅蛋、笋、酒等，这些食物可能含有异体蛋白，容易引起过敏；有些因性味温燥，会助热生火，应用时应注意。但这些并不一定是肿瘤患者的忌口，因患者的忌口应根据所患疾病、病性、目前治疗方案、得病诱因等多方面因素决定，决不能轻易拒绝营养食物，因噎废食。

## （二）西医也强调饮食对疾病的影响

例如，被黄曲霉菌污染的食物不能吃；烧焦食物使蛋白质变性，产生多环芳烃类化合物，对人体有害，不主张吃；熏鱼、熏肉可产生亚硝胺，也不主张多吃；酒能降低人体解毒和生物转化功能，使免疫力低下，同时在机体内增加致癌物活性，并且具有细胞毒性，故不提倡饮酒。

在用药期间，有的食物不能吃，如服用维生素 C 期间不宜吃虾，因为维生素 C 能使虾肉中的五价砷还原成三氧化二砷，对人体有很大的毒性。服用氟尿嘧啶，有时可引起剧烈腹泻，故用药时，应忌生冷寒凉滑肠之品，宜食清淡、低脂食品，慎食高脂、油煎、高糖制品。

针对肿瘤患者不同的相关症状及治疗方法，饮食禁忌应不同。如术后胃肠功能尚未恢复的患者，应按术后要求，常规进食全流饮食、半流饮食、普通饮食等。

（肖静）

# 附三　妇科肿瘤患者的饮食误区及饮食管理

国家癌症中心公布的最新报告显示，全国恶性肿瘤发病率为 270.59/10 万，死亡率为 163.83/10 万，居死亡顺位第 2 位。国外临床研究显示，**大约 40% 的恶性肿瘤患者死于营养不良**，而并非疾病本身。

民以食为天，人以水谷为本。《黄帝内经》曰："人以水谷为本，故人绝水谷则死。"意思是说：人体生命活动的集中体现是精、气、神（可称其为"三宝"），而维持精、气、神的物质基础正是饮食。恶性肿瘤是一种消耗性疾病，通过饮食摄入达到营养支持尤为重要。科学、合理的饮食可以改善患者的营养状况，防止营养不良及肿瘤恶病质的发生。中医防治肿瘤讲究"扶正祛邪"，所谓"药食同源"，饮食疗法作为"扶正祛邪"的辅助手段，是治疗中不可忽视的一环。在使用手术、放疗、化疗等抗肿瘤治疗手段时，除采用扶正补虚的中草药外，还应辅以饮食营养的支持，使得患者术后快速康复、减轻放化疗毒副作用、提高放化疗的耐受性。但妇科肿瘤患者和家属常常对饮食问题感到困扰和疑惑，大家最关心的就是：吃哪些食物好？哪些食物不能吃？尤其部分妇科肿瘤是激素依赖性的，该怎么吃呢？甚至少数患者，生怕增加营养就会加速肿瘤的复发和发展，什么都不敢吃，非常焦急。

综上，从古至今都认为：营养是肿瘤治疗的重要组成部分，科学、合理的饮食可增强患者体质、改善生存质量。

但实际生活中，很多肿瘤患者却陷入了以下常见误区。

## （一）妇科肿瘤饮食常见误区

**1. 病从口入**　有患者认为，病从口入，得病一定是因为吃错了东西，所以没问过医生的任何食物都不敢吃了，进食成了一件令人焦虑的事情。

**2. 盲目忌口**　常有患者询问"发物"忌口问题，事实上，很多人口中的"发物"是指"过于富含营养或有刺激性，特别容易诱发某些疾病或加重已发疾病的食物"，但这些疾病大多是指一些过敏性疾病，如哮喘、荨麻疹等，而大部分非过敏性体质的肿瘤患者无须过度忌口。

**3. 饿死肿瘤、吃素不吃肉**　民间流传通过辟谷（禁食）或改吃素食以"饿死"肿瘤的说法，理由是补充营养会促进癌细胞生长，这是没有科学依据的。癌细胞非常狡猾，在人体营养状态很好的时候就能够争夺营养物质供给自己疯狂地滋生，而营养状态不良时人体的正常细胞更加竞争不过癌细胞，最终先饿死的肯定不是癌细胞。

**4. 盲目依赖抗癌食品和保健品**　目前，市场上抗癌食品和保健品种类繁多、成分复杂，且其功效神乎其神。事实上，肿瘤患者首先应该进行正规系统的治疗，如手术、放化疗、中药治疗等，这是保健品所无法替代的。某些营养素或植物化学物具有抗癌作用，也是含有该成分的天然食物在发挥作用。补充营养素及某些植物化学物制剂，并将其作为抗癌食品和保健品，是盲目的，因为目前没有证据证明其有抗癌作用。这种补法对疾病本身的稳定和康复不利。忽视正常饮食，依靠保健品来治病，是非常不靠谱的。

**5. 认为喝汤即可补充营养**　在传统观念中，很多人都认为多喝汤就能补充营养，煲汤"大补"，精华都在汤里，患者喝汤就可以，其他可以不吃。但是，汤中的营养成分很少，营养密度低；大量喝汤，会影响其他食物摄入，膳食单一，反而会导致营养不良。对于咀嚼、吞咽困难的患者，可将食材制备软烂，单独或混合用匀浆机（豆浆机）打碎，制成糊，熬成粥。

**6. 认为吃得越有营养，肿瘤会长得越快**　事实上，肿瘤细胞的生长速度与患者吃多少营养并无关系。患者营养不良，癌细胞依然会生长，饥饿只会让身体消耗得更快，加速疾病恶化。营养状况好的患者，在对治疗的耐受性和预后方面，都明显好于营养状况差、消瘦的患者。

**7. 认为癌症患者应忌食辛辣等食物**　比如中医看来，卵巢癌的主要病机是寒湿瘀血搏结，所以应该尽量避免进食生冷苦寒的饮食。辛辣食品日常多见的是辣椒，进食新鲜的辣椒可以醒脾开胃、补充维生素C，不应该被忌食；生姜也有辛辣味道，具有温中和胃、散寒止呕的功效，非常适合卵巢癌的患者。而且国内很多地方吃辣已经成为习惯，然而并没有在肿瘤的发病率、死亡率等方面高于其他地区。

## （二）妇科肿瘤饮食原则

**1. 平衡膳食，食物多样化**　《素问》提出：“毒药攻邪，五谷为养，五果为助，五畜为益，五菜为充，气味合而服之，以补益精气。”平衡膳食可以提供给机体最佳的营养素比例，是维持机体健康与良好功能状态的基础和保障。五大类食物（谷薯杂豆类、蔬果类、鱼虾肉蛋类、奶类及坚果、调味品）每天都应均衡搭配，烹调方法以炖、煮、蒸等易消化为主，少油少盐。

**2. 进食新鲜蔬果，增加优质蛋白质摄入**　五谷实脏腑，五果助其养，五畜益精血。蔬菜水果富含维生素、矿物质和膳食纤维，建议饮食上多选择新鲜天然的蔬果。优质蛋白质指食物蛋白质的氨基酸模式接近人体蛋白质的氨基酸模式，容易被人体吸收利用，也就是动物蛋白质，应适当补充。如果吃鱼、禽类、瘦猪肉及其他动物性食物，应尽可能避免吃加工肉。

**3. 饮食有节，不偏食暴食，亦不宜过度忌口**　《金匮要略》说：“所食之味，有与病相宜，有与身为害。”“与身为害”就是说，饮食不当，将对身体不利。妇科肿瘤患者应避免烟、酒及禁食辛辣、热性、油腻等刺激性食物。“伤饥失饱即伤脾”，强调饮食要有限度。从营养供给角度看，应满足富含蛋白质、维生素丰富、热量充足的要求，也就是人们常说的“少而精”，但切勿过度忌口、道听途说、以讹传讹，以免因营养素和热量摄入不足而影响患者营养状况及预后。

**4. 辨证施膳，合理调整饮食**　早在秦汉时期，《黄帝内经》就提出因时、因地、因人制宜。在妇科肿瘤患者的饮食调理中，患者的膳食应根据治疗阶段、病情及个人情况而异。大体来说，手术后患者多食用流质及半流质食物；放化疗期间的饮食应注重清淡、易消化；恢复期间，应增加营养，均衡饮食。

肿瘤患者进食同样适用日常养生保健饮食宜忌。如：进食宜缓不宜急；进食宜乐不宜怒；进食宜温不宜寒；心口宜合不宜离（指：专心吃饭、细细品尝；不要一边吃饭一边看手机或看电视，或一边吃饭一边还想其他事情，分散注意力，干扰进食，轻则消化不良，重则引发胃肠疾患）。

## （三）妇科肿瘤分期饮食调理

**1. 手术期**　手术在妇科肿瘤的治疗中占有重要的位置。中医认为，手术治疗必将伤耗气血。手术过程的出血和体液丢失、组织器官创伤，可能影响机体的神经和内分泌功能。手术后的禁食和胃肠减压等，可能使消化腺和胃肠道产生功能紊乱。所以，手术后常表现为脾胃失调、气血亏损的病机。术前饮食原则上不食用肥甘厚腻、难以消化及易产气的食品，如奶类、糖类等。术后严格按照医嘱进行饮食调整，胃肠功能恢复之前主要进食粥水、肉汁，再到肉末粥、鱼片粥、面食等，待胃肠功能恢复后，可进食软食或普通饮食。

此时中医饮食调理宜健脾和胃，益气养血。术后胃肠功能恢复缓慢的患者可选用陈皮粥水等，健脾理气通腑；术后切口愈合不良的患者可选用生鱼汤、黄芪虫草脊骨汤等，健脾益气生肌；术后神疲乏力的患者可选用莲子汤、桂圆大枣粥等，补气养血。

**2. 放疗期**　中医认为，放疗期间往往损伤脾肾、伤津耗液，伴有各种局部和全身反应症状，如口鼻皮肤干燥、骨髓抑制、淋巴水肿等，其病机多表现为脾肾虚损、气阴两亏。饮食要求避免烟、酒及刺激性食物，多吃高蛋白质、含丰富维生素和清润滋补的食物，饮食要多样化而又易于消化，宜多饮汤水。同时，要重视润肠通便，益气利水，保证二便通畅，促进放疗局部毒素的排出，减少放射性直肠炎、膀胱炎等的发生。

此时中医饮食调理宜健脾益气，滋阴填髓。放疗期口干舌燥的患者可选用梨汁、甘蔗汁、藕汁、荸荠、芦根、麦冬等，滋阴润燥；放疗期骨髓抑制的患者可选用人参、黄芪、女贞子、枸杞子、龙眼肉、大枣等，益气生髓；放疗期淋巴水肿的患者可选用薏苡仁、冬瓜（皮）、茯苓、白茅根、玉米须、赤小豆等，健脾益气利水。

**3. 化疗期**　化疗药物多有消化道毒性，患者多有食欲减退、恶心呕吐、腹胀腹泻等不适，其病机多表现为脾虚痰湿。饮食宜选用增加食欲和营养丰富的食物，以稀软易消化、少量多餐为好。

此时中医饮食调理宜健脾和胃，祛痰利湿。化疗期食欲减退的患者可选用金橘、山楂、麦芽、谷芽、鸡内金、六神曲等，健脾开胃；化疗期恶心呕吐的患者可选用生姜汁、萝卜汁、橘皮、紫苏、丁香等，健脾止呕；化疗期腹胀腹泻的患者可选用山药、白扁豆、莲子、芡实、茯苓、炒薏苡仁等，健脾止泻；放化疗后骨髓抑制建议给予五红汤代茶饮，气血亏虚较甚者可予参茸汤调补。

**4. 恢复期**　中医认为，肿瘤患者正虚邪实，饮食和中医辨证治疗都以健运脾胃、扶正为主。所谓“三分在治，七分在养”，恢复期可通过提高患者机体免疫功能，辅助预防肿瘤复发及转移。

此时中医饮食调理宜健脾益气，养肝补血，滋肾养阴。根据患者个人体质不同，可选用山药芡实粥、鱼胶糯米粥、参芪猪脊汤、艾叶枸杞鸡汤、北芪虫草炖老鸭等，健脾滋肾；枸杞瘦肉水鱼汤、当归田七脊骨汤、益母草猪红汤、阿胶鸡蛋甜酒羹等，养肝滋肾；桂圆大枣粥、鲜蚝肉末粥等，健脾养肝。

**注意**：中医食疗强调“**辨证饮食调养**”，对患者的症状体征资料进行**综合分析**，除去**过敏食物**，按照食物的四气五味对患者进行肿瘤治疗调理。在进行辨证治疗的过程中，要**在正确辨证的基础上选食配膳**，考虑个人的体质特点，提高对患者的治疗效果。

### （四）妇科肿瘤特殊时期饮食管理。

#### 1. 化疗时期：恶心呕吐时的饮食管理

（1）当出现频繁呕吐时（呕吐评级为Ⅲ～Ⅳ级），4 小时内不要进食。

（2）少吃多餐。

（3）进食温热的食物或常温的食物，避免热食辣食，以此减轻食物的气味和味道。

（4）尽量在凉爽、通风的环境下进食。

（5）在饭前和饭后漱口。

（6）进食后，静坐或静靠，保持头部向上至少 1 小时以上。

（7）吃易于消化、胃口清淡的食物，如家禽等。

（8）吃干燥食物，如咸饼干、吐司、面包条等。

（9）可进食鲜榨果汁等增加食欲。

（10）避免吃一些过甜、油腻、煎炸、辛辣和有强烈气味的食物。

**2. 治疗期间：便秘时的饮食管理**

（1）确保饮水充足。

（2）多吃高纤维食物。例如：麸皮、麦片、薯类、豆类、笋类、菌类、坚果。

（3）少吃芝士等奶制品、蛋糕曲奇等甜食、披萨意面汉堡等快餐，以及加工肉制品。

（4）多做锻炼。

**3. 治疗期间：腹泻时的饮食管理**

（1）液体餐，主要包括水、淡茶、苹果汁、肉汤等。

（2）少吃多餐。

（3）每次腹泻之后，至少喝 1 杯水。

（4）多吃（果）胶质含量高的食物，如果酱、酸奶等。

（5）多吃含有钾的食物，如果汁、运动饮料、去皮土豆、香蕉。

（6）摄入足够量的蛋白质。

（7）避免摄取咖啡因、酒精、碳酸饮料等产气食物，以及过冷过热的食物。

（8）避免高脂肪、煎炸等不容易消化的食物。

（9）限制牛奶和奶制品的摄入。

（10）不要吃坚果、生的水果和蔬菜、全麦面包和麸皮等粗纤维食品。

## （五）中医食疗缓解不适

### 1. 口干

（1）银耳杏仁百合汤：清热生津，养心润肺。

[ 材料 ] 银耳 2 朵，南杏、百合各 30g，无花果 5 粒，瘦肉 500g。

[ 做法 ] ①所有材料洗净，银耳浸水分小份，瘦肉切件出水；②烧开水，下所有材料，水开后改慢火煲 1.5 小时，下盐调味即可。

（2）雪梨苹果瘦肉汤：生津润肺，健脾化痰。

[ 材料 ] 雪梨、苹果各 2 个，南北杏各 15g，瘦肉 500g。

[ 做法 ] ①所有材料洗净，雪梨、苹果切开去芯去核切件，瘦肉切件出水；②烧开水，下所有材料，水开后改慢火煲 1.5 小时，下盐调味即可。

（3）雪梨杏仁茶：清热生津，润肺止咳。

[ 材料 ] 雪梨 1 个，南杏 10g，冰糖适量。

[ 做法 ] ①所有材料洗净，雪梨去芯去核切件，南杏浸 30 分钟；②连浸南杏水，用 4 碗水煮至 2 碗水，下冰糖调味即可。

### 2. 咽喉疼痛 / 口腔溃疡

（1）雪梨汁：清热润燥，生津止渴。

[ 材料 ] 雪梨适量。

[ 做法 ] 洗净雪梨，去芯去核，切块榨汁。

（2）罗汉果水：清热利咽，生津润肺。

[ 材料 ] 罗汉果 1 个。

[ 做法 ] ①罗汉果洗净打碎；②以清水 8 碗煎至 4 碗。

（3）甘蔗胡萝卜马蹄水：清热生津，除烦止渴。

[ 材料 ] 甘蔗 1 扎，胡萝卜 1 根，马蹄 15 粒。

[ 做法 ] ①所有材料洗净；②甘蔗及胡萝卜切段，适量水分煲 1 小时。

注意：腹泻不宜。

### 3. 食欲不振

（1）酸梅汤：生津开胃。

[ 材料 ] 酸梅 15g，冰糖适量。

[ 做法 ] ①酸梅洗净，用 4 碗水煮至 2 碗；②加入适量冰糖调味即可。

（2）山楂麦芽水：消食导滞，散瘀消脂。

[ 材料 ] 山楂 10g，麦芽 15g，冰糖适量。

[ 做法 ] ①山楂及麦芽洗净，用 4 碗水煮至 2 碗；②加入适量冰糖调味即可。

（3）腐竹猪肚汤：补益虚损，健脾养胃。

[ 材料 ] 腐竹 50g，猪肚 1 个，瘦肉 500g，生姜 3 片。

[ 做法 ] ①所有材料洗净，瘦肉切块出水；②猪肚洗净，加入适量盐擦洗 10 分钟，再以生姜 3 片及开水煮 5 分钟，捞出后切片；③烧开水下所有材料，水开后改慢火煲 2 小时，下盐调味即可。

### 4. 恶心呕吐

（1）陈皮炒米水：理气健脾，降逆止呕。

[ 材料 ] 陈皮 1 片，白米 30g。

[ 做法 ] ①先将白米干炒至焦黄，陈皮洗净去囊切；②用开水 2 杯，焗 1 小时即可。

（2）胡萝卜汁：健脾益胃。

[ 材料 ] 胡萝卜 2 根。

[ 做法 ] 胡萝卜洗净榨汁。

（3）生姜蔗汁：清热除烦，和胃止呕。

[ 材料 ] 鲜甘蔗适量，生姜适量。

[ 做法 ] 鲜甘蔗洗净榨汁 1 杯，加 2 滴生姜汁。

### 5. 腹泻

（1）怀山莲子芡实汤：健脾止泻，固肾养心。

[ 材料 ] 怀山药、莲子、芡实各 20g，红枣或黑枣 5 粒，瘦肉 500g。

[ 做法 ] ①所有材料洗净，怀山药、莲子及芡实先浸水 30 分钟，红枣或黑枣去核，瘦肉切件出水；②烧开水，下所有材料（连浸水），水滚后改慢火煲 2 小时，下盐调味即可。

（2）怀山白扁豆粥：健脾化湿，涩肠止泻。

[ 材料 ] 怀山药、白扁豆各 20g，白米 150g。

[ 做法 ] ①所有材料洗净，怀山药及白扁豆先浸水 30 分钟；②烧开水，下所有材料（连浸水），水开后改慢火煲成粥，下盐调味即可。

（3）怀山薏苡仁粥：清热利湿，健脾止泻。

[ 材料 ] 生熟薏苡仁各 15g，怀山药 30g，白米 150g。

[ 做法 ] ①所有材料洗净，生熟薏苡仁、怀山药先浸水 30 分钟；②烧开水，下所有材料（连浸水），水开后改慢火煲成粥，下盐调味即可。

**6. 便秘**

（1）木瓜银耳汤：补脾益肺，润肠通便。

[ 材料 ] 木瓜 250g，银耳 2 朵，南杏 20g，无花果 5 粒，瘦肉 500g。

[ 做法 ] ①所有材料洗净，木瓜切块，无花果切粒，银耳浸水分小份，瘦肉切件出水；②烧开水，下所有材料，水开后改慢火煲 1.5 小时，下盐调味即可。

（2）粟米胡萝卜汤：补中益气，润肠通便。

[ 材料 ] 粟米粒 150g，胡萝卜 1 根。

[ 做法 ] ①将胡萝卜洗净切粒，粟米及胡萝卜加水 400ml 打成汁状；②成汁后煮沸即可。

（3）黑芝麻糊：补肝益肾，润肠通便。

[ 材料 ] 黑芝麻 30g，白米 15g，鲜奶 250ml，白糖适量。

[ 做法 ] ①将黑芝麻及白米洗净，加水磨成糊状；②磨好后煮沸，加入鲜奶及白糖共煮沸即可。

**7. 增强免疫力（适用于白细胞减少）**

（1）参茸汤：补肾益气，益气养血。

[ 材料 ] 红参 10g，鹿茸 2g，瘦肉 200g，生姜 1 片。

[ 做法 ] ①瘦肉切件出水，与生姜、红参、鹿茸一并放入炖盅，加水；②隔水炖 1 ~ 2 小时，下盐调味即可。

[ 注意 ] 每 3 天口服 1 次，如上火则改红参 5g、西洋参 5g。

（2）枸杞乌鸡汤：调补五脏，益气养血。

[ 材料 ] 怀山、莲子各 30g，枸杞、龙眼肉各 20g，南北杏仁各 15g，乌鸡 1 只，瘦肉 250g。

[ 做法 ] ①将所有材料洗净，乌鸡去头去皮切块，瘦肉切块出水；②烧开水，下所有材料，水开后改慢火煲 2.5 小时，下盐调味即可。

[ 注意 ] 有感冒、发热者不宜，贫血及血小板减少者亦可服用。

（3）花生栗子大枣汤：补肾健脾，益气养血。

[ 材料 ] 花生连衣 50g，栗子 20 粒，红枣或黑枣 15 粒，银耳 2 朵，瘦肉 500g。

[ 做法 ] ①所有材料洗净，银耳浸水分小份，栗子去壳及衣，红枣或黑枣去核，瘦肉切块出水；②烧开水，下所有材料，水开后改慢火煲 2 小时，下盐调味即可。

[ 注意 ] 贫血及血小板减少者亦可服用。

（4）山药胡萝卜冬菇汤：健脾益气，补肺固肾。

[ 材料 ] 新鲜山药半根，胡萝卜 1 根，冬菇、银耳各 3 朵，栗子 20 粒，瘦肉 500g。

[ 做法 ] ①将所有材料洗净，新鲜山药及胡萝卜切段，栗子去壳及衣，瘦肉切块出水，冬菇及银耳去蒂浸软；②烧开水，下所有材料，水开后改慢火煲 1.5 小时，下盐调味

即可。

8. 贫血

（1）五红汤：益气养血，养阴润肺。

[材料] 枸杞30g，红豆30g，红衣花生30g，红糖30g，红枣10枚，瘦肉50g。

[做法] ①将枸杞、红豆、花生米、红枣、瘦肉，加水适量煮粥；②加入适量红糖（糖尿病患者不加）。

（2）大枣圆肉水：补气益血，养心安神。

[材料] 红枣或黑枣15粒，龙眼肉15g。

[做法] 将所有材料洗净，以4碗水煲至2碗。

[注意] 血小板减少者亦可服用。

（3）猪肝粥：健脾益气，补肝养血。

[材料] 猪肝150g，瘦肉150g，白米150g，生姜2片。

[做法] ①将所有材料洗净，猪肝及瘦肉切片；②烧开水，水开后放入瘦肉及生姜，改慢火煲成粥，再下猪肝至煮熟。

（4）猪肝菠菜汤：健脾益气，补肝养血。

[材料] 猪肝100g，菠菜250g，瘦肉250g，生姜3片。

[做法] ①将所有材料洗净，猪肝及瘦肉切片，菠菜去根，切成小段；②烧开水，水开后放入瘦肉及生姜，中火煲20分钟；③再下其他材料，水开至猪肝煮熟，下盐调味即可。

9. 血小板减少

（1）海参大枣瘦肉汤：补肾益精，健脾养血。

[材料] 海参50g，红枣或黑枣10粒，瘦肉500g。

[做法] ①将所有材料洗净，海参浸泡后切斜块，瘦肉切件出水；②烧开水，下所有材料，水滚后改慢火煲2小时，下盐调味即可。

[注意] 血细胞减少及贫血者亦可服用。

（2）花胶大枣瘦肉汤：滋阴补血，健脾止血。

[材料] 花胶50g，生姜3片，葱3条，红枣或黑枣10粒，山药30g，瘦肉500g。

[做法] ①将所有材料洗净，花胶用水浸软，用生姜及葱出水，瘦肉切件出水；②烧开水，下所有材料，水开后改慢火煲2小时，下盐调味即可。

[注意] 血细胞减少及贫血者亦可服用。

（3）花生莲子圆肉汤：补肾益精，健脾补血。

[材料] 莲子、山药、花生连衣各50g，枸杞、龙眼肉各20g，瘦肉500g。

[做法] ①将所有材料洗净，瘦肉切件出水；②烧开水，下所有材料，水开后改慢火煲1.5小时，下盐调味即可。

饮食是医患共同关心的问题，正确发挥饮食的重要作用，将有利于妇科肿瘤的治疗，加快患者的康复，从而提高患者的生存质量。

（林艳丽，贺海霞）

# 附四　妇科肿瘤患者的运动起居

中医认为，肿瘤的发生与“体虚、气滞、血瘀、痰凝、浊毒”等因素有关。比如，气滞血瘀、肾虚血瘀、湿热瘀阻等，总结成一句话就是它的发生与血液的瘀滞关系密切，而瘀血的发生则和全身的气血状态有很大的关系。也就是说，如果平时饮食规律、作息合理，而且还经常运动，那么气血调和，不容易产生瘀滞，患肿瘤的风险将可能下降；相反，如果平时饮食、作息不规律，经常生闷气，不运动，人体的气血便会瘀阻，久而久之结聚成块，也就形成了肿瘤。

如果已经患了肿瘤，说明体内有气血周行不畅的状态。适当的运动，可以帮助行气活血，改善体质状态，再加上调节好情绪，饮食、作息规律，这样就为肿瘤的治疗打下了一个良好的基础，起到了正向的作用。

## 一、适宜妇科肿瘤患者的居家运动

众多运动方式当中，我们的选择宜遵循适合自己的和自己喜欢的。首先，运动不是勉强自己去做的。

### （一）运动三原则

**1. 循序渐进**　对于刚开始运动的患者，可以结合个人喜好，从低强度的运动开始，等身体逐步适应后，再选择中强度的运动。

**2. 适度**　一般而言，推荐癌症患者进行中低强度的运动。如果自我感觉周身发热、微微出汗，或者一边运动还能一边说话，这个强度就足够了。

**3. 适量**　因为运动能治病就过量运动，反而会为身体带来伤害。一般认为，运动持续时间逐渐增加到每天 30 分钟，每周 5 次即可。

如果在运动中出现任何不适，应停止运动，进行休息。如果不适在充分休息后仍然持续，建议就医查明情况。

### （二）运动方式

#### 1. 低强度运动

（1）步行：几乎适合所有人。步速以微微出汗、说话自如为宜，可以一会儿快一点，一会儿慢一点。即使正在维持治疗的癌症患者，也建议在条件允许下，进行一定时间的户外散步，速度可以再放缓一些。

（2）瑜伽：瑜伽是通过体位法（对身体的控制）、呼吸法（呼吸调节）及冥想法（心理的意念）的引导，达到身心合一的境界，是需要身体运动与规律呼吸相配合的运动。肿瘤患者宜选择舒缓瑜伽，以舒缓心情、缓解压力、舒展身体为目的，切莫追求高难度动作。

（3）太极拳：太极拳有疗疾健身、修身养性、激发潜能的作用，可达到维持健康、提升气质、提高生活质量的目的。太极拳可以活动全身关节，同时又能调理气机。需要提醒的是，太极拳中有很多屈膝动作，如果膝关节有疾病则不能强硬练习，还是应该以能承受为度。

（4）八段锦：八段锦能柔筋健骨、养气壮力，具有行气活血、畅通经脉、协调五脏六腑之功能，可以达到强身健体、怡养心神、益寿延年、防病治病效果。长期练习，可以生发阳气，疏肝理气，强健脾胃，所以非常适合肿瘤患者练习（具体动作及注意事项见后）。

2. 中强度运动

（1）慢跑：慢跑不但可以改善心肺功能，更能愉悦心情，且简单易行。对于体力状况尚可，并且没有骨转移和其他骨关节病变的肿瘤患者，慢跑是首选的锻炼方法。

（2）舒经畅志保健操：通过对合谷穴的掐按，敲打带脉、肾俞，扭动腰部等运动，促进身体的经络平衡，疏通经络，使气血流畅，达到强身健体的作用。（舒经畅志保健操可参考黄绮华、赵亚星主编的华夏养生康复操系列丛书之《女性养生康复操》）

### （三）运动注意事项

1. 有严重贫血的患者，应该延迟运动（除了日常生活活动），直到贫血得到纠正。
2. 免疫功能受损的患者，应避免公共场所的活动，直到白细胞计数回到安全水平。
3. 对于严重疲劳乏力的患者，可鼓励他们每天做 10 分钟的轻度锻炼。
4. 放疗患者，应避免照射皮肤、接触氯（如游泳池）。
5. 留置导管或营养管的患者，应避免导管接触游泳池、湖泊、海水或其他可能导致感染的因素，以及对导管区域的肌肉进行活动时要避免导管滑脱。
6. 有其他合并症的患者，需要考虑其他疾病的影响，建议咨询专科医生。
7. 具有显著的外周神经病变或共济失调的患者，可能由于虚弱或平衡能力差而活动能力降低，应该在医生或理疗师等专业人士的指导下，选择适当的活动项目，避免造成损伤。

## 二、适宜妇科肿瘤患者的生活起居

### （一）居家环境

1. 房间色调应淡雅、协调，不要太大反差，力求柔和。
2. 房间家具不宜过多，宜实用、安全，方便患者的生活起居。
3. 房间避免噪声，特别是患者睡觉时，尽量保持安静。
4. 每天定时开窗通风，最好上下午各 1 次，每次约 30 分钟，一般选择上午 9—11 点或下午 2—4 点。
5. 房间的温度以 18 ~ 22℃为宜，湿度以 50% ~ 60% 为宜，但也要根据个人对温、湿度的敏感程度来调节。

### （二）保持卫生

1. 养成良好的个人卫生习惯，勤换内衣、勤洗手，进食前后、便后要洗手。
2. 保持口腔清洁可防止口腔溃疡，也可以改善食欲。
3. 应每日清洗会阴部，以避免会阴部感染。

### （三）注意保暖

1. 温度变化，请及时调整衣装，以防受凉感冒。

2. 手足麻痹，特别要注意四肢保暖。

### （四）预防感染

因疾病本身及治疗的关系，使白细胞减少，抵抗力降低。在预防胜于治疗的原则下，希望患者及家属能配合以下几点注意事项：

1. 按医生要求，定期检测血常规。

2. 限制访客：每次以 1～2 人为限。有感冒、传染病者，禁探访。戴口罩：包含患者、家属、访客。当口罩潮湿时，应立即更换。

## 三、八段锦

八段锦是优秀的中国传统保健功法。八段锦形成于 12 世纪，后在历代流传中形成许多练法和风格各具特色的流派，动作简单易行，功效显著。古人把这套动作比喻为“锦”，意为动作舒展优美，如锦缎般优美、柔顺，又因为功法共为 8 段，每段一个动作，故名“八段锦”。整套动作柔和连绵，滑利流畅；有松有紧，动静相兼；气机流畅，骨正筋柔。

### （一）八段锦的动作口诀

双手托天理三焦，左右开弓似射雕。
调理脾胃须单举，五劳七伤往后瞧。
摇头摆尾去心火，两手攀足固肾腰。
攒拳怒目增气力，背后七颠百病消。

### （二）站式八段锦分解动作

#### 1. 双手托天理三焦

动作要领：两臂徐徐上举，至头前时翻掌向上，同时脚跟上提，挺胸吸气，然后两臂放下，至头前时，掌心向外翻转向下，脚跟下落，臂肘放松，同时呼气。如此反复 6 次（附图 1）。

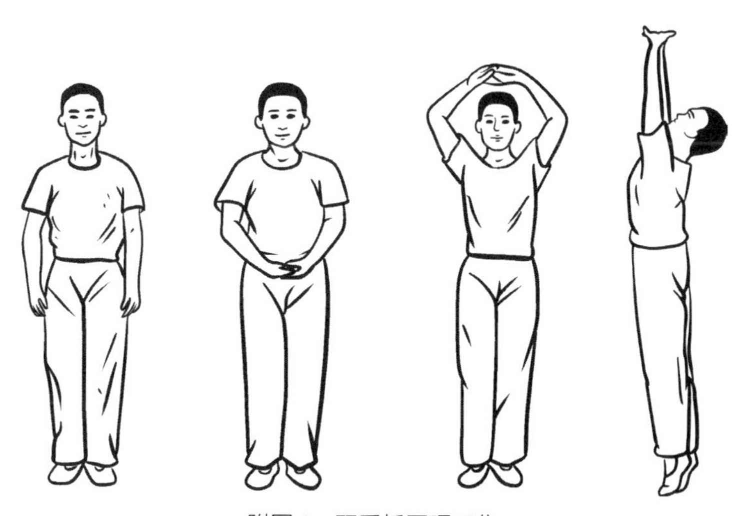

附图 1　双手托天理三焦

2. 左右开弓似射雕

动作要领：左手向左平伸，同时右手向右侧猛拉，肘屈与肩平，眼看左手食指，同时扩胸吸气，模仿拉弓射箭姿势；右侧动作和左侧相同。如此反复6次（附图2）。

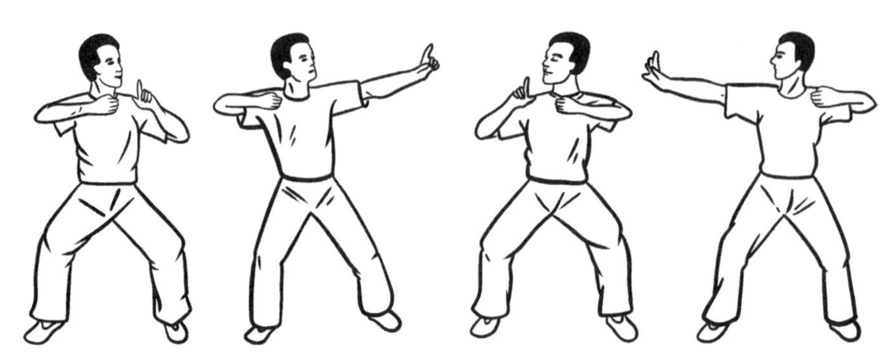

附图2　左右开弓似射雕

3. 调理脾胃须单举

动作要领：右手翻掌上举，五指伸直并拢，掌心向上，指尖向左，同时左手下按，掌心向下，指尖向前，拇指开展，头向后仰，眼看右指尖，同时吸气，复原时呼气；右侧动作和左侧相同。如此反复6次（附图3）。

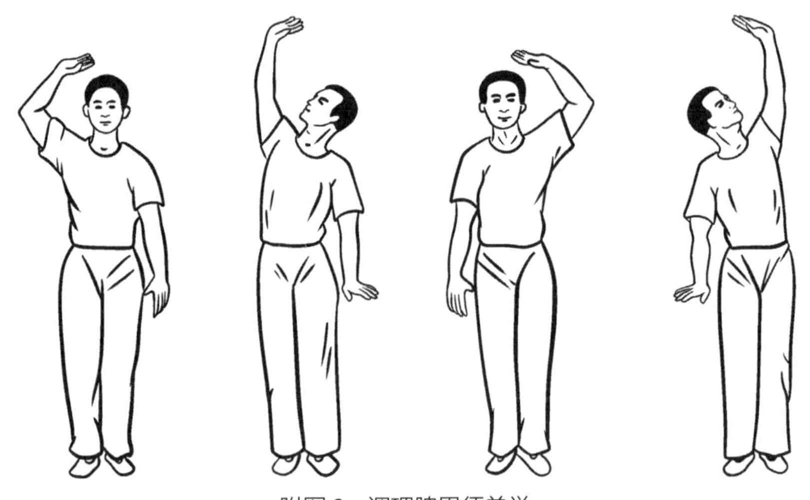

附图3　调理脾胃须单举

4. 五劳七伤往后瞧

动作要领：双臂后伸于臀部，手掌向后，躯干不动，头慢慢向左旋转，眼向左后方看，同时深吸气稍等片刻，头旋转复位，眼平视前方，并呼气。复原后，右侧动作和左侧相同。如此反复6次（附图4）。

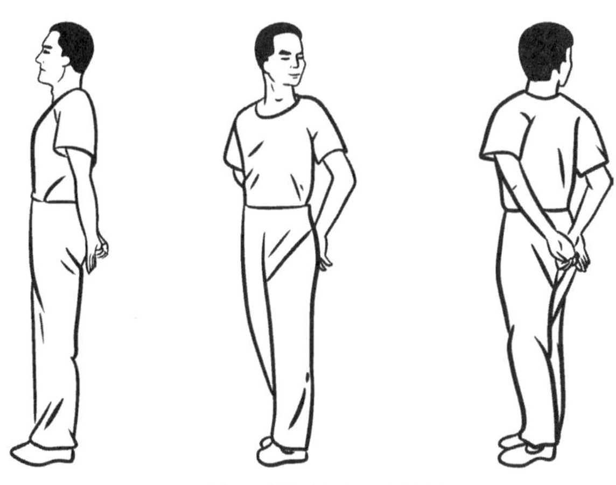

附图 4 五劳七伤往后瞧

### 5. 摇头摆尾去心火

动作要领：上体及头向前俯深屈，随即在左前方尽量做弧形环转，头尽量向左后旋转，同时臀部则相应右摆，左膝伸直，右膝弯曲。复原成预备姿势，右侧动作和左侧相同。如此反复 6 次（附图 5）。

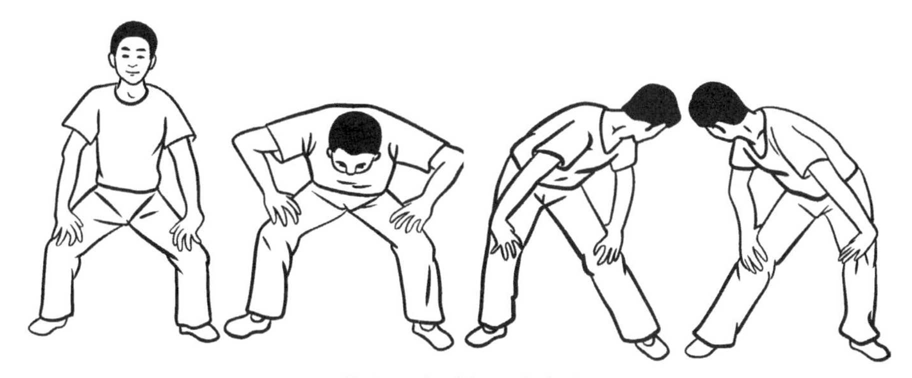

附图 5 摇头摆尾去心火

### 6. 两手攀足固肾腰

动作要领：两臂高举，掌心相对，上体背伸，头向后仰，上体向前尽量弯曲，两膝保持正直，同时两臂下垂，两指尖尽量向下，头略抬高。如此反复 6 次（附图 6）。

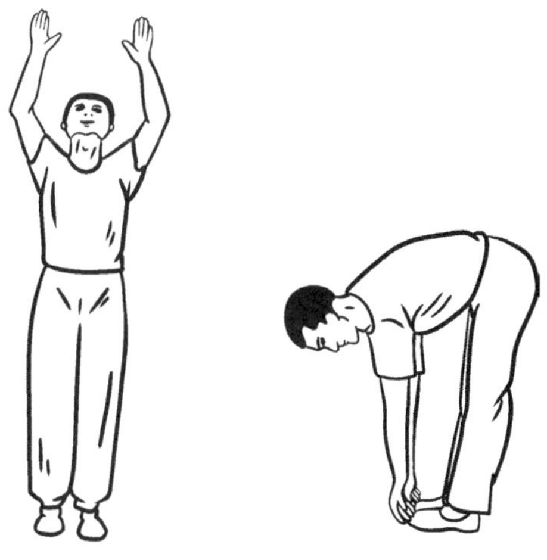

附图 6 两手攀足固肾腰

7. 攒拳怒目增气力

动作要领：右拳向前猛冲击，拳与肩平，拳心向下，两眼睁大，向前虎视，收拳。左右相同，如此反复6次（附图7）。

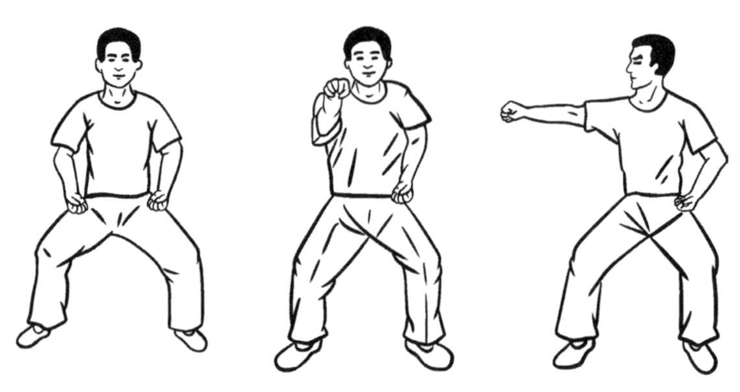

附图7 攒拳怒目增气力

8. 背后七颠百病消

动作要领：脚跟尽量上提，头向上顶，同时吸气，脚跟放下着地且有弹跳感，同时呼气。如此反复6次（附图8）。

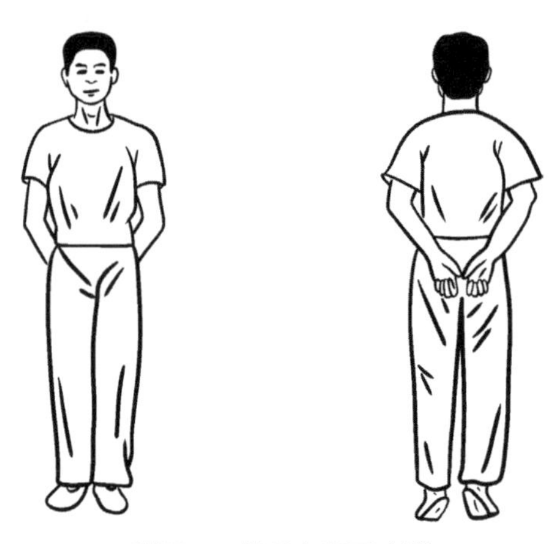

附图8 背后七颠百病消

## （三）注意事项

1. 不明病因的急性脊柱损伤或患有脊髓症状的人，不宜练功。
2. 有脊髓症状者也不要随意练习，要谨遵医嘱，由医生来决定锻炼的时间和方法。
3. 患各种骨骼病者以及骨质疏松者，不宜练功。
4. 严重的心、脑、肺疾病患者和体质过于虚弱者，不宜练功。

（王婷婷，阮晓枫，贺海霞）